Clinical Electrocardiography
Analysis & Diagnosis

临床心电图分析与诊断
第 2 版

主　编　张新民

副主编　沈成兴　李　新

编　委　陈　龙　郭振峰　蔡　伟
　　　　刘　玉　张克宁　刘　宁

人民卫生出版社

图书在版编目(CIP)数据

临床心电图分析与诊断/张新民主编. —2 版.
—北京:人民卫生出版社,2017
ISBN 978-7-117-25528-8

Ⅰ.①临…　Ⅱ.①张…　Ⅲ.①心电图-诊断
Ⅳ.①R540.4

中国版本图书馆 CIP 数据核字(2017)第 284436 号

| 人卫智网 | www.ipmph.com | 医学教育、学术、考试、健康,
购书智慧智能综合服务平台 |
| 人卫官网 | www.pmph.com | 人卫官方资讯发布平台 |

临床心电图分析与诊断
第 2 版

主　　编:张新民
出版发行:人民卫生出版社(中继线 010-59780011)
地　　址:北京市朝阳区潘家园南里 19 号
邮　　编:100021
E - mail:pmph @ pmph.com
购书热线:010-59787592　010-59787584　010-65264830
印　　刷:北京盛通印刷股份有限公司
经　　销:新华书店
开　　本:787×1092　1/16　印张:22
字　　数:549 千字
版　　次:2007 年 7 月第 1 版　　2018 年 5 月第 2 版
　　　　　2024 年 8 月第 2 版第 7 次印刷(总第 22 次印刷)
标准书号:ISBN 978-7-117-25528-8/R·25529
定　　价:158.00 元

打击盗版举报电话:010-59787491　E-mail:WQ @ pmph.com
(凡属印装质量问题请与本社市场营销中心联系退换)

内容简介

全书共分七章,开篇讲述了学习心电图所必备的基础知识,其后介绍了正常心电图、正常变异心电图及各类异常心电图的产生机制、心电图特征、鉴别诊断及临床意义。

第 2 版结合近年来心电学领域的最新进展,对第 1 版各章内容作了全面的知识更新,力求与心电领域的发展相符。此外,第 2 版增加和更换了一些插图。应该说,书中的插图是本书一大亮点:①图形典型;②多处将系列心电图同框列出前后对比,使读者易于理解使诊断得以明确;③在不改动原始记录的情况下,对心电图片做了一定的优化,使图形更加清晰美观。

本书是为打算系统学习心电图的读者而写,亦可供临床各科医护人员、医学生及心电图自学者学习使用。

心电图检测技术应用到临床以来，极大提高了心血管疾病的诊断水平，为临床医学的进步作出了巨大贡献。经历100多年的心电图，即使在科学技术突飞猛进的当代，不但没被湮没，相反仍始终保持着旺盛的生命力，尤其在对心律失常诊断方面，至今没有其他检查技术可以替代心电图的作用。近年来，在起搏心电图和远程心电图方面，也发挥出独特的价值。

参与心血管会议的人或许都有这样的感觉，心电图分会场参会的人数最多，大家学习的认真劲头着实令其他分会场羡慕。在医学参考书中，讲解心电图的书也是要比其他参考书多很多。这无疑说明了心电图这门技术的魅力所在。

翻阅张新民主编的《临床心电图分析与诊断》第2版后，可谓耳目一新！能将抽象的心电图理论、复杂的心电图机制、多变的心电图波形讲述得如此精辟，使人感觉到作者电生理功底知识之扎实和对心电图的理解之深刻；能收集到那么典型的心电图图例，能把心电图记录得那么平稳，着实让人感觉到作者对心电图的热爱与用心；能将一本讲解心电图的普通读物编排到如此精美，可以想象作者在追求外表完美的同时对书的内在质量会更加注重。我乐于为这样的书作序。

大多数心电图书籍是由临床心血管科医师编写的，而本书主编张新民专门从事心电图诊断和教学工作，天天与心电图打交道，从一个职业心电图工作者的角度去分析、讲解心电图，或许更加专业、更全面，更符合心电图读者（特别是初学者）的需求，使他们学习更容易，入门更轻松。

第1版《临床心电图分析与诊断》发行以来，得到了广大读者的肯定。相信经全面修订的第2版会更加受到大家的喜爱。

葛均波　2017年6月19日于
复旦大学附属中山医院
上海市心血管病研究所

第 1 版 序

生理学家 Einthoven 于 1901 年发明了利用弦线电流计记录心电图的心电图机,1903 年发表了他心电图研究结果的论文。1910 年心电图检查用于临床,此后它逐渐成为临床医学中的一项重要诊断手段。心电图机不断改进,从体积庞大的仪器演进为可携带的、体积小而重量轻的、能立即得到图片甚至自动诊断报告的、能在病人床旁进行检查的电子仪器。心电图检查技术本身愈来愈简单方便,使得它成为目前诊断心脏病应用得最广泛的无创伤性的检查手段。并由此派生出心脏病学的一个重要分支心电图学。然而近年来在心电检查的基础上又发展了不少新的诊断方法,它们能从心电中取得更多的信息,却又使得这一检查技术愈来愈复杂,出现了"心电信息学"一词来加以总括。

我国在建国前就引进了心电图诊断技术,建国后心电图检查迅速普及,国产心电图机大批量生产,心电图检查已经普及到县医院以下的基层医疗单位。心电图学知识不特为心脏病专科医师所必需,在基层医疗单位工作的内科和全科医师也应掌握,而医学生都需要学习。这样对心电图学教材和专著的需求量就很大。历年在我国出版的心电图学书籍已有不少,不同编者所编有各自的特点,其内容繁简不同,图与文安排的重点各异,但都在帮助读者掌握有关心电图检查和诊断方面的知识作出贡献。由东南大学附属中大医院张新民、沈成兴等同志编写、人民卫生出版社出版的《临床心电图分析与诊断》一书是众多的心电图学书籍中最新的一本。主编从事心电图学的临床和教学工作近 20 余年。在教学过程中他们了解到学员常因心电图学的理论比较抽象,不易理解,而且即使熟背了不少理论,临到实践却又不能运用自如而苦恼。为此,主编在多年的工作中留心收集了大量典型的、复杂的、疑难的和有教学价值的心电图片的基础上,结合心电学领域的最近进展编写了本书。

承主编邀我作序,得以先睹全书。感到本书以简洁明了的文字阐述了心电图学的基本理论、基本知识和基本技能,并配以大量的图例,形象地介绍分析图片的方法,特别是分析复杂心律失常图片的思路和技巧以及如何达到取得正确诊断的途径。全书行文概念准确,条理清晰,语言简洁而流畅,插图丰富而典型,图中主要异常之处都加以标志,使读者一目了然。所选的心电图图片全部采用红、黑双色印刷,与临床应用的许多心电图机记录到的图片相仿,阅读时读者会感到真实而自然,是本书的一大特点。本书最适合于在学习心电图学的学员作为教材之用。也可作为心脏内、外科医师、内科医师、心电图工作者工作中的参考,还可供医学生、临床医师和自学心电图者学习的案头读物。本书的出版预计将会受到读者的欢迎,故乐为作序。

陈灏珠

2006 年 9 月 29 日于

复旦大学附属中山医院

上海市心血管病研究所

前　言

您好,感谢此刻的您打开了这本书,也欢迎您来到心电图的世界。看似简单的心电图曲线,蕴藏着生命的重要信息,在我的心电图职业生涯里,无数次地感受到它的神秘与神奇,并为此解码 30 余年。

起初,我也是从零开始。记得当年刚进入临床的我边工作边学习,想找一本简明易懂的、能快速并系统掌握心电图知识的书,但找遍书架没找到,所以只能去啃心电图书里的"巨著",这让我在起步阶段"阻滞"了较久。如今,我成了作者,成了书架上您选择的对象,我将尽我所能为您提供一本真正简明实用的心电图参考书。第 1 版《临床心电图分析与诊断》发行距今尚不到 10 年,已 14 次印刷,这从一个侧面反映出本书得到了读者较好的认可。

在第 1 版后的 10 年里,心脏病领域的研究进展及新技术的广泛应用,刷新了心电学中许多概念,深化了心电领域里的很多认识。也是这 10 年,我又学到了更多心电学知识,并由于计算机及互联网技术在临床心电图检查方面的应用,让我收集到了许多很典型或很有意义的心电图。与时俱进促使我在自己职业生涯的最后阶段开始对第 1 版《临床心电图分析与诊断》进行修订,借此进一步丰富、完善第 1 版内容,并努力将本书打造成众多心电图书中的精品!

本书是为打算系统学习心电图的读者而写的,这就要求书中讲述的内容要达到一定的覆盖面并且循序渐进。因考虑读者多为工作繁忙的年轻医师或心电图初学者,故内容不应过深,篇幅不宜过大。第 2 版继续这一出发点。第 2 版在第 1 版的基础上主要做了以下两方面的修订:一是对书中各章内容全面更新,力求与近 10 年的发展相符;二是增加或更换了一些插图。临床上有些心电图特别是一些复杂心律失常的心电图,一次记录常常难以明确诊断,而系列心电图的动态观察多有助于分析判断,故在第 2 版的插图中很多处对同一患者多次心电图同框列出,前后对比,使读者易于理解使诊断得到明确。另想说明的是,本书在不改变原始记录的情况下,对心电图背景进行了一定程度的优化,以使书中插图显得更加清晰美观。

精益求精,艺无止境。在编写第 2 版的 2 年多时间里,为了解某热点的新进展,时常去图书馆查阅相关专业书籍及最新文献资料;为简练而准确地表述,经常用很多时间反复推敲文字;为弄清某个概念,常常和沈成兴、陈龙一起讨论或者"争吵"到深夜。尽管如此,在医学的奇奥和飞速发展面前我总是感到自己才疏学浅,书中存在的疏漏或不当,承蒙您的批评和斧正。

　　同样,最后想说的还是感谢。感谢我的家人对我全方位的支持。感谢为第1版作序的受人尊敬的著名的心血管病专家陈灏珠院士。感谢为本书作序的受人尊敬的著名的心血管病专家葛均波院士。感谢一同努力的参编人员。感谢人民卫生出版社帮助我的每一个人。也感谢选择了本书的您。

张新民

2017 年 6 月 20 日

于南京东南大学附属中大医院

目　录

第一章
心电图基础知识

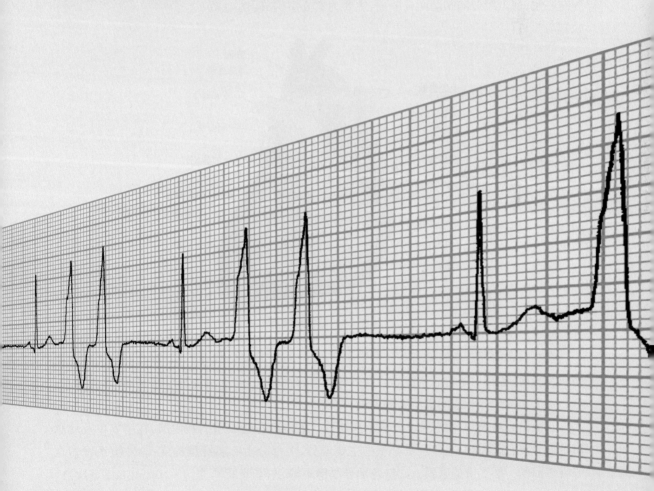

心脏的解剖

心脏的构造

健康成人的心脏如拳头大小,位于胸腔纵隔的前下部,膈肌之上,两肺之间。2/3 在正中线的左侧,1/3 在正中线的右侧。

心脏的外形近似一前后稍扁的倒置圆锥体。朝向右后上方的一端较宽,称为心底,由左、右心房构成;朝向左前下方的一端较圆钝,称为心尖,位于左侧第五肋间隙及锁骨中线内侧约 1cm 处,由左心室构成;心脏的前面称胸肋面,大部分由右心室及右心房构成;心脏的膈面与后面连为一体,大部分由左心室构成;心脏的右缘较锐,主要为右心房;左缘较钝,主要为左心室;前下缘分隔胸肋面及膈面,主要为右心室构成(图1-1)。

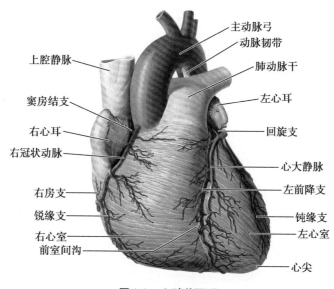

图1-1　心脏前面观

在心脏表面邻近心底部有一条分隔心房与心室的、呈横位的环行沟,称为冠状沟。在胸肋面及膈面,各有一条自冠状沟纵行向下的浅沟,分别称为前室间沟和后室间沟,两者为左、右心室表面的分界和室间隔所处的位置。

心壁由心内膜、心肌层及心外膜三层构成。心内膜位于心壁的最内层,在房室口及动脉口处折叠成心脏瓣膜;心肌层是心壁的主要成分,大部分由心肌纤维构成;心外膜系覆盖在心脏表面的一层光滑的浆膜。心壁各部分厚薄不等,左室壁最厚,约 9~10mm;右室壁次之,约 3~4mm;心房壁最薄,约 2~3mm。

心脏是一个中空的肌性器官,共分为 4 个腔。心脏被纵行的房、室间隔分隔为左、右两半,房间隔将心房分隔为左、右心房;室间隔将心室分隔成左、右心室。同侧的心房与心室之间由房室口相通。

心脏的功能主要是将血液泵入机体血管系统。

心脏的传导系统

心脏传导系统是由普通心肌分化而来的一部分特殊神经肌肉组织,故又称为**心脏特殊传导系统**。其主要功能是产生激动、传导兴奋和维持调节心脏正常的节律性搏动。

心脏特殊传导系统由窦房结、结间束、房间束、房室交界区、房室束(希氏束)、束支及普肯耶纤维组成(图 1-2)。

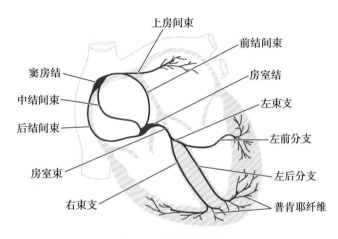

图 1-2　心脏传导系统

一、窦房结

窦房结是由静脉窦退化缩小而形成的结节,故名窦房结。窦房结位于上腔静脉与右心房连接处,界沟上部的心外膜下约 1mm 处。形态为逗点形或狭长的椭圆形,其长轴呈横形,长约 10~15mm。窦房结分头、体、尾三个部分。窦房结动脉沿结长轴中央通过。因心房壁很薄,窦房结恰位于心内、外膜之间,表面无心肌覆盖,因此,任何心内、外膜的病变均可影响到窦房结的电活动,而引起心律失常。

窦房结主要由起搏细胞组成,为正常心脏的起搏点。其内有丰富的交感和副交感神经分布。

二、结间束与房间束

在窦房结到房室结之间有三束特殊传导纤维,分别称为前、中、后结间束。前结间束在房间隔上缘发出分支,进入左房称为**上房间束**,也称 **Bachmann** 束。下房间束为三条结间束发出的纤维在房室结上方互相交织而成,并与房间隔左侧心房肌相连。

结间束的功能主要是将窦房结产生的冲动传导至心房肌和房室结。结间束、房间束的传导速度远快于普通心肌纤维。结间束有抗高钾性能,严重高钾时,心房肌麻痹不能兴奋,但结间束仍能将窦房结产生的冲动传至房室结。

三、房室交界区

房室交界区指心脏传导系统在心房和心室相接的区域,位于由冠状窦口、卵圆窝和三尖瓣隔瓣附着处所围成的三角区内,或者说位于房间隔右侧面的下部。

根据解剖和功能特征把房室交界区分为:①房结区(A-N):为房室结和心房的交界处;②结区(N):即房室结,似呈脾状,由上而下传导纤维先为迷路样结构,然后逐渐趋向成条束状;③结希区(N-H):指房室结与希氏束连接区域。

这一区域有着重要的临床意义,其主要生理功能有:①传导兴奋作用:在正常情况下,房室传导系统是房室之间电激动唯一的传导通道。它将心房的冲动向下传入心室,也可将心室产生的冲动逆向上传至心房,即所谓双向传导。电生理和临床研究均证实,房室结内存在着功能性纵向分离的双径路或多径路。其形成的主要原因与传导纤维在房室结呈迷路状结构及结的分层有关。由于某些生理或病理因素造成房室结各部分的传导性和不应性不一致时,即可形成两条或多条纵向分离的传导通道。双径路是产生房室结折返的基本条件之一。②传导延搁作用:在房室结的上部和中部,传导纤维交织成网,呈迷路样结构,兴奋通过该区域时,速度缓慢,传导时间较长(约有 40~50 毫秒的延搁),称为**房室传导延搁**。房室传导延搁具有重要的生理意义:在心室收缩前,心房得以充分收缩,完成对心室的足够充盈,从而保证心室高效率射血。③过滤冲动作用:在心脏传导系统中,房室结的不应期最长,且传导纤维排列复杂,使得快速的心房激动如心房扑动或心房颤动,绝大多数受阻于房室结,仅有少数激动下传心室,以维护有效的心脏射血。④起搏作用:房室交界区自律性仅次于窦房结,当窦房结起搏障碍或下传受阻时,交界区便取而代之成为"心脏的第二个起搏中枢",以免心脏出现过长时间停搏。其起搏部位主要在房室结的两端,房室结中央起搏作用差或无起搏作用。

四、房室束

又称**希氏束、His 束**。在房室结下部,传导纤维逐渐排列成束状形成房室束,其下行穿过中心纤维体进入心室,沿室间隔膜部后下缘前行,在室间隔肌部的上缘分成左束支和右束支。

1. 左束支　左束支呈瀑布状发自房室束,沿室间隔左侧心内膜下走行,在室间隔肌部上 1/3 与中 1/3 分界处分成三组分支。①左前分支:向前向上分布于左室前乳头肌、室间隔左侧面的前半部和左室前壁;②左后分支:较前支宽而短,呈扁形向后向下分布于后乳头肌、室间隔左侧面的后半部及左室后下壁;③间隔支(又称左间隔支):较为细小,分布于室间隔中下部,部分纤维可达左室游离壁。

2. 右束支　似为房室束的延续,由一组细长的纤维组成,沿室间隔右侧面下行,至右室前乳头肌根部处散成分支,分布到整个右心室。

右束支较左束支细长,且分支较晚,故容易受损害而出现传导阻滞。相反,左束支较粗大,且呈扇形分布,小块的心内膜病变仅能累及其一部分纤维或某一分支,只有在病变较广泛左束支受累范围比较大的情况下,才会出现传导障碍。

五、普肯耶纤维

普肯耶纤维是由左、右束支分支的末梢部分再反复分支而成的树枝状末梢纤维。其在心内膜下交织成网直接或借过渡细胞与普通心肌细胞相连,由此将兴奋传至心室肌细胞,引起心室肌细胞的兴奋与收缩。

在心脏传导系统中,希氏束、右束支、左束支及其分支、普肯耶纤维均位于心室内故称为心室内传导系统,也称为**希氏束-普肯耶系统**简称为**希-普氏系统**。

心脏的血液供应

心脏由左、右冠状动脉供血(图 1-1、1-3)。

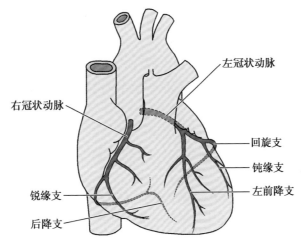

图 1-3　心脏的血液供应

左冠状动脉起自左侧后主动脉窦,在肺动脉与左心耳之间前行,并很快分成前降支与左回旋支两分支。前降支沿室间沟下行至心尖,与右冠状动脉后降支相吻合,供血于左室前壁、心尖部、室间隔前部及右室前壁一小部分。左回旋支沿冠状沟左行绕过心脏的左缘至左室后面,与右冠状动脉分支相吻合,供应左室侧壁、部分后壁及左心房的血液。

右冠状动脉起自前主动脉窦,沿冠状沟右行并转向心脏膈面,大多数人的后降支发自右冠状动脉,少数人来自左冠状动脉回旋支。右冠状动脉主要供应右心房、右心室的血液,后降支供应心脏膈面及室间隔后部的血液。90% 的房室结动脉和 60% 的窦房结动脉发自于右冠状动脉。

冠状动脉的供血在心室舒张期和心室等容收缩期,各种原因导致的舒张压降低及舒张期缩短(如心率过快),都会对冠状动脉循环血量产生直接影响。

心脏的神经支配

心脏受交感神经和迷走神经双重支配,两者的分支分布到心脏传导系统、冠状血管及心室肌肉组织。两者不断地传出冲动,控制心脏搏动的频率、激动的传导速度及心脏的收缩力。

一般说来,交感神经为心脏的促进神经,迷走神经为心脏的抑制神经。交感神经兴奋时,使心率加快,心肌收缩力加强,收缩持续时间缩短,传导速度加快,不应期缩短,冠状动脉扩张;迷走神经兴奋时,则使心率减慢,收缩力减弱,收缩持续时间延长,传导速度减慢,不应期延长及冠状动脉收缩。换个角度讲,右侧交感神经主要影响窦房结的自律性,刺激右交感神经,可使窦性心率显著加快。左侧交感神经主要影响房室结,刺激左交感神经,可增强房室之间的传导性,并可增强房室交界区的自律性而出现交界性心律。右侧迷走神经主要对窦房结起抑制作用,刺激右迷走神经可引起窦性心动过缓或窦性静止。左侧迷走神经主要影响房室结,当刺激左迷走神经时,可引起房室传导速度减慢,发生房室传导阻滞。

尽管心脏活动受作用相反的两种神经支配,但在最高中枢神经——大脑皮质的控制调节下,整个自主神经系统相互协同,使心脏更好地适应机体的各种生理活动。

心电图基础

心脏在机械收缩之前，先有生物电的产生。这种由心脏活动产生的生物电可经人体组织传到皮肤表面，并在体表的不同部位之间产生电位差，通过仪器将此电位差及其变化连续记录所得到的曲线即是**心电图**（electrocardiogram，ECG），结合临床给予解释的科学就是**心电图学**。

心电产生原理

一、静息电位

（一）概念

心肌细胞的**静息电位**是指心肌细胞在未受刺激时（即静息状态下），存在于细胞膜内外两侧的电位差（图1-4、1-5）。

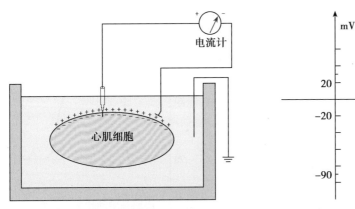

图1-4　心肌细胞静息电位测定　　　　　图1-5　心肌细胞静息电位记录

（二）产生机制

细胞膜内外离子的不均匀分布（表1-1）及细胞膜对不同离子选择性通透，是心肌细胞跨膜电位形成的基础。在静息状态下，细胞膜对 K^+ 的通透性较高，而对 Na^+ 及有机负离子（A^-）的通透性很低，故 K^+ 得以顺其浓度差（浓度梯度）由膜内向膜外扩散，而膜内带负电的 A^- 却不能随之扩散。随着 K^+ 的外移，细胞膜内侧集聚了大量的 A^-，膜外电位升高而膜内电位降低，在细胞膜两侧产生了"内负外正"的电位差（电梯度）。该电位差阻止 K^+ 进一步地向细胞外扩散，并随 K^+ 持续外流而不断增大。当此电位差的作用力增大到等于 K^+ 浓度差的作用力时，K^+ 不再向膜外扩散而达到平衡，此时存在于细胞膜内外的电位差即是静息电位（又称膜电位）。存在于细胞膜内外的这种"内负外正"状态，称为**极化状态**。心肌细胞的静息电位约为-90mV。

表1-1　细胞膜内外几种主要离子的浓度（mmol/L）			
离子	细胞内液	细胞外液	膜内/外比例
Na^+	30	140	1:4.6
K^+	140	4	35:1
Ca^{2+}	10^{-4}	2	1:20 000
Cl^-	30	104	1:3.5

二、动作电位

（一）概念

在静息电位的基础上，如果细胞受到一个适当的刺激，可触发其膜电位发生迅速的、一过性的波动，这种膜电位的波动称为**动作电位**（图1-6、1-7）。动作电位的产生是心肌细胞兴奋的标志。

根据电位的变化，心肌细胞的动作电位分为0相、1相、2相、3相、4相共五个时相。

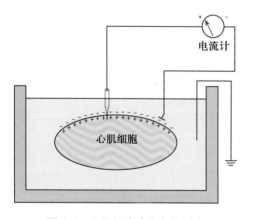

图1-6　心肌细胞动作电位测定

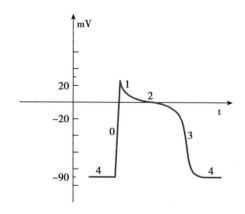

图1-7　心肌细胞动作电位记录

（二）产生机制

当心肌细胞受到一定强度的外来刺激时，可引起细胞膜部分钠通道开放，造成少量 Na^+ 顺其浓度差发生内流，导致膜内电位升高。当其升高到钠通道**阈电位**（约-70mV）水平时，则引起大量钠通道开放，Na^+ 在浓度梯度和电梯度的双重作用下，由膜外迅速进入膜内，膜内电位因此迅速上升并超过膜外（约+30mV），细胞膜内外由极化状态的"内负外正"**去极化**（又称除极化）至"内正外负"。这一过程构成动作电位的0相。钠通道是一种快通道，它的激活开放和失活关闭速度都很快。当细胞除极化达到顶峰后，伴随钠通道的失活关闭，膜内电位便逐渐降低即开始**复极化**。然而，复极化的过程比较缓慢，全过程包含了动作电位的1相、2相和3相。1相主要是 K^+ 的外流；2相的动作电位曲线比较平坦，称为平台期（又称为缓慢复极期），这是外向电流（K^+外流）和内向电流（Ca^{2+}内流）处于相对平衡的结果；在3相，随着钙通道的失活和钾通道的进一步开放,复极化过程加快(又称为快速复极期),使膜电位快速恢复至原先的"内负外正"极化状态,进入动作电位4相。

三、动作电位的传导

动作电位可以沿着细胞膜不衰减地传导至整个细胞,此是动作电位的一个重要特征。

当细胞一端受刺激而兴奋时,该部分细胞膜呈"内正外负"的除极化状态,而与它邻近的细胞膜仍处于"内负外正"极化状态,两者之间因此而产生电位差(图1-8)。电位差的出现导致两部分之间产生"局部电流"。局部电流流动的结果使邻近细胞膜的膜内电位升高(膜内外电位差降低)。当膜内电位升高达到阈电位时,即可引发该邻近部位产生动作电位而兴奋。如此,细胞一端的兴奋通过局部电流沿细胞膜向前传导,不断产生新的动作电位,将兴奋传至整个心肌细胞。动作电位就是以这种方式不衰减地、不间断地向前传播,这也是它的幅度和形状在长距离传导中保持不变的原因。这种能向前扩步的动作电位即所谓**激动**亦称**冲动**。

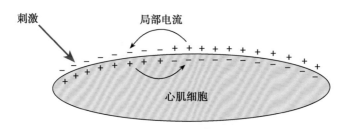

图1-8　动作电位传导的示意图

四、电偶与向量

由两个电量相等、距离很近的正负电荷所组成的一个总体,称为**电偶**(dipole)。正电荷称为**电源**,负电荷称为**电穴**,其连线称为电偶轴,连线的中点称为电偶中心。电偶有方向,由电穴指向电源。

当细胞膜全部处于极化状态时或全部处于去极化状态时,膜表面各处电位相等,没有电偶存在。当细胞处于除极化或复极化的过程中(图1-8、1-9)时,膜表面已除极与未除级或已复极与未复极的交界处,就产生了电位差,一端电位高相对为正,一端电位低相对为负,其交界面上形成的一对对正负电荷,有如一对对电偶。

物理学上将用来表明既有数量大小,又有方向性的量称作**向量**(vector)。通常用一带箭头的线段来表示向量,箭头代表向量的方向,线段的长度代表向量的大小。在心肌细胞除极和复极时,细胞膜表面产生了一系列运动着的电偶,即产生了这样一种既有大小(取决于电偶数量的多少)又有方向(由电穴指向电源)的向量,被称为**心电向量**。

五、心电的产生

(一) 心肌细胞的除极与复极

图1-9是将电流计的负极接"0"电位(无关电极),正极作为探查电极置于心肌细胞的一

端,在心肌细胞经历一次完整的除极与复极过程时,电流计记录到的探查电极所在部位的除极波和复极波。

当心肌细胞处于静息状态(或极化状态)时,细胞膜内外存在一定的电位差(内负外正),但在膜表面各处电位相等,没有电位差。此时电流计记录到的是一条直线(图1-9A),称为**等电位线**。

当心肌细胞一端受刺激而兴奋时,该处细胞膜则发生除极化——由原先的"内负外正"转为"内正外负",而与它相邻的部分仍处在"内负外正"的极化状态,两者之间出现了电位差,在其膜表面便产生了许多电偶或除极心电向量,"心电"由此产生(图1-9B)。由图可以看到,除极向量的方向和除极扩布的方向一致。该除极向量使面向它的电极电位升高,记录出电位升高的曲线;使背向它的电极电位降低,并记录出电位降低的曲线。

在整个心肌细胞除极完毕时,细胞膜表面全都处于"内正外负"的去极化状态,电偶消失,膜表面各处电位相等,电流计所记录到的曲线又回到等电位线(图1-9C)。

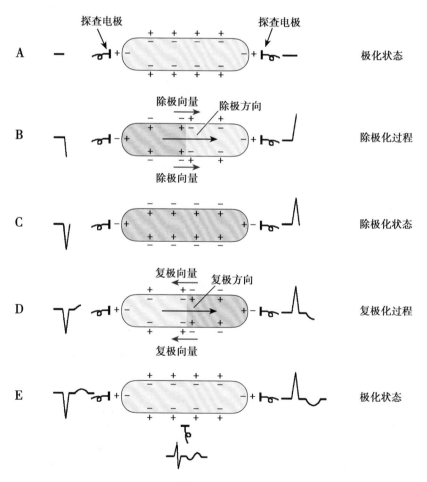

图1-9　心肌细胞除极与复极的示意图
图中心电波形是由电流计所记录,电流计的正极接探查电极,电流计的负极接无关电极(0电位)

心肌细胞除极化过程一旦结束,复极化过程随即开始。复极使细胞膜电位由"内正外负"的除极化状态恢复至"内负外正"的极化状态。在复极过程中,已复极和尚未复极相邻两部分之间又产生了电位差及一系列电偶或复极向量。然而该复极向量的方向和复极推进的方向相反(图 1-9D)背向其探查电极,因此使复极前方的探查电极记录出电位降低的曲线。

复极完毕,细胞膜又重新恢复至"内负外正"的极化状态,膜表面电位差及电偶消失,心电向量亦消失,降低或升高的曲线再回到等电位线(图 1-9E)。

通过以上示意图可以看到,除极向量的方向和除极扩布方向一致,复极向量的方向和复极扩布方向相反。面对除极向量(或复极向量)的探查电极记录到的是一个向上的波,背对除极向量(或复极向量)的探查电极记录到的是一个向下的波。

(二) 心肌细胞的除极、复极与心电波形的关系

动作电位记录的是单个心肌细胞在除极与复极过程中发生在细胞膜内的电位变化;图 1-9 叙述的是单个心肌细胞除极与复极时在细胞膜外记录到的电位变化;而心电图波形则是整个心脏(全部心肌细胞)的除极和复极在体表的电位变化。三者之间的对应关系,见图 1-10。

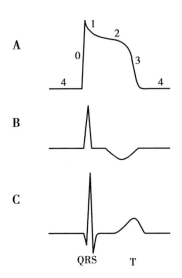

图 1-10　动作电位与心电图关系的示意图
A. 单个心肌细胞的动作电位;B. 细胞外记录的单个细胞的除极波和复极波;C. 全部心室肌除极和复极产生的波,即体表心电图的 QRS 波群及 T 波(T 波与 QRS 主波方向相同而与单个细胞复极波的方向相反,其机理详见"心脏的复极顺序与复极波"章节)

心电图导联

在人体不同部位放置电极,并通过导联线与心电图机的正负极相连,这种记录心电图的电路连接方法称为**心电图导联**。依电极安放位置和连接方法的不同,可组成不同的导联。目前临床上应用的常规 12 导联系统,其发展历史漫长而曲折(历经 36 年)。它由 3 个 Einthoven 双极肢体导联、3 个 Goldberger 加压单极肢体导联及 6 个 Wilson 单极胸导联组成。

所谓**双极导联**是将心电图机正负极直接连接于人体体表,所测的是正负两极间的电位

差及其变化。而**单极导联**实质上仍然是一种双极导联,因为单极构不成回路,只不过是将心电图机负极连接于由 Wilson 设计的"0"电位亦称"中心电端",将正极作为探查电极置于欲检测的部位,测定该部位与"0"电位之间的电位差及其变化。

一、常规 12 导联系统

(一)标准导联

在 20 世纪初心电图机用于临床时,标准导联是唯一使用的三个导联,故习惯上称之为标准导联。标准导联又称**双极肢体导联**,其连接方式为(图 1-11)。

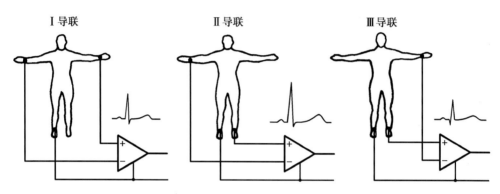

图 1-11　标准导联的连接方法(右下肢连接地线)

- 标准第一导联,简称标 I 导联或 I 导联:左上肢接正极,右上肢接负极。
- 标准第二导联,简称标 II 导联或 II 导联:左下肢接正极,右上肢接负极。
- 标准第三导联,简称标 III 导联或 III 导联:左下肢接正极,左上肢接负极。

(二)加压单极肢体导联

加压单极肢体导联是一种经改进的单极导联。

单极导联是 20 世纪 30 年代由 Wilson 创立的,目的是想通过这种导联,直接记录探查电极所在部位心脏的电位变化。他设计了一个电位接近于零且恒定的"**中心电端**"(central terminal):将左、右上肢和左下肢三点各串联一个 5000Ω 的电阻后连接在一起的一个点。将这个中心电端(又称中心电站)作为无干电极连接于心电图机负极,而把心电图机正极作为探查电极置于欲探查的部位。将探查电极置于右上肢、左上肢和左下肢的连接,分别称为 VR、VL、VF 导联。其中 V 指电压,R、L 和 F 分别表示右上肢、左上肢和左下肢。但在临床应用中发现它们记录到的心电图波幅较小,不便于测量分析。20 世纪 40 年代初 Goldberger 将其加以改进:在描记某一单极肢体导联心电图时,将该肢体与中心电端的连线截断,这样的连接可使心电图波幅增大 50% 而图形不变,因而将经此改进的导联称为**加压单极肢体导联**,即 aVR、aVL、aVF(图 1-12),a 指增加的。

单极导联的意义在于能单纯地记录出探查电极下那一部分心肌的电活动:aVR 导联探查电极面对右室腔,反映了右心腔的电位变化;aVL 导联面对左室侧壁偏上的部位,反映左室高侧壁的电位变化;aVF 导联面对下壁,反映心脏下壁的电位变化。

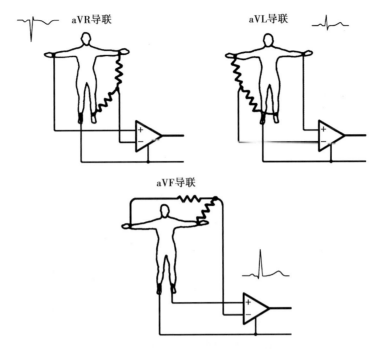

图 1-12 加压单极肢体导联的连接方法（弯曲线是串联的电阻）

（三）胸导联

胸导联（又称"V"导联）为单极导联。负极接中心电端，探查电极围绕心脏（图 1-13），按指定的位置安放于胸前（图 1-14）。

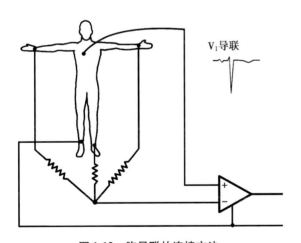

图 1-13 胸导联的连接方法

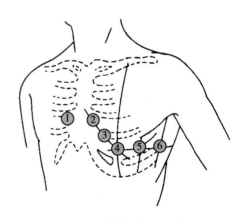

图 1-14 胸导联电极的位置

- V_1 导联：胸骨右缘第 4 肋间。
- V_2 导联：胸骨左缘第 4 肋间。
- V_3 导联：V_2 与 V_4 两点连线的中点。
- V_4 导联：左锁骨中线与第 5 肋间的交点。
- V_5 导联：左腋前线与 V_4 水平线的交点。

● V_6 导联:左腋中线与 V_4 水平线的交点。

从单极概念考虑,V_1、V_2 导联反映了探查电极下面右心室的电位变化,故称右胸导联;V_5、V_6 导联反映了探查电极下左心室的电位变化,故称左胸导联;V_3(V_4)导联介于两者之间,因而称为过渡区导联。

(四) 各导联之间的关系

心电图波形在各导联之间存在某些特殊关系,弄清这些关系很有意义:

● 在标准导联的同一组心搏中,Ⅱ导联电压(任何一点的电位)等于在这一时刻Ⅰ导联与Ⅲ导联的电压之和:Ⅱ = Ⅰ + Ⅲ,此即著名的 Einthoven 定律。这是因为:

Ⅰ导联记录的是左上肢(LA)与右上肢(RA)的电位差:Ⅰ = LA−RA。

Ⅱ导联记录的是左下肢(LL)与右上肢(RA)的电位差:Ⅱ = LL−RA。

Ⅲ导联记录的是左下肢(LL)与左上肢(LA)的电位差:Ⅲ = LL−LA。

所以,Ⅰ + Ⅲ = (LA−RA) + (LL−LA) = LL−RA = Ⅱ。Einthoven 定律既适合于 QRS 波群,也适合于 P 波或 T 波。如果记录的心电图不符合Ⅱ = Ⅰ + Ⅲ,则说明电极连接错误或标记错误。

● 在加压单极肢体导联中,aVR+aVL+aVF = 0。

● 在胸导联中,从 V_1 至 V_6,R 波振幅逐渐增高,S 波振幅逐渐降低,R/S 比值逐渐增大。

● Ⅰ、aVL 导联的正极同是左上肢,其 QRS 波群主要反映心脏侧壁及高侧壁的情况,两者波形类似;Ⅱ、Ⅲ、aVF 导联的正极同在左下肢,QRS 波群主要反映心脏膈面(下壁)的情况,三个导联波形相近;胸导联 V_5、V_6 导联的正极均置于左心室侧壁,故 QRS 波群主要反映心脏侧壁的情况,其波形接近Ⅰ、aVL 导联。

● 在额面上,aVL 与Ⅱ,Ⅰ与 aVF 的导联轴近似90°关系;横面上,V_1 与 V_5,V_2 与 V_6 的导联轴近似90°关系。当额面 QRS 最大向量指向左或左上方时,Ⅰ、aVL 导联的 R 波波幅表现较高,而Ⅱ、Ⅲ、aVF 导联 R 波则相对较低;当额面 QRS 最大向量指向下方时,Ⅱ、Ⅲ、aVF 导联的 R 波较高,Ⅰ、aVL 导联 R 波则相对较低。当Ⅱ、Ⅲ、aVF 导联 ST 段抬高时,Ⅰ、aVL 导联 ST 段往往下移。同理,当 V_5、V_6 导联 R 波增高时,V_1、V_2 导联 S 波往往增深;V_5、V_6 导联 ST 段下移时,V_1、V_2 导联 ST 段往往抬高。此现象在心电学上称为对应性改变或"镜像反映"。

二、其他常用导联

(一) 右胸导联

心电图机负极接中心电端,探查电极(正极)安放于 V_3 ~ V_5 在右侧胸壁相对应的部位,即构成右胸导联:V_3R ~ V_5R。右胸导联对右室肥厚、右位心及右心室梗死的诊断有较大意义。

(二) 后壁导联

负极接中心电端,探查电极安放于 V_4 水平线与腋后线、左肩胛线及脊柱左缘的交点,即为后壁 V_7、V_8、V_9 导联。检测时患者必须取仰卧位,检测电极可使用一次性监护电极。后壁导联对诊断心脏后壁心肌梗死有重要意义。

常规 12 导联心电图+右胸导联及后壁导联即"18 导联心电图"。临床上,对于急性下壁心肌梗死的患者或怀疑有右室梗死、后壁梗死时须加做右胸导联及后壁导联。现在有人主张对所有胸痛患者原则上都应做 18 导联心电图。

(三) 上下肋间胸导联

在特殊情况下须描记上一肋间 V_1' ~ V_6' 导联或下一肋间 V_{f1} ~ V_{f6} 导联的心电图。前者的位置是胸导联 V_1 ~ V_6 位置的上一肋间处,后者的位置是于 V_1 ~ V_6 的下一肋间处。极少情况下须加做 V_1 ~ V_6 位置上、下之二肋间的导联。

这些特殊导联大多用于疑有心肌梗死、肺气肿或身体高大、心前区宽阔的患者。

三、导联轴

(一) 概念

某一导联正负极之间的假想连线称为该导联的**导联轴**。导联轴有方向,由负极指向正极,以箭头表示。

(二) 肢体导联导联轴

双极导联的导联轴即是该导联两极之间的连线。Ⅰ、Ⅱ、Ⅲ导联的正负极分别接于人体的左右上肢以及左下肢,三点距离大致相等,由此三根导联轴组成的图形近似一个等边三角形(**Einthoven 三角**)。将这个三角形的三条边保持方向不变,平行移动通过 Einthoven 三角的中心点(电偶中心),即形成所谓**三轴系统**(图 1-15)。

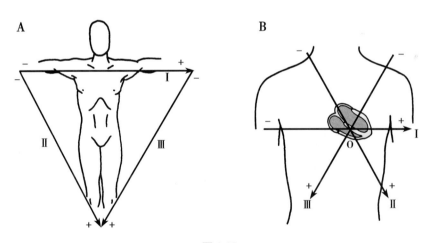

图 1-15
A. Einthoven 三角;B. 由Ⅰ、Ⅱ、Ⅲ导联轴组成的三轴系统

单极导联的导联轴是探查电极与中心电端(电偶中心)之间的连线。图 1-16 为三个加压单极肢体导联导联轴。为表明与 3 个标准导联轴之间的方向关系,将三个加压单极肢体导联导联轴平行移动至三轴系统,6 个肢体导联轴均相交通过电偶中心,得到一个呈辐射状的几何图形称为**贝莱六轴系统**(Bailey hexaxial system)。由于肢体导联的电极都安置于人体上下肢,因此各肢体导联导联轴都平行于人体的额面,由此组成的六轴系统亦平行于人体额面,所以又称为**额面六轴系统**(图 1-17),肢体导联又称为**额面导联**。

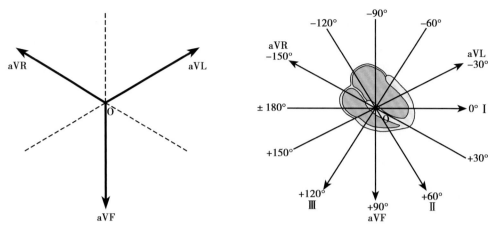

图 1-16　加压单极肢体导联导联轴　　　　　图 1-17　额面六轴系统

六轴系统采用±180°角度标志。将Ⅰ导联正极一侧设定为0°，顺时针方向为正，逆时针方向为负，如此，Ⅰ导联负极一侧为±180°。相邻两根导联轴之间夹角为30°，Ⅱ导联正极一侧为+60°，负极一侧为-120°；aVF正极一侧为+90°，负极一侧为-90°，依此类推。在此平面上，我们可观察分析心电活动在人体额面（上下、左右）的变化情况。

（三）胸导联导联轴

胸导联的导联轴是探查电极与中心电端之间的连线。六个胸导联探查电极围绕心脏，置于心脏左前方的胸壁上，其与中心电端构成的导联轴几乎平行于人体横面，因此由胸导联六根导联轴组成的平面亦近似于人体的横面，所以又称**横面六轴系统**（图1-18），胸导联又称**横面导联**。通过横面六轴系统可观察分析心电活动在人体横面或水平面（前后、左右）的变化情况。

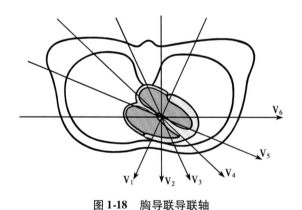

图 1-18　胸导联导联轴

心电图与心向量环的关系

一、空间向量环的形成

如前所述，心肌细胞在除极进行过程中，在已除极和尚未除极的交界面上产生许多电偶,即除极向量。除极向量的方向和除极扩布的方向一致,除极向量的大小与电偶的数目有关。无论是心房还是心室,虽除极时间很短暂(一般只有 0.06~0.10 秒),但如果用瞬间去划分,仍可以分为无数个瞬间。在心房或心室除极的同一瞬间里,由于参加除极的心肌细胞可位于心脏的不同部位,产生的心电向量的方向大小各不一致,其相互影响的结果是:方向相同的,向量得到增强;方向相反的,向量相抵减;方向成夹角的,其平行四边形的对角线即是两者的综合向量或称为平均向量(图 1-19)。那么,同一瞬间里所有的心电向量相互作用,其总的结果即是这一瞬间的**瞬间综合心电向量**。不难理解,心脏在除极的不同瞬间里,其瞬间综合心电向量的方向和大小亦各不相同。

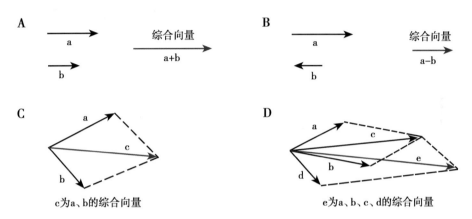

图 1-19　心电向量综合法

以心室除极为例,在心室除极的不同瞬间,由于参加除极的心室部位和心肌细胞数量在不断改变,因而产生的各瞬间综合心电向量的大小和方向也随之变化。把心室除极每一瞬间产生的瞬间综合心电向量的尖端依次连接起来(图 1-20),或把它们变化的轨迹记录出来,则是一条渐变而连续的曲线,一个占有三维空间的环——**QRS 空间向量环**(图 1-21)。同理,心房除极可产生 P 向量环,心室复极可得到 T 向量环(图 1-22)。

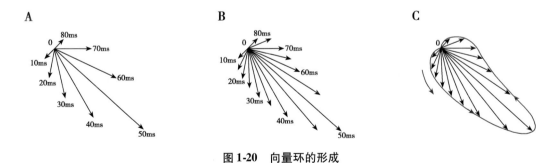

图 1-20　向量环的形成

A. 将心室除极分为九等份,每隔 10ms 心室除极产生的瞬间综合向量的方向及大小;B. 进一步细分,每隔 5ms 心室除极产生的瞬间综合向量的方向及大小;C. 将心室除极产生的每一瞬间综合向量的尖端按时间先后依次连接起来,即形成 QRS 向量环

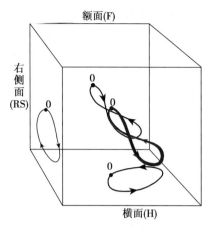

图 1-21　QRS 空间向量环

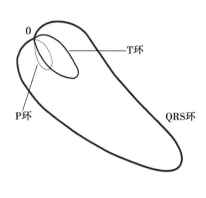

图 1-22　P 环、QRS 环、T 环示意图

二、心电图与心向量环的关系

心电图与心向量环都是心脏除极与复极过程中电位变化的反映,因而两者有着必然的联系。

(一) 心向量图

空间向量环是一个占有三维空间的环形结构。若将空间向量环向某一平面做垂直投影,就可得到这个平面的平面向量环。以心室除极所产生的 QRS 空间向量环为例,将其向人体额面、横面及侧面做垂直投影,就可得到这三个面的平面向量环(图 1-21):额面 QRS 环、横面 QRS 环和侧面 QRS 环。心向量图机所描记的心向量图就是空间向量环在这三个平面的投影记录。

(二) 平面心向量环与心电图的关系

如上所述,QRS 空间向量环是由心室除极每一瞬间所产生的瞬间综合向量的尖端依次连接而成的。反过来说,向量环由许多点组成,向量环上的每一点和原点的连线,即是这一瞬间瞬间综合向量的大小和方向。

将额面 QRS 向量环上的某一点(即这一时刻瞬间综合向量)向额面六轴系统中某一导联轴垂直投影(图 1-23),若投影的结果(又称投影向量)指向这个导联的正极,则得到一个正电位(在基线的上方),投影向量越大,电位数值就越大;若投影

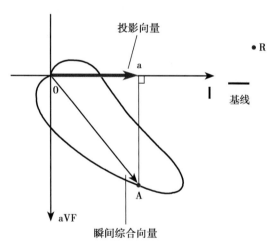

图 1-23　瞬间综合向量向导联轴投影
R:为 OA 投影在 I 导联轴上的电位

向量背向这个导联正极或者说指向该导联的负极,则得到一个负电位(在基线的下方),投影向量越大,电位数值就越小。

那么,如果将构成 QRS 向量环的每一点(即每个瞬间综合向量),依次向这一导联轴垂直投影,则可得到一个连续的曲线,此连续的曲线即是这个导联的 QRS 心电波形(图 1-24)。

将额面 QRS 向量环上的每一点分别向六个肢体导联的每根导联轴依次垂直投影,就可得到
六个肢体导联的 QRS 波形。同理,如将横面 QRS 向量环上的每一点分别向六个胸导联每根
导联轴依次垂直投影,就可得到六个胸导联的 QRS 波形(图 1-25)。

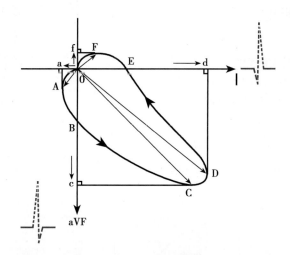

图 1-24 额面向量环向 I、aVF 导联轴投影的示意图

向 I 导联导联轴投影:向量环 O~B 各点,向 I 导联导联轴垂直投影所产生的各投影向量背向 I
导联正极,因此投影结果为一负向波。其中 O~A 构成负向波的下降支,A~B 构成负向波的
上升支。向量环 B~O 各点向 I 导联轴投影所得到的各投影向量面向 I 导联正极,因此投影
结果为一正向波。B~D 构成正向波的上升支,D~O 构成正向波的下降支。
Oa 为 OA 的投影向量,Od 为 OD 的投影向量。
向 aVF 导联导联轴投影:向量环 O~E 各点,向 aVF 导联轴垂直投影所产生的各投影向量面
向 aVF 导联正极,因此投影结果为一正向波。其中 O~C 构成正向波的上升支,C~E 构成正
向波的下降支。向量环 E~O 各点向 aVF 导联轴投影所得到的各投影向量背向 aVF 导联正
极,因此投影结果为一负向波。E~F 构成负向波的下降支,F~O 构成负向波的上升支。
Oc 为 OC 的投影向量,Of 为 OF 的投影向量。

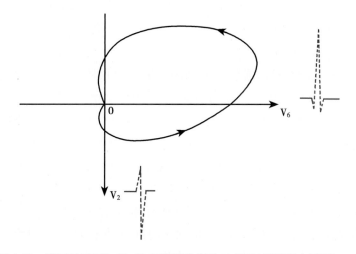

图 1-25 横面向量环向 V_2、V_6 导联轴投影的示意图(投影程序同图 1-24)

所以说,心电图是空间心电向量环经过两次投影所得到的图形:将空间向量环向人体额
面、横面及侧面分别投影可得到三个平面向量环。将额面向量环向六个肢体导联导联轴依

次投影,则可得到六个肢体导联的心电图;将横面向量环向六个胸导联导联轴依次投影,则可得到六个胸导联的心电图。

心电图基本波形

一、心脏的除极和复极

(一)心脏的除极顺序与除极波

1. 心房除极　正常心电活动起源于窦房结。由于窦房结位于右心房上部,故激动首先传入右心房并沿心房肌呈辐射状向四周扩展,即向右心房下部及左心房扩展,产生的除极向量先指向前下方,随后指向左下方,最后转向左后方(图 1-26)。

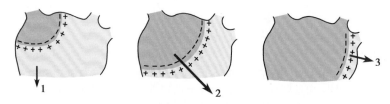

图 1-26　心房除极顺序

左右心房的除极在心电图上形成 P 波。由于在整个心房除极过程中所产生的除极向量主要是指向左下方的,投影在 I、II、aVF、V_5、V_6 导联轴上,其投影向量均指向这些导联的正极,因而在这些导联形成的 P 波都是正向波;投影在 aVR 导联轴上的投影向量背向该导联正极,所以 P 波在 aVR 导联是负向波。

2. 心室除极　激动在兴奋心房的同时经结间束传导至房室结。在房室结,传导速度骤然减慢(约延搁 0.05 秒)。然后沿希氏束、左右束支迅速下传至心室,使心室全面除极。左右心室的除极在心电图上产生 QRS 波群。

由于左束支在室间隔左侧中部较早分出细小的分支(间隔支),使心室间隔最先产生自左向右的除极,由此产生的除极向量指向右前方,偏上或偏下(图 1-27A),使位于在右前方的(探查电极)V_1 导联出现向上的 r 波,使位于左侧的 V_5、V_6 导联出现向下的 q 波。随即左右心室心尖部附近的心室壁开始除极,其产生的综合除极向量指向前下方偏左(图 1-27B)。之后,激动由心室传导系统传导,迅速抵达左、右心室的内膜面,使之产生自心内膜面向心外膜面的辐射状除极(图 1-27C)。右心室壁相对较薄,其除极很快到达外膜面。而左心室壁较厚,当右心室绝大部分除极结束时,左心室壁还有相当大的一部分仍在进行着除极,此刻心室除极产生的综合向量主要为左心室壁的除极向量,方向转向左方,并且由于没有向右除极向量的相抵而显现得非常强大,使左胸导联(V_5、V_6)产生直立高大的 R 波,使右胸导联(V_1)产生向下且较深的 S 波。最后是左心室的后底部或右心室的肺动脉根部(锥体部)心肌的除极,产生的综合除极向量指向后上方,偏左或偏右(图 1-27D),使 V_5、V_6 导联有时出现向下的 S 波。

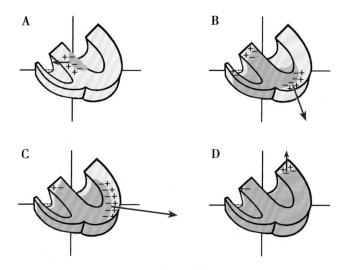

图 1-27　心室除极顺序

（二）心脏的复极顺序与复极波

1. 心房复极　心房除极完毕,即开始复极并形成心房复极波——Ta 波。心房肌复极的顺序是:先除极的心房肌先复极,后除极的后复极。复极顺序自右上向左下推进。心房复极与心房除极顺序相同,而复极产生的复极向量和其除极向量恰好相反,指向右上方。因此在同一导联中记录得到的 Ta 波,其方向和 P 波方向相反。但由于 Ta 波的振幅很小,且常常重合于 QRS 波群之中,故一般不易辨认,个别情况下偶可看到(图 1-28),在某些窦性心动过速的心电图中,Ta 波可落在 ST 段而使之发生向下移位。

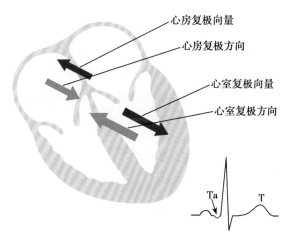

图 1-28　心房、心室复极波形成的示意图

2. 心室复极　心室除极结束便开始复极,心室复极在心电图上产生的波形称为 T 波。

心室复极顺序与心室除极顺序有所不同——由心外膜面向心内膜面进行。假如心室的复极也像除极一样从心内膜面向心外膜面扩展,即先除极的心肌先复极,后除极的心肌后复极,那么,复极向量则应该由心外膜面指向心内膜面(与复极顺序相反),所形成的 T 波方向则与 QRS 波群主波方向相反。然而这与正常情况下记录到的 T 波方向不相符。这是因为，心肌的复极过程与其代谢有着密切的关系，一切可影响代谢的因素，如温度、压力及供血情况均会影响心肌细胞的复极过程。一般来说，温度高、压力小和供血好的心外膜下心肌动作电位时程较短，复极较迅速。因此，尽管心内膜侧心肌先复极，但由于心外膜侧的心肌复极较快，先于心内膜侧心肌复极结束，故心室复极完毕是由心外膜面向心内膜面方向推进的（图 1-28、1-29）。

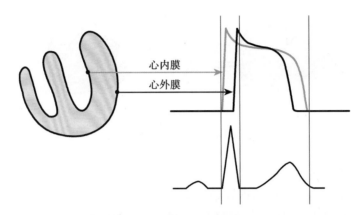

图 1-29 心内膜下心肌与心外膜下心肌除极与复极在时间上的先后
从图中动作电位曲线可以看出，心内膜开始除极虽早于心外膜，但复极
完毕却晚于心外膜

所以，不论是心室的除极还是复极，产生的心电向量方向皆由心内膜指向心外膜，使得位于心外膜一侧的探查电极始终面向"电源"，记录到的心室复极波（T 波）与心室除极波（QRS 波群的主波）方向一致，皆为正向波。

除极波或复极波的形态主要由除极顺序或复极顺序来决定，正常的心房、心室除极顺序决定了正常的 P 波与 QRS 波群形态，正常的心室复极顺序决定了正常的 T 波形态。起自心房异位起搏点或心室异位起搏点的激动，由于引起心房除极或心室除极的顺序发生异常改变，其产生的 P 波或 QRS 波群形态亦发生异常改变。当某种因素引起心室复极的顺序发生改变时，便导致 T 波形态出现异常改变。

二、心电图各波、段和间期

由窦房结发出的一次激动使心房、心室顺序除极和复极，由此产生一组相应的除极波和复极波，尽管该除极波和复极波的形态和波幅在不同导联会有所不同，但它们都是由以下的波、段和间期组成（图 1-30）：

● **P 波** 是一组波群中最先出现的一个小波。代表左、右心房除极产生的电位变化。P 波可表现为：直立（包括有钝圆、切迹、双峰、高尖）、双向及倒置等多种形态（图 1-31）。

● **PR 段**（传统称为 PR 段，实为 PQ 段） 自 P 波结束到 QRS 波群起点的一段时间，反映激动自心房传至心室的时间。

● **PR 间期** 自 P 波起点至 QRS 波群起点的一段时间。代表激动自心房开始除极，经结间束、房室交界区、希氏束、束支及其分支、普肯耶纤维网下传，至心室开始除极的时间。

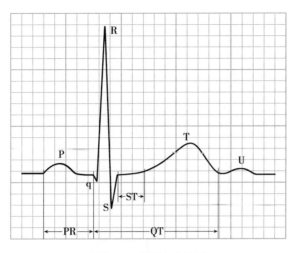

图 1-30　典型心电波形

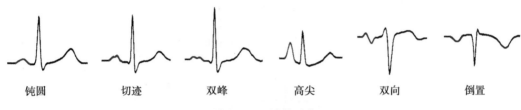

钝圆　　　　切迹　　　　双峰　　　　高尖　　　　双向　　　　倒置

图 1-31　P 波的形态

- **QRS 波群**　是一组波幅较大、峻峭陡急的波群,代表左、右心室除极产生的电位变化。典型的心室除极波由三个紧密相连、方向不同的波组成,首先向下的波(负向波)称为 Q 波,向上的波(正向波)或 Q 波之后的正向波称为 R 波,R 波之后的负向波称为 S 波,合称为 **QRS 波群**。有时继 S 波之后又出现了一个正向波称为 R′波,若 R′波后再出现负向波称为 S′波。波幅<0.5mV 者用英文小写字母 q、r、s 表示,波幅≥0.5mV 者用英文大写字母 Q、R、S 表示。然而,上述 3 个波不是每个导联 QRS 波群中都能全部出现,即 QRS 波群在不同人、不同导联可呈不同形态。图 1-32 对不同形态 QRS 波群作了统一命名。

　　室壁激动时间与 R 峰时间　自 QRS 波群起点至 R 波顶点的垂线之间的时间称 **R 峰时间**(图 1-33)。胸导联 R 波由顶峰(最高点)突然发生向下转折,在心电学上称为**本位曲折**,代表激动到达电极所在部位心外膜下的时间。由于探查电极并非直接放在心外膜表面,因此称为**类本位曲折**。胸导联 R 峰时间称为室壁激动时间(ventricular activation time,VAT)。

- **ST 段**　自 QRS 波群的终点至 T 波起点的线段,代表心室缓慢复极过程。

- **T 波**　是继 ST 段之后一个比较宽的波,代表心室快速复极的电位变化。

　　T 波亦有多种形态:直立、切迹、低平、平坦、正负双向、负正双向、倒置等(图 3-21)。

- **QT 间期**　自 QRS 波群的起点至 T 波终点的一段时间。代表整个心室除极和复极全过程所用的时间。

- **U 波**　是 T 波之后有时连接的一个小波。其产生机制尚未完全清楚,有学者认为它是心室乳头肌或心室内传导纤维(普肯耶纤维)的复极波。

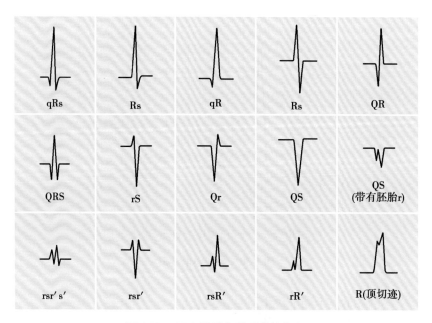

图 1-32　QRS 波群各种形态的命名

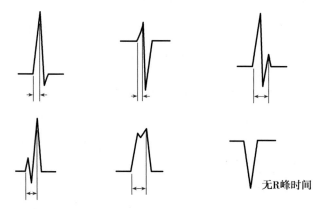

图 1-33　R 峰时间的测量方法

● **基线**　心电图各波的方向和振幅大小是以心电图基线为参照水平。基线即基础线段,通常为两个 QRS 波群起点的连线。心电图中等电位线是指心肌细胞除极完毕或复极完毕时,其表面电偶消失各处电位相等,电流计记录到的一条直线。正常情况下,等电位线包括 PR 段、ST 段及 TP 段三部分,基线与等电位线同处一条水平线上。在受到某种因素影响时(如心动过速、心肌缺血等),PR 段或 ST 段不再反映等电位线,三者之间出现偏差,等电位线偏离基线。

心电图的测量与分析

心电图记录纸

心电图记录纸是一种专门为其设计的坐标纸。纸上印刷的横线和纵线有粗细两种。细横线与细纵线构成小方格,小方格的高和宽均为1mm。粗横线与粗纵线构成大方格,大方格的高和宽均为5mm(图1-34)。

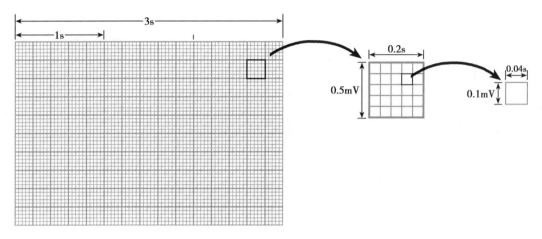

图1-34 心电图记录纸的含义

方格的高(纵坐标)代表电压。通常,心电图机的定准电压(或称定标电压)设为1mV = 10mm,即输入1mV电压时,心电图机记录笔向上偏转10mm即10小格,因此10小格的高代表1mV,1小格的高代表0.1mV,1大格的高代表0.5mV。方格的宽(横坐标)代表时间。一般情况下心电图机的走纸速度设定为25mm/s,即每秒走纸25个小格,如此1小格的宽代表0.04秒,1大格代表0.2秒。

在特殊情况下,走纸速度可根据需要调整为50mm/s、100mm/s等,这时1小格的宽分别代表0.02秒、0.01秒。定标亦可根据需要调整为,1mV输入电压记录笔偏转5mm或20mm,此时1小格的高分别代表0.2mV或0.05mV。

心电图的测量

一、心率的测量

心率的测量包括心房率和心室率。通过测量PP间期求得心房率,测量RR间期求得心室率。大多数情况下,心房率等于心室率,两者只需测算一个。在心房率不等于心室率的心

律失常中,两者需分别测算。依节律是否规整,心率的测量有以下不同的方法:

(一)心律规整或基本规整的测量方法

1. 公式法   心率 = $\dfrac{60(\text{s})}{\text{平均 PP 间期或 RR 间期(s)}}$

计算心房率,分母为平均的 PP 间期;计算心室率,分母为平均的 RR 间期。

2. 查表法   测出的平均 PP 间期或 RR 间期(单位用秒,再乘以 100),在"自 RR 间期推算心率表"(附录 A)中查出相应的心房率或心室率;或测出平均 PP 或 RR 间期为多少小方格,在"自记录纸小方格推算心率表"(附录 B)中查出相应的心率。

公式法是测算心率的最基本方法,而查表法快速方便,是临床工作中更常用的方法。

3. 若 PP 或 RR 间距为记录纸大格的整数,心率亦为以下对应的整数(图 1-35):

大格数	1	1.5	2	2.5	3	4	5	6	8	10
心率(次/分)	300	200	150	120	100	75	60	50	38	30

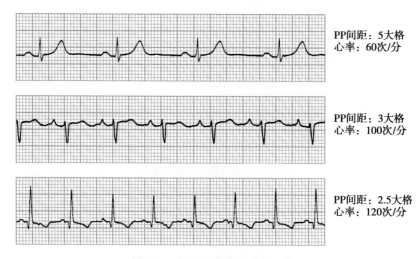

图 1-35   记录纸大格对应的心率

(二)心律明显不规整的测量方法

对于明显的心律不齐,简单而快速的方法是:描记一定长度的心电图,数出其中有多少个 P 波或 QRS 波群,由此推算成相应的心房率或心室率。如记录 10 秒长度的心电图,数出其中 P 波或 QRS 波群的个数,乘以 6 即为该图的心房率或心室率。

二、心电图各波段振幅的测量

P 波振幅测量的参考水平应以 P 波起始前的水平线为基准。测量 QRS 波群、J 点、ST 段、T 波及 U 波的振幅,统一采用 QRS 起始前水平线作为参考水平。如果 QRS 起始前不呈水平线段(受心房复极波影响,预激综合征等情况)时,则以 QRS 的起点作为测量参考点。

测量正向波的高度时,应以参考水平线上缘垂直地测量到波的顶端;测量负向波的深度时,应以参考水平线下缘垂直地测量到波的底端。

三、心电图各波段时间的测量

测量某个波的时间或某一间期时,不同导联测量的结果常常不一致。这是因为,在有些导联有些波的起始或终末部分位于该导联的等电位线上,其起点或终点不能呈现出来,从而导致不同导联的测量数值出现误差。

近年来已开始广泛使用 12 导联同步心电图仪记录心电图,对各波、段时间的测量作了统一规定(图 1-36):测量 P 波和 QRS 波群时间,应分别从 12 导联同步记录中最早的 P 波起点测量至最晚的 P 波终点,以及从最早 QRS 波群起点测量至最晚的 QRS 波群终点;PR 间期应从 12 同步心电图中最早的 P 波起点,测量至最早的 QRS 波群起点;QT 间期应从 12 导联同步心电图中最早的 QRS 波群起点,测量至最晚的 T 波终点。

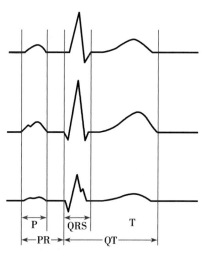

图 1-36　多导联同步心电图的测量

如果使用的是单导联心电图仪记录心电图,仍应采用既往的测量方法:测量 P 波及 QRS 波时间,应选择 12 个导联中最宽的 P 波及最宽的 QRS 波进行测量;PR 间期应选择 12 个导联中 P 波宽大且有 Q 波的导联进行测量(多为 II 导联);QT 间期测量应取 12 个导联中最长的 QT 间期(多为 V_2 导联,因为 T 波常在 V_2 导联高大且终点清晰)。

测量各波的时间取点,一般规定自该波起点的内缘至该波终点的内缘。

四、平均心电轴的测量

(一) 概念

平均心电轴(简称**心电轴**、**电轴**)是指心室除极过程中全部瞬间向量的综合。心电轴是空间性的,具有上下、左右、前后三个方向,而心电学上通常是指它投影在人体额面上的方向。或者说,将额面 QRS 向量环上所有瞬间心电向量综合成一个总的向量,即是平均心电轴。可用同样方法测得 P 环和 T 环的平均心电轴,但心电图上所说的心电轴一般指的是 QRS 平均心电轴(mean QRS axis)。

(二) 测定方法

心电轴的方位以心电轴与 I 导联导联轴正极一侧所成的角度来表示,具体设定参见图 1-17。

以任何两个肢体导联 QRS 波群的面积来计算心电轴最为精确,但面积的测量和计算比较困难,因此一般不采用。临床上通常是通过测量 QRS 波群波幅的高度来测算心电轴。具体方法有:三角系统法、三轴系统法、六轴系统法、座标图法、目测法及查表法等,这里仅介绍其中几种常用简便的方法:

1. 目测法

（1）通过目测 I 导联和 III 导联 QRS 波群的主波方向来估测电轴是否发生偏移（图 1-37）：

若 I 和 III 导联的 QRS 波群主波均向上，电轴在+30°～+90°区间，电轴不偏。

若 I 导联主波向上，III 导联主波向下，电轴在+30°～-90°区间，电轴左偏。

若 I 导联主波向下，III 导联主波向上，电轴在+90°～-150°区间，电轴右偏。

若 I 和 III 导联的 QRS 波群主波均向下，电轴在-90°～-150°区间，电轴重度右偏。

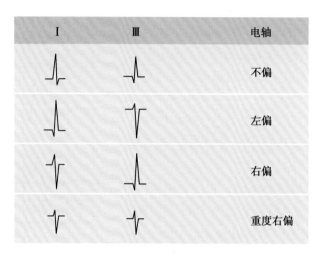

图 1-37　心电轴目测法

以上述目测法判断电轴是否偏移，仅符合传统的电轴偏移分类标准：

+30°～+90°	电轴无偏移
+30°～0°	电轴轻度左偏
0°～-30°	电轴中度左偏
-30°～-90°	电轴显著左偏
+90°～+120°	电轴轻、中度右偏
+120°～+180°	电轴显著右偏
-180°～-90°	电轴极度右偏

电轴偏移判断标准有多种版本，目前应用较多的是由世界卫生组织推荐的标准（图 1-38）：

-30°～+90°	电轴无偏移
-30°～-90°	电轴左偏
+90°～+180°	电轴右偏
-90°～-180°	电轴不确定

按此标准，电轴位于+30°～-30°区间属正常电轴范围，负过-30°方为左偏。如此，

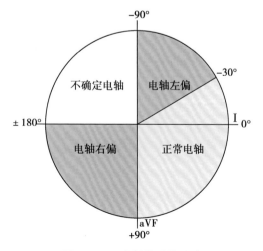

图 1-38　心电轴偏移的分类

当Ⅰ导联主波向上，Ⅲ导联主波向下时，电轴不全部左偏。这时观察Ⅱ导联QRS主波方向有助于确定电轴是否左偏。即当Ⅰ导联主波向上、Ⅲ导联主波向下时，若Ⅱ导联主波均向上，电轴在-30°～+30°区间，电轴不偏；若Ⅱ导联主波向下，电轴在-30°～-90°区间，电轴左偏；若Ⅱ导联QRS的正向波与负向波振幅相等，电轴恰为-30°。

（2）电轴目测中的一些特殊情况：当Ⅰ和Ⅲ导联的QRS波群正向波与负向波的代数和为一特定数值时，电轴度数恰为一整数：

- Ⅰ和Ⅲ导联QRS主波均向上，且两者QRS波群代数和相等，电轴为+60°；若均向下代数和相等，电轴为-120°。
- Ⅰ导联QRS波群代数和等于零，若Ⅲ导联QRS主波向上（无论其大小），电轴均为+90°；若Ⅲ导联QRS主波向下，电轴均为-90°。
- Ⅱ导联QRS波群代数和等于零，若Ⅰ导联QRS主波向上，电轴均为-30°；若Ⅰ导联QRS主波向下，电轴均为+150°。
- Ⅲ导联QRS波群代数和等于零，若Ⅰ导联QRS主波向上，电轴均为+30°；若Ⅰ导联QRS主波向下，电轴均为-150°。

极少数情况下，Ⅰ、Ⅱ、Ⅲ导联有振幅相等的R波和S波，其代数和的绝对值接近或等于零，此时无平均心电轴。

2. 六轴系统法　分别测算Ⅰ和Ⅲ导联的QRS波群正向波与负向波振幅的代数和，将测得的数值在六轴系统的Ⅰ导联及Ⅲ导联导联轴上标出并作垂线，两垂线相交于点E（图1-39），连接中心点O与E，连线OE即为该心电图的QRS平均心电轴，OE与Ⅰ导联轴正极一侧的夹角即为心电轴的角度。

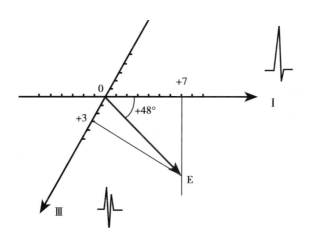

图1-39　六轴系统法测定心电轴
Ⅰ导联QRS波群振幅的代数和为：R-S=10-3=7
Ⅲ导联的QRS波群振幅的代数和为：R-S+r'=5-5+3=3

3. 查表法　根据测算的Ⅰ和Ⅲ导联QRS波群正向波与负向波振幅的代数和，在"自Ⅰ、Ⅲ导联QRS波幅测定心电轴"表（附录C）中可直接查出电轴度数。

目测法和查表法是临床上测定心电轴的常用方法。不过，目测法只能看出电轴偏移与不偏移，左偏或是右偏，若想了解电轴的具体度数，还需通过查表法获取。

（三）临床意义

对心电轴方位的影响因素有:心脏在胸腔内的解剖位置、两侧心室的质量比例、心室内传导系统的功能、激动在室内传导状态以及年龄、体重等。电轴左偏常见于左心室肥厚、左束支阻滞及左前分支阻滞、气胸、下壁心肌梗死;电轴右偏常见于右心室肥厚、右束支阻滞及左后分支阻滞、侧壁心肌梗死、正常年轻人及儿童;不确定电轴可见于肺心病、冠心病、高血压,也可见于正常人(正常变异)。心电图上电轴左偏或右偏不一定是心脏疾病的表现,其意义须结合心电图其他表现及临床情况进行综合判断。

五、心脏钟向转位的判断

以往根据心电图 QRS 波形在一些导联的表现,来推测心脏在心腔中沿其前后轴、长轴和横轴三种方位上发生转位:心电位——心脏沿前后轴的转位;钟向转位——心脏沿长轴的转位;心尖的前翘与后翘——心脏沿横轴的转位。然而,由于其中某些概念被认为是错误的且它与心脏在胸腔中的实际解剖位置不完全一致,因此目前已很少应用,这里仅对心脏的钟向转位作一简单介绍。

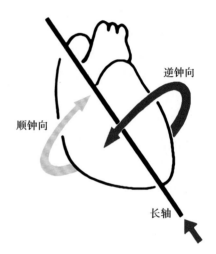

图 1-40　心脏钟向转位示意图

自心尖至心底中心的连线称为心脏的长轴。循该长轴从心尖朝心底方向观察心脏,可将心脏的转位分为顺钟向转位与逆钟向转位两种(图 1-40)。正常情况下,过渡区导联(V_3、V_4)R 波与 S 波大致相等,若过渡区导联的图形出现在左胸导联(V_5、V_6),且 R/S 向右递减,提示心脏沿长轴发生**顺钟向转位**,若 V_1 ~ V_6 导联均呈 rS 型(R/S<1)通常称为重度顺钟向转位;若过渡区图形出现在右胸导联(V_1、V_2),且 R/S 向左递减增,提示心脏沿长轴发生**逆钟向转位**(图 1-41)。顺钟向转位多见于右心室肥厚,逆钟向转位多见于左心室肥厚。

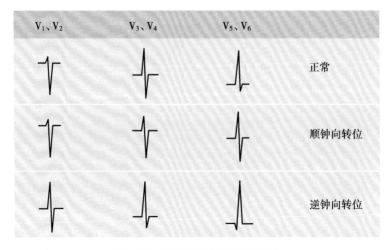

图 1-41　心脏钟向转位的心电图

心电图的描记与分析

一、心电图机操作和维护的注意事项

1. 室温应不低于18℃;检查室应远离大型电器设备,不应与放射科、理疗科在一起;检查床若靠墙,墙内小应有电线穿过;心电图机电源线不要和导联线靠得太近;上肢电极不可与手表、金银手镯等金属材质相接触。

2. 严格按照心电图机标准操作规程(心电图SOP)记录心电图。

3. 连接心电图导联时,注意避免电极错误连接。常见的电极连接错误是,左右上肢电极颠倒错放以及胸导联电极安放位置不准或次序错乱。

4. 如遇女性乳房下垂者应托起乳房,将 V_3、V_4、V_5 导联电极安放在乳房下缘的胸壁上,而不应该放置在乳房上。

5. 心电图检查一般不应在剧烈活动、饱餐、饮茶或抽烟后进行。对初次检查者,应事先给予解释清楚,消除患者可能的精神紧张。

6. 心电图检查常规应描记12个导联,减少记录导联会造成某些重要信息的遗漏。并应尽可能使用12导联或多导联同步记录,12导同步记录心电图的优势是,可对不同导联同一时刻的波形进行比较。如有时P波过于矮小或与其他波重叠在一起,不易判别其方向或有无,这时12导同步记录心电图有利于寻找和鉴别,以帮助对该激动起源的判断。

7. 心电图记录前应询问患者病情,了解临床医师申请心电图检测的目的,并根据临床需要及心电图变化决定描记时间的长短及是否加做其他导联。对有心悸症状疑有心律失常的患者,应适当加长记录或加做节律导联;对于急性下壁心肌梗死患者,应主动记录18导联心电图。对疑有右位心者,加做"校正"导联心电图;对出现于 Ⅱ、Ⅲ、aVF 导联的异常 Q 波考虑可能与心脏位置改变有关时,应加做吸屏气状态下 Ⅱ、Ⅲ、aVF 导联的心电图;对疑有右束支传导阻滞、右室肥大或右室心肌梗死的情况,应加做 $V_3R \sim V_5R$ 导联;对怀疑有正后壁心肌梗死者应加做 $V_7 \sim V_9$ 导联;对胸痛患者心电图有 ST-T 异常改变者,一定要在短期内复查心电图,以便证实 ST-T 改变是否为心绞痛发作所致等。

8. 在使用除颤器时,不具有除颤保护的普通心电图机应将导联线与主机分离。

9. 仪器设备维护　①每天下班时,务必关闭电源;②仪器出现故障,随时送相关维修部门或通知仪器供应商修理;③交直流两用心电图机应定期充电以保证电池正常的使用寿命。

10. 心电图机属度量医疗器械,应按规定定期接受相关部门检测。

二、心电图的分析

(一) 心电图的总体阅览

1. 弄清心电图的记录状况,如定准电压、走纸速度、记录格式等。

每份心电图上都应有人为打出的或仪器自动打印的定准电压的标记和走纸速度的标识。通常,定准电压设定为 $1mV = 10mm$,走纸速度设定为 $25mm/s$。

目前多导联同步记录心电图仪在临床已广泛使用,根据不同的需要,描记心电图可采用不同的记录格式,如 12 导联同步记录或 6 导联同步记录或 3 导联同步记录或肢导胸导连续记录等。不同的记录格式有不同的优劣势,阅读心电图时应弄清该图的记录格式。

2. 根据心电图波形检查心电图电极连接有无错误?常见的错误是,左右上肢电极连接颠倒以及胸导联电极次序错乱。

正确记录的心电图应符合:Ⅱ = Ⅰ + Ⅲ;胸导联 R 波呈递增趋势。

3. 识别各种伪差。凡不是由心脏电活动引起的心电图改变称为**伪差**。常见的伪差有交流电干扰、肌电干扰、基线漂移等。肌电干扰有时会造成假象引起误诊,而基线的漂移常会影响对 ST 段偏移的判断。故记录心电图时应尽可能地避免各种干扰出现,而分析心电图时则应排除各种干扰对心电图图形的影响。

（二）心电图分析程序

对一份心电图进行分析,应从以下两方面着手:①测量分析一组组 P-QRS-T 是否规律出现,P 波与 QRS 波群之间关系如何,以及它们各自的频率是多少;②测量分析一组 P-QRS-T 中各波、段及间期的数值是否在正常范围内。前者分析的是有无心律失常,此内容在本书第 5 章中作详细介绍;后者分析的是一次心脏激动的除极与复极有无异常,主要了解有无房室肥大、心肌缺血、心肌梗死、预激综合征、房内传导阻滞、束支传导阻滞以及某些房室传导阻滞等。

1. 确定心律

（1）找出窦性激动及其规律:寻找窦性 P 波,测量其频率,分析 PP 之间的规律及它与 QRS 波群的关系,以确立是否为窦性心律或窦性心律失常。

（2）判断异位激动的性质:观察有无异位 P 波（或 F、f 波）及异位 QRS 波群的出现,如果有,根据其两者的关系、出现的时间、形态、频率及规律,判断其性质（为何种异位心律）。

2. 分析一组 P-QRS-T 中的各波、段及间期是否正常

（1）测量 PR 间期、QT 间期及心电轴。

（2）分析 P 波、QRS 波群、T 波的形态,时间及电压是否正常。有无 U 波,其方向与振幅是否正常。

（3）分析 ST 段有无偏移,偏移是否超出正常范围。

3. 作出心电图诊断　根据以上测量的数据和分析的结果,结合临床资料作出心电图诊断。

（1）首先作出该心电图主导心律为何种心律的诊断,如"窦性心律""心房颤动"等。

（2）作出心电图是否正常的诊断。其包括正常心电图、大致正常心电图、可疑心电图及不正常心电图 4 类诊断标准:①正常心电图是指心电图各项指标均在正常范围内的心电图。②大致正常心电图是指心电图某部分有些轻微改变但仍在正常范围内的心电图。如个别导联 QRS 波群出现切迹,ST-T 轻微改变及轻度的窦性心动过缓、窦性心动过速、窦性心律不齐等。③可疑心电图是指介于大致正常和不正常心电图之间的性质未定的心电图。其心电图改变可超出或不超出正常极限,但尚不足以构成明确的不正常心电图诊断,如"可疑右心室肥厚"、"可疑陈旧前壁心肌梗死"等。④不正常心电图是指心电图改变具有病理意义者,如"病理性 Q 波"、"室性早搏二联律"等。此外,对缺乏特异性,不能明确某一特定疾病的心电图改变,可采用"描述性诊断名词",直接报告心电图异常点。如"左心室高电压""ST 段改变"等。

（3）对某些与临床诊断相符合的心电图改变,可作出"心电图符合高钾血症改变"或

"心电图符合心包炎改变"的诊断。

心电图诊断次序排列：如果同时有若干个心电图异常诊断，一般按照激动传导的次序先后排列。如：①窦性心律；②房性早搏三联律；③一度房室传导阻滞；④左心室高电压。如果几个诊断存在因果关系，则按前因后果依次排列。如：①心房颤动伴三度房室传导阻滞；②交界性逸搏心律。

（三）心电图报告

结合临床资料，对心电图所作出的分析与结论称为心电图报告。主要内容包括：

1. 一般项目　主要包括姓名、性别、年龄、科室、床号、住院号、临床诊断、检查时间与发报告时间等。

2. 数据测量　主要包括心房率、心室率、PR间期、QT间期、电轴等。

3. 心电图特征　主要对P波、QRS波群、T波、U波及ST段出现的异常改变作具体描述。

4. 心电图诊断　根据心电图所见，结合临床资料作出心电图诊断。

书写心电图报告时应注意到：①心电图特征的描述应和心电图诊断一致，或者说心电图所作出的诊断在其特征描述里要能找到依据；②对比以往心电图时，应描述清楚心电图前后改变之处。

应当强调的是，不少心电图改变缺乏特异性或存在假阳性，故分析诊断心电图切忌就图论图，必须紧密结合临床：如应了解患者症状、体征、病史及临床诊断，是否服用过可引起心电图发生改变的药物，其他检查的结果（如X线、超声心动图、生化指标、动态心电图及冠脉造影等）如何，既往有无心电图记录（如有以往描记的心电图，应认真进行对比分析）等。只有通过综合分析，才能作出较为准确的心电图诊断。目前心电图报告方式及报告单格式各地尚不统一，以下列举一例（图1-42）供以参考。

患者男性,56岁,胸闷、胸痛4小时,3个月前曾患急性心肌梗死。

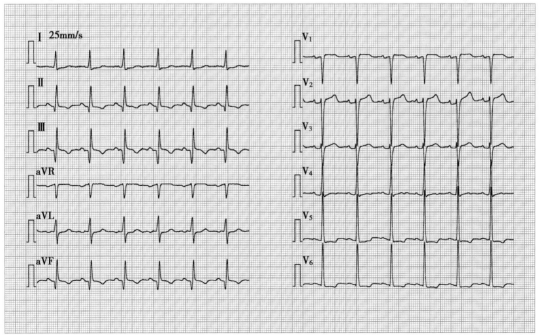

图1-42　入院心电图记录

心电图报告

姓名 ×××　　　　性别 男性　　　　年龄 56 岁　　　　门诊号 ×××　　　　　　　住院号 ×××

科别 心内科　　　病区与床号 12-2　　临床诊断 冠心病、陈旧性心肌梗死　　心电图号 636215

数据测量

心房率 94 次/分　　　　心室率 94 次/分　　　　P 波时限 0.08s　　　　QRS 波群时限 0.09s

PR 间期 0.15s　　　　　QT 间期 0.34s　　　　　QTc 间期 0.43s　　　　电轴 50°

心电图特征

P 波:(−)

QRS 波群:Ⅱ、aVF 导联呈 qR 型,q>R/4,Ⅲ 呈 QR 型

ST 段:V_5、V_6 导联水平型下移>0.05mV

T 波:Ⅱ、Ⅲ、aVF 导联倒置,Ⅰ、V_4 ~ V_6 导联低平或正负双向

U 波:(−)

心电图诊断

窦性心律

陈旧性下壁心肌梗死

ST-T 异常,提示侧壁心肌缺血

报告医生 ××　　审核医生 ×××

报告日期及时间 2017 年 05 月 07 日 08 时 32 分

第二章
正常心电图及正常变异

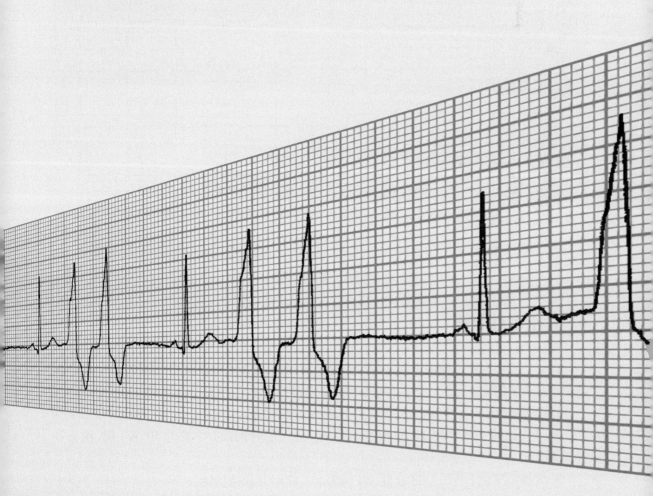

正常心电图

正常人心脏电活动发自于窦房结,凡由窦房结发出冲动所形成的心脏节律,称为窦房结性心律,简称为**窦性心律**(sinus rhythm)。窦性心律包括正常窦性心律和窦性心律失常。正常人心电图应为正常的窦性心律,并且各个波、段和间期的数值,都应在正常范围之内(图2-1)。

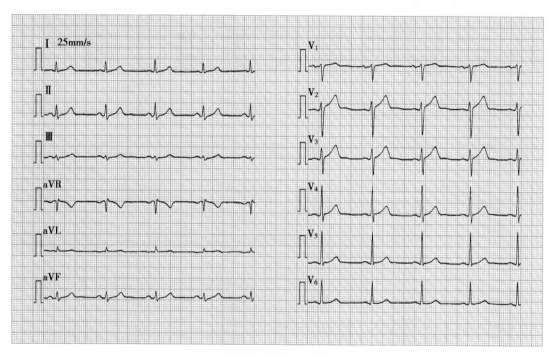

图2-1 正常心电图

正常窦性心律

由于一般心电图机描记不到窦房结的电活动,故心电图上仅能依据 P 波的表现来推测该激动是否来源于窦房结。正常窦性心律的心电图特点为:

1. P 波在 I 、II 、aVF、V₄ ~ V₆导联直立,aVR 导联倒置。

2. P 波规律出现。即 PP 间距基本匀齐,在一定时间内(一般为 10 秒)PP 相差 < 0.12 秒。

3. P 波后继以下传的 QRS 波群,PR 间期≥0.12 秒且保持恒定。

4. 频率 正常成人在清醒和安静的状态下窦性 P 波的频率多为 60 ~ 100 次/分。此标准是目前国际上通用的标准,但近年来大样本健康人群调查发现,相当多的正常人静息心率位于该范围的中下区间或低于该范围,因此有人提出将正常人窦性心律的频率范围更改为

50~90次/分。

心电图各波、段及间期的正常范围

一、P 波

对心电图某一个波形的描述分析,主要从它的形态、宽度(即时间)及振幅(即电压)三方面来进行。

(一) P 波的形态

由窦房结发出的冲动激动心房,在心房产生的除极向量主要指向左下方,其 P 环在额面的电轴多数在+45°~+60°(图1-22),在横面 P 环的环体位于左侧。因此,正常的窦性 P 波在 Ⅰ、Ⅱ、aVF、V_4~V_6 导联直立,aVR 导联倒置。在其他导联,P 波可直立、双向或倒置。正常的 P 波多呈钝圆形,有时可出现小的切迹。

正常 P 波在 V_1 导联多直立或正负双向。呈正负双向的 P 波,其负向波多数不明显,常用"Ptf-V_1"来表示,意指 V_1 导联 P 波的终末电势(P terminal force,Ptf)。对其测量是以它的深度(mm)乘以它的宽度(s)(图2-2),单位为"mm·s",因为是负向波,所以取负值。正常的 Ptf-V_1 ≥ -0.02mm·s。若 Ptf-V_1 ≤ -0.04mm·s,提示左房负荷过重、左心房肥大。

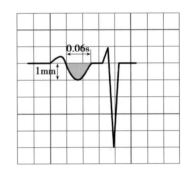

图 2-2 Ptf-V_1 的测量

Ptf-V_1 = -(1mm×0.06s) = -0.06mm·s

(二) P 波的时间

正常的 P 波,时间<0.12 秒,一般在 0.06~0.10 秒。

若 P 波时间≥0.12 秒,提示左心房肥大或房内传导阻滞。

(三) P 波的振幅

正常 P 波的最高振幅,在肢体导联<0.25mV,在胸导联<0.2mV。大多数情况下窦性 P 波的振幅在 Ⅱ 导联表现最高。

P 波振幅增高,多提示右心房肥大,另可见于低血钾、甲状腺功能亢进等;P 波振幅过分矮小,见于高钾血症、黏液性水肿等。

二、PR间期

PR 间期(又称 PQ 间期)是指自 P 波开始至 QRS 波群开始的一段时间。

PR 间期受心率影响明显,心率增快,PR 间期缩短;心率减慢,PR 间期延长。另外,PR 间期亦随年龄增高而延长。因此,PR 间期在不同心率的情况下和不同的年龄段,有不同的正常高限(表2-1)。

正常成人 PR 间期多数在 0.12~0.20 秒,在幼儿及心动过速的情况下,PR 间期较短或相应缩短；在老年人及心动过缓的情况下，PR 间期较长（但不超过 0.22 秒）或相对延长。

表 2-1　不同心率、年龄 PR 间期的最高限度

心率（次/分）	70 以下	71 ~ 90	91 ~ 110	111 ~ 130	130 以上
成年人	0.20	0.19	0.18	0.17	0.16
14 ~ 17 岁	0.19	0.18	0.17	0.16	0.15
7 ~ 13 岁	0.18	0.17	0.16	0.15	0.14
1.5 ~ 6 岁	0.17	0.165	0.155	0.145	0.135
0 ~ 1.5 岁	0.16	0.15	0.145	0.135	0.125

PR 间期延长>0.20 秒，提示房室传导延缓，见于各种原因所致的一度房室传导阻滞；PR 间期缩短<0.12 秒，表示房室传导加速，多见于预激综合征。

三、QRS 波群

（一）QRS 波群的形态

QRS 波群在不同导联表现呈多种形态。

1. 在横面　由图 1-21、图 1-25 可以看出，QRS 向量环的环体基本平行于人体的横面，投影在横面的 QRS 环总是呈逆时针方向运行，且环体大部分或最大向量位于左侧偏后，因而在胸导联，正常人 QRS 波群形态存在如下特点：V_1、V_2 导联 QRS 波群主波向下，多呈 rS 型（偶尔呈 QS 型）；V_5、V_6 导联 QRS 波群主波向上，多呈 Rs 型（或呈 qRs、qR 或 R 型），V_3 或 V_4 导联 R 波与 S 波的振幅大体相等。V_1 ~ V_5 导联 R 波逐渐升高，S 波逐渐减小（图 2-3），但这仅是一个总体变化趋势，在彼此相邻的两导联之间不一定完全吻合，如 V_4 或 V_5 导联 R 波常常最高。更为规律的是，V_1 ~ V_6 导联 R/S 比值逐渐增大。

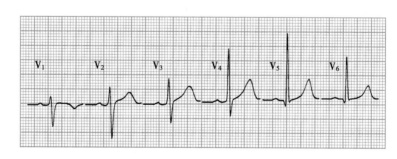

图 2-3　QRS 波群形态在胸导联的变化规律

2. 在额面　QRS 向量环的环体多与人体额面相垂直，若环体的初段向上倾斜，投影在额面 QRS 环呈顺时针运行；若环体的初段向下倾斜，投影在额面 QRS 环则呈逆时针运行。此两种不同情况导致 QRS 波群形态在肢体导联出现明显不同的表现（如：QRS 环呈顺时针

运行,在 I 导联表现为 Rs 型;QRS 环呈逆时针运行,在 I 导联则表现为 qR 型)。但不论哪种情况,其投影于额面的 QRS 环体的大部分或最大向量均位于左下方(图 1-24),故造成 aVR 导联 QRS 波群主波向下,而其他肢体导联 QRS 主波多数向上。

3. Q 波　Q 波不是在每个导联都可以出现。正常人 V_1、V_2 导联不应出现 Q 波或 q 波(但可呈 QS 型),aVR 导联可表现出 q 或 Q 波且无论多大均属正常。其他导联可以有 Q 波,但其幅度应小于同导联 R 波的 1/4,时间应小于 0.04 秒(有时仅在 Ⅲ 导联或 aVL 导联超出该范围仍属正常)。超出上述范围的 Q 波,称为**异常 Q 波**,临床常见于心肌梗死、心肌病、急性冠状动脉供血不足、重症心肌炎、脑血管意外及肺心病等。

(二) QRS 波群的时间

正常成年人 QRS 波群时间多为 0.07~0.10 秒,最高不超过 0.11 秒。儿童 QRS 波群时间略短,一般不超过 0.09 秒。QRS 波群时间没有最短的时间限度。

QRS 波群时间延长>0.11 秒,可见于束支传导阻滞、预激综合征、高钾血症、左心室肥厚、室性异位激动等。

室壁激动时间(VAT):室壁激动时间是指从心室除极化开始至激动到达胸导联探查电极下心外膜所需要的时间。VAT 有时能反映心室壁的厚度。在心电图上是指从 QRS 波群开始到胸导联 R 波顶峰垂线之间的时距。正常成人 V_1 导联的 VAT 不应超过 0.03 秒;V_5 导联的 VAT 男性不应超过 0.05 秒,女性不应超过 0.045 秒。V_1 导联 VAT 延长见于右室肥厚及右束支传导阻滞;V_5 导联 VAT 延长见于左室肥厚及左束支传导阻滞。

(三) QRS 波群的振幅

QRS 波群振幅通常男性高于女性,胸导联高于肢体导联。

正常 QRS 波群振幅不应过小:在六个肢体导联中,QRS 波群总的振幅(正向波与负向波振幅的绝对值相加),不应都小于 0.5mV;在六个胸导联中,QRS 波群总的振幅不应都小于 0.8mV。否则称为 **QRS 低电压**,前者称为肢体导联 QRS 低电压,后者称为胸导联 QRS 低电压。QRS 低电压见于肺气肿、心包积液、重度水肿、肥胖、心肌病、甲状腺功能减退等,亦可见于正常人(女性较多)。

正常 QRS 波群振幅也不应过大,其上限较为繁杂,不同的波在不同导联有不同的正常值。Q 波的正常范围,前面已作叙述。R 波与 S 波振幅的上限是:①胸导联:V_1 导联 R 波不超过 1.0mV,V_5、V_6 导联 R 波不超过 2.5mV。$Rv_1 + Sv_5$ 代表右室综合电压,正常不超过 1.05mV。$Rv_5 + Sv_1$ 代表左室综合电压,正常不超过 4.0mV(女性不超过 3.5mV)。②肢体导联:R 波在 I、Ⅱ、Ⅲ、aVR、aVL、aVF 导联中振幅分别不超过 1.5、2.5、2.0、0.5、1.2、2.0mV。此外,$R_1 + S_{Ⅲ}$ 不超过 2.5mV,$R_{Ⅱ} + R_{Ⅲ}$ 不超过 4.0mV。QRS 波群振幅超过上述范围反映左室或右室电压增高,多见于左、右心室肥大,亦可为青年人的正常变异。

四、J 点和 J 波

QRS 波群与 ST 段之交接点称为 J 点。代表左右心室全部除极完毕。一般 J 点位于基线上,也可随 ST 段移位而发生上下偏移。

J 点处有时出现尖峰状或圆顶状的小波,称为 J 波(图 2-4),多出现于 Ⅱ、Ⅲ、aVF、V_3 ~ V_6 导联,常伴有 ST 段的缩短和 T 波的高大。J 波的产生机制目前尚未完全阐明。早期复极综合征者心电图表现有明显的 J 波,还可见于低温症患者。

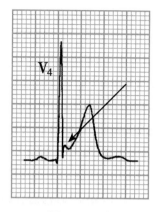

图 2-4　J 波

五、ST 段

ST 段为自 QRS 波终点(J 点)到 T 波开始的线段。正常 ST 段的后段常常轻微向上飘起与 T 波的前肢相连,使得 ST 段与 T 波的分界点多不明确。分析 ST 段应从 ST 段的偏移、形态和时限三方面进行。

正常的 ST 段多数位于基线上,但亦可有轻度的上、下偏移。ST 段向上偏移称为 ST 段抬高,ST 段向下偏移称为 ST 段下移。ST 段抬高,在肢体导联和胸导联的 V_4 ~ V_6 不应超过 0.1mV,在 V_1 ~ V_3 导联不超过 0.3mV。ST 段下移,在 aVR 导联不超过 0.1mV,在其他导联都应不超过 0.05mV。

ST 段发生偏移的形态有时更为重要。正常抬高的 ST 段应呈弓背向下(凹面向上),呈弓背向上型抬高的 ST 段多见于心肌梗死急性期。斜上型 ST 段下移多为非特异性改变,而水平型 ST 段明显下移则多见于急性心肌缺血。

ST 段的正常时限为 0.05 ~ 0.15 秒,其后半部多与 T 波升支融合,两者间没有明确的分界点。若 ST 段呈水平状,时间 > 0.12 秒,称为 ST 段平直延长,这时 ST 段与 T 波分界点变得明显,两者之间出现锐利的夹角,此改变可能系冠状动脉供血不足的最初表现。此外,ST 段延长还可见于低钙血症、长 QT 综合征等。ST 段缩短见于高钙血症、早期复极综合征。

ST 段最多见的异常改变是 ST 段偏移,导致 ST 段发生偏移的病因很多,心肌缺血是其最常见也是最重要的病因,对其更多的解释参见"心肌缺血与 ST-T 改变"章节。

六、T 波

(一) 形态

正常的 T 波,双肢常常不对称,前肢较缓慢,后肢较陡峭,顶端较圆钝,无错折或切迹。

(二) 方向

正常 T 波的方向多与 QRS 波群主波方向一致,在 Ⅰ、Ⅱ、V_4 ~ V_6 导联直立,aVR 导联倒置,在 Ⅲ、aVL、aVF、V_1、V_2 导联可以直立、双向或倒置,V_3 导联多数直立。对于正常成人,V_1 ~ V_6 导联 T 波大多表现为直立。

若 V_1、V_2 导联 T 波倒置,V_3 导联可以出现浅倒置(倒置的深度不超过 0.4mV)。但若 V_1、V_2 导联 T 波直立,V_3 导联则不可以倒置(图 3-23)。V_1、V_2 导联直立,其幅度不应高于 V_5、V_6。V_1、V_2 或 V_3 导联 T 波如为双向,应为正负双向,负正双向肯定是异常的。

（三）振幅

正常 T 波在 I、II、$V_4 \sim V_6$ 导联 T 波不仅应直立,其振幅也应不低于同导联 R 波的 1/10,否则称为 **T 波低平**。T 波的振幅,通常男性高于女性,在肢体导联常以 II 导联为最高,在胸导联常在 V_2 或 V_3 导联为最高,有时可高达 $1.0 \sim 1.8mV$ 或 T>R。

T 波异常可表现为形态、方向或振幅的改变。T 波异常可由多种病因引起,且 T 波改变多无特征性。因此,对其临床意义的判断应紧密结合临床资料加以鉴别。一般而言,以 R 波为主的导联出现 T 波低平、双向或倒置可见于心肌缺血,心肌梗死,心肌炎,心肌病,心室肥大,药物影响,电解质紊乱及自主神经功能紊乱等;T 波高耸直立可见于迷走神经张力增高、早期复极综合征、变异型心绞痛、急性心肌梗死、高钾血症等,更多情况参见"心肌缺血与 ST-T 改变"章节。

七、QT 间期

QT 间期是心室除极和复极全过程所经历的时间。正常人 QT 间期的长短因心率的变化、男女的差别及年龄的大小而不同(附录 D),尤其是受心率的影响较大。心率增快,心肌复极时间缩短,QT 间期亦相应缩短。因此,判断 QT 间期的长短,须将实测的 QT 间期经心率校正后才具有判断意义。经心率校正后的 QT 间期称为 QTc。有许多公式计算 QTc,最早提出也是目前最常用的为 Bazett 公式:

$$QTc = \frac{QT(s)}{\sqrt{RR\ 间期(s)}}$$

QTc 的含义是:将不同 RR 情况下的 QT 间期修正为 RR 间期为 1 秒时(心率为 60 次/分)的 QT 间期。QTc 的正常上限,男性为 0.45 秒,女性为 0.46 秒。随着年龄增长,QTc 会略有延长。

QT 间期代表心室除极和复极的总时程,其中对其长度影响更多的是心室复极,故凡能引起心室复极发生改变的因素均可引起 QT 间期发生改变。QT 间期延长见于低血钾、低血钙、心肌缺血、心肌梗死、心肌炎、长 QT 综合征、脑血管意外、甲状腺功能减退、药物作用及迷走神经张力增高等;QT 间期缩短可见于高钙血症、洋地黄效应。

八、U 波

正常心电图可不出现 U 波或有振幅较小的 U 波。U 波一般在 T 波之后 0.20 秒左右出现,通常在 $V_2 \sim V_4$ 导联较为明显。U 波代表心室的后继电位,其形成机制尚未完全清楚。

正常 U 波的方向与 T 波方向一致,其振幅亦与 T 波的振幅相关,一般不超过 T 波的 1/2。U 波的振幅还与 RR 间距相关:心率慢时 U 波较大,心率快时 U 波变小。U 波时间为 $0.16 \sim 0.25$ 秒。

有时 U 波与其前 T 波重叠而类似 T 波的切迹,使 QT 间期的测量难以把握。U 波的电轴在额面多在+60°,平行于Ⅱ导联轴而垂直于aVL导联轴,在横面U波向前偏左,故U波在Ⅱ导联及V₃、V₄导联表现明显,而在aVL导联最不明显,因而有时为避免U波的影响会选择aVL导联来测量QT间期。或在多导同步记录的心电图中,显示其多导排列或叠加的心电图,以助明确QT间期的起点和终点,更准确地测定QT间期。

U波异常包括其振幅异常增高和U波倒置。U波增高多见于低钾血症、脑血管意外、高血压、嗜铬细胞瘤,还可见于洋地黄、胺碘酮(乙胺碘呋酮)药物影响等;U波倒置可见于心肌缺血、心肌梗死、运动试验、肺栓塞、先天性心脏病等,另外,脑血管病变亦可出现巨大的倒置U波。

以上介绍的是心电图各波、段及间期的正常范围和其改变的一般意义。需要指出的是,心电图正常范围是大样本健康人群心电图调查结果。心电图各项指标均在正常范围之内,不代表心脏就无器质性病变。因为某些心脏病或较轻的心脏病,心电图可以表现为正常。相反,心电图某些指标超出上述正常范围,也不代表心脏就一定存在器质性病变,因为心电图的异常改变尚可因生理状态改变、自主神经功能紊乱等因素而引起。

正常心电图的常见变异

心电图正常与异常之间并不存在一个绝对的界限。心电图的正常范围是大多数正常人所处的范围,少数正常人的心电图可能会超出该范围,这部分心电图称为**正常变异心电图**。

正常变异心电图部分为一过性改变,可由于饮食、吸烟、深呼吸、过度换气、电极安放不当等因素引起。常见的改变有 ST 段下移、T 波倒置、暂时性房室传导延迟等。另有一些患者由于体型(如过度肥胖)、心脏在胸腔中位置的变化、胸廓畸形、气胸、自主神经功能紊乱等因素,心电图出现一些相对持续性的异常改变,如位置性 Q 波、胸导联高电压、早期复极综合征、单纯 T 波倒置综合征等。这些心电图的改变与病理心电图易发生混淆而造成误诊。鉴别正常变异心电图与病理心电图,不能单纯依靠心电图的表现,而须结合患者的临床表现及其他检查的结果,综合地进行分析判断。

P 波的正常变异

正常的窦性 P 波在 Ⅰ、Ⅱ、aVF、V₄ ~ V₆ 导联直立,aVR 导联倒置。有时在 Ⅱ 导联 P 波表现矮小,甚至平坦难以确认。但只要 Ⅰ 导联直立,aVR 导联倒置,则并非异常。此时若让患者做适当运动如仰卧起坐(使交感神经兴奋)后再描记心电图,多数可以见到心率加快,P 波转呈直立。随后,部分患者 P 波可能又逐渐转为低平或至平坦,且伴随心率变慢(图 2-5),此现象称为**窦房结内游走**(参见"游走性心律"章节)。窦房结内游走多数见于健康儿童及青年。

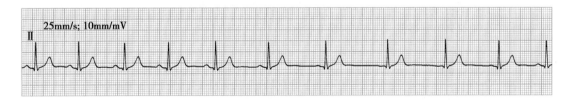

图 2-5　窦房结内游走

QRS 波群的正常变异

一、位置性 Q 波

位置性 Q 波是指由于心脏位置的变化,造成在心电图的某些导联上,出现异常 Q 波(时间≥0.04 秒,和(或)深度≥1/4R 波)。位置性 Q 波易误诊为心肌梗死。

（一）Ⅲ（和 aVF）导联出现异常 Q 波

Ⅲ导联单独出现异常 Q 波，很少为病理性，若Ⅲ和 aVF 导联 Q 波均较明显，除考虑病理性 Q 波外，亦可能为正常变异（多见于肥胖体型）。后者的解释是：心脏呈横位或接近横位，额面 QRS 向量环的长轴和Ⅰ导联的导联轴近乎平行，当向量环呈顺时针运行，QRS 向量环初始的相当部分可投影于Ⅲ和 aVF 导联的负极一侧，从而使该导联出现较大的 Q 波，呈 Qr、QR 型甚至 QS 型。此时，可嘱被检查者深吸气后屏住呼吸，使膈肌下降，牵拉心脏由横位转呈垂位，如果原先异常的 Q 波变小或消失，提示该 Q 波为正常变异（图 2-6）；若深吸气后 Q 波无明显变化，则提示为病理性 Q 波。

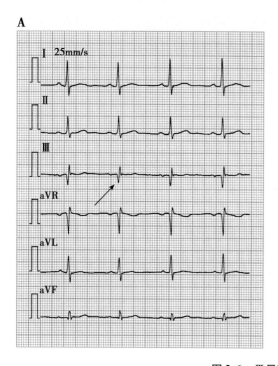 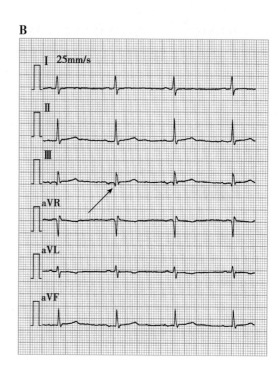

图 2-6　Ⅲ导联位置性 Q 波

A. 自然状态下；B. 吸屏气时。吸屏气后心脏由横位转呈垂位，心电图显示 $Q_Ⅲ$ 明显变小，Q_{aVF} 消失。同时，Ⅰ、aVL 导联 R 波降低，Ⅲ、aVF 导联 R 波增高

Ⅲ（和 aVF）导联的异常 Q 波与下壁心肌梗死的鉴别点为：①Ⅱ导联通常不出现异常 Q 波；②Ⅲ、aVF 导联无明显 ST-T 改变；③吸气时 Q 波变小或消失；④aVR 导联呈 QR 型或 Qr 型（下壁心肌梗死时，心室除极起始向量向上，aVR 导联出现起始 r 波呈 rS 型）。

（二）V_1、V_2 导联出现 QS 型

少数正常人 V_1 导联，偶尔 V_2 导联 QRS 波群可呈 QS 型。这可能是由于室间隔解剖位置的变化，使室间隔除极向量与 V_1、V_2 导联轴相垂直，造成室间隔除极在 V_1、V_2 导联不能显现而呈等电位线，r 波消失而呈 QS 型。正常变异与前间壁心肌梗死不同点为：①正常变异的 QS 型局限于 V_1，偶见于 V_2 导联，罕见于 V_3 导联。而前间壁心肌梗死的 QS 型常波及 V_3 导联。②正常变异的 QS 型，波形光滑锐利，无顿挫或切迹。而前间壁心肌梗死的 QS 型常在下降支上出现顿挫或切迹。③正常变异在 V_1、V_2 导联不出现 ST-T 改变，而前间壁心肌梗死

常伴有明显的 ST-T 改变。④正常变异的 QS 型,若改变 V_1、V_2 电极的位置(如降低 1～2 个肋间),可使 r 波暴露出来,而前间壁心肌梗死的 QS 型则不发生改变。

二、胸导联高电压

少数正常人 QRS 波群电压可大于或小于上述正常心电图的范围。有些体型瘦长的人,尤其年轻人,胸壁薄,造成胸导联 QRS 波群电压增高超出正常值,称为**胸导联高电压**(图 2-7)。此时应注意与病理性的电压增高(如左、右心室肥大)相鉴别。

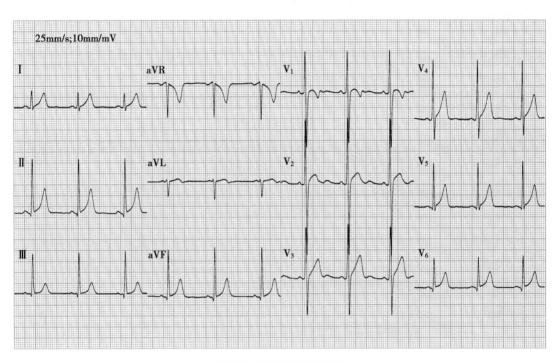

图 2-7　双侧心室高电压

该图为一招工查体男性青年的心电图。心电图示:①右心室高电压:$Rv_1 > 1.0mV$;②左心室高电压:$Rv_5 + Sv_1 > 4.0mV$,$R_{II} + R_{III} > 4.0mV$,$R_{aVF} > 2.0mV$

(一)右胸导联高电压

V_1、V_2 导联出现 R 波电压增高,$Rv_1 > 1.0mV$,或 $Rv_1 + Sv_5 > 1.05mV$。与右室肥大鉴别点主要为:①心电图右胸导联无 ST-T 改变及其他系列改变(如左、右心房肥大,电轴右偏等);②临床无导致右室肥大的病因及相关症状,其他检查(如胸片、心脏超声)不支持右室肥大的诊断。

(二)左胸导联高电压

V_5、V_6 导联出现 R 波电压增高,$Rv_{5、6} > 2.5mV$,或 $Rv_5 + Sv_1 > 4.0mV$(女性 $>3.5mV$)。其与左室肥大的鉴别点主要为:①心电图无 ST-T 改变、电轴左偏等;②临床不存在导致左室肥大的病因,其他检查不支持左室肥大的诊断。

三、胸导联 R 波递增不良和 R 波逆向递增

正常人从 V_1 至 V_5(V_6)导联,R 波逐渐增高,S 波逐渐变小。如 R 波不能逐导增高(指 $V_1 \sim V_4$),称为 **R 波递增不良**;如果 R 波逐导降低,则称为 **R 波逆向递增**。根据 Zema 的诊断标准,$Rv_2 \leqslant Rv_3$,$Rv_3 < 0.3mV$ 为 R 波递增不良(图 2-8);若 $Rv_2 < Rv_1$ 及(或)$Rv_3 < Rv_2$ 及(或)$Rv_4 < Rv_3$ 及(或)$Rv_4 \leqslant 0.3mV$ 则为 R 波逆向递增。R 波递增不良正常人发生率为 7%,R 波逆向递增正常人发生率为 1%。R 波递增不良及逆向递增病理情况下可见于右心室肥大、左心室肥大、前壁心肌梗死、心肌病、肺心病及左束支传导阻滞等。

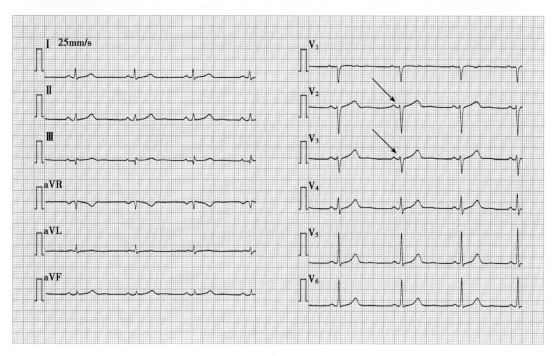

图 2-8　R 波递增不良
图中可见 $Rv_2 = Rv_3$,$Rv_3 < 0.3mV$

四、$S_1S_2S_3$ 图形

Ⅰ、Ⅱ、Ⅲ 导联 QRS 波群均出现明显 S 波,且 $S_Ⅱ > S_Ⅲ$,即为 **$S_1S_2S_3$ 图形**(以往称 **$S_1S_2S_3$ 综合征**)。这是由于心室除极终末向量指向右上方($-90° \sim -150°$),投影在 Ⅰ、Ⅱ、Ⅲ 导联的负极一侧,从而使三个标准导联均出现负向波,投影在 aVR 导联正极一侧,使之出现终末 R 波。真正的 $S_1S_2S_3$ 图形应是 Ⅰ、Ⅱ、Ⅲ 导联 S 波均 ≥ R 波,但其发生率很低,多数情况是 Ⅱ、Ⅲ 导联 S ≥ R,而 Ⅰ 导联 S < R(图 2-9)。$S_1S_2S_3$ 图形多见于正常人,也可见于右室肥大、肺气肿患者。

五、不完全性右束支传导阻滞图形

约 2.4% 的正常人 V_1 导联 QRS 波群呈不完全性右束支传导阻滞图形(RSR′或 rSr′图形,QRS 时限间小于 0.12 秒),在 V_3R、V_4R 导联上更多见。此第二个 R 或 r 波是右心室流出道

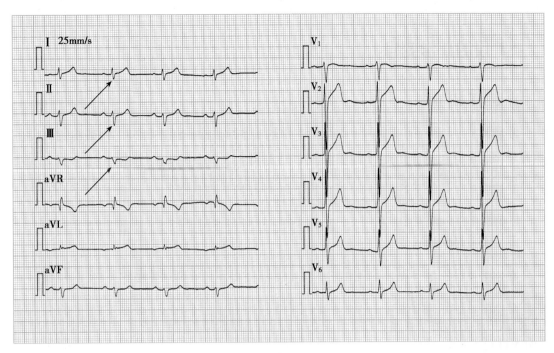

图 2-9　S₁S₂S₃图形

的室上嵴部位生理性延迟除极,产生向右前的向量所致,因此又称为室上嵴图形。

V₁导联 rSr′图形同样可见于右心室肥大或右束支传导阻滞,其鉴别点为:①正常人 r′<r,且小于同一导联 S 波,r′振幅≤0.5mV;②QRS 波群时间不超过 0.10 秒;③在 V₁导联低一肋间记录,则 r′波消失(图 2-10)。

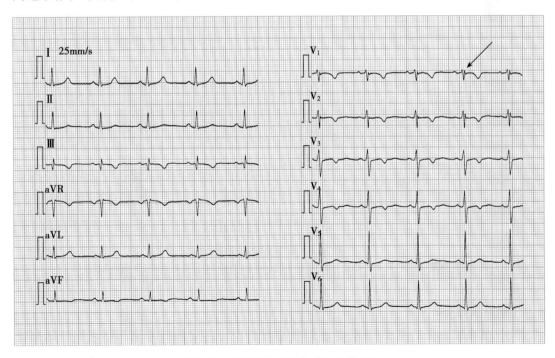

图 2-10　不完全性右束支传导阻滞图形

ST 段的正常变异

一、ST 段下移

交感神经兴奋时,心脏起搏点多位于窦房结头部,使窦率加速,并使心房除极波(P 波)振幅增高,继而引起负向的心房复极波(Ta 波)亦增大。因心房复极过程与心室除极过程几乎同时发生,增大的 Ta 波常造成 J 点及 ST 段的降低,心电图表现为 ST 段上斜型下移(图 5-9)。此多见于运动、情绪激动、紧张或恐惧等情况。

二、ST 段抬高

早期复极综合征(early repolarization syndrome,ERS)又称提早复极综合征,其长期以来被认为是一种较常见的正常变异心电图,但近年来陆续有家族性早期复极综合征发生猝死的报道,引起了医学界重视。后者约占早期复极综合征总数的 1% ~3%,本文主要介绍前者(图 2-11)。

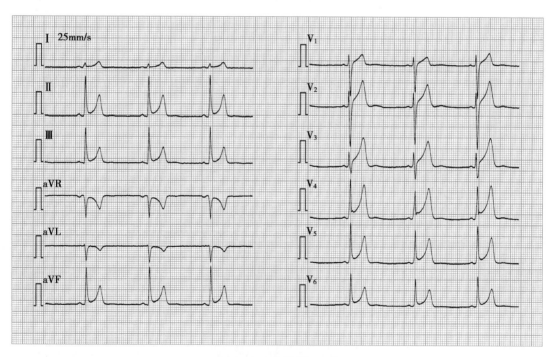

图 2-11　早期复极综合征
图中 Ⅱ、Ⅲ、aVF、V₄ ~ V₆ 导联可见 J 波,ST 段凹面向上明显抬高,T 波高耸

(一) 机制

早期复极综合征的主要机制,是由部分心室肌在心室除极尚未全部结束即开始复极所致。

（二）心电图表现

1. 出现明显 J 波　在 QRS 终末部出现的一个正向的小波,可理解为是由于抬高的 ST 段将 S 波和 J 点一起拉高所形成(图 2-4)。J 波常在 $V_2 \sim V_5$ 导联最明显。

2. ST 段凹面向上抬高　常在 $V_3 \sim V_5$ 导联最明显,有时可达 $0.3 \sim 0.4$ mV,但在 V_6 导联及肢体导联很少超过 0.2mV。

3. T 波高耸　ST 段抬高的导联上 T 波高耸,以 $V_3 \sim V_5$ 导联最明显。

4. 心电图改变相对稳定,ST 段抬高可持续数年不变。而心包炎、心肌梗死的 ST 段改变往往短时间内就会有明显变化。

5. 运动致心率加快可使大多数抬高的 ST 段回至基线。

6. 合并冠心病者,本该下移的 ST 段可位于基线;或当心绞痛发作时,抬高的 ST 段暂时回至基线,症状缓解后又恢复原状。

（三）临床表现

早期复极综合征常见于青年男性及运动员中。多数无任何症状,而是在体检或例行检查时被发现;部分患者有自主神经功能紊乱表现,主要为头昏、乏力、胸闷、心悸;另有少数患者出现心前区疼痛,并可向后背部放射,以夜间及睡眠时加重,活动后减轻。

早期复极综合征的发现至今已有 70 多年,长期以来它一直被认为是心电图正常变异,预后良好。但近年来,国内外均有文献报道有些早期复极综合征呈家族性发病(故又被称为**遗传性早期复极综合征**),此类患者可因恶性室性心律失常(室速、室颤)的发作导致猝死。其机制尚不完全清楚,可能与基因突变有关。因此,当遇到早期复极综合征心电图时,应注意其家族成员中有无早期复极的心电图报告及有无晕厥、猝死情况的发生。

T 波的正常变异

心电图 T 波改变在临床上十分常见,既可能由器质性疾病所引起,也可能是功能性改变,两者心电图改变常因缺乏特征性而不易鉴别,其意义需结合临床资料进行分析判断,以避免误诊。

一、功能性 T 波倒置

（一）单纯 T 波倒置综合征

婴幼儿在 $V_1 \sim V_4$ 导联 T 波倒置十分常见,少数人此现象可持续至成年,故又称为**持续性幼年型 T 波**。正常成人发生率约 0.5%,妇女相对多见,临床上应注意与前壁心肌缺血相鉴别。其心电图改变有以下特点:①T 波倒置仅见于 $V_1 \sim V_4$ 导联,其他导联 T 波无改变;②T 波倒置的深度 ≤0.5mV;③深吸气、口服钾盐可使倒置的 T 波转为直立。

（二）自主神经功能紊乱

多见于年轻女性,心电图多表现为 T 波低平、平坦或倒置,多见于 Ⅱ、Ⅲ、aVF 导联,也可见于胸导联,且常伴有 ST 段下移。站立位描记的心电图比卧位的改变更明显。服用普萘洛尔(心得安)后 T 波可明显改善或恢复正常。

(三) 心尖现象

又称孤立性 T 波倒置综合征。有些瘦长型健康的青年人,心电图 V_4 导联 T 波倒置,偶于 V_4、V_5 导联均倒置,右侧位或深吸气时记录,T 波转呈直立。其发生机制可能是由于心尖与胸壁之间的接触或压力,干扰了心肌复极过程,致使 T 波倒置。

(四) 过度换气后 T 波改变

少数正常人(约11%)过度换气后可使胸导联 T 波低平甚至倒置,常在过度换气后 20 秒最明显,并有时伴有 QT 间期延长。其发生机制可能与呼吸性碱中毒有关。

(五) 餐后 T 波异常

部分正常人饱餐后约 30 分钟,在 I、Ⅱ、$V_2 \sim V_6$ 导联出现 T 波低平,甚至倒置。而于空腹时描记心电图,T 波可转为直立。

二、$T_{V_1} > T_{V_5}$综合征

在横面,T 向量环向右前移位,最大向量更近于 V_1 导联导联轴,使心电图 V_1 导联 T 波直立的幅度大于 V_5 导联 T 波的幅度(图 2-12)。

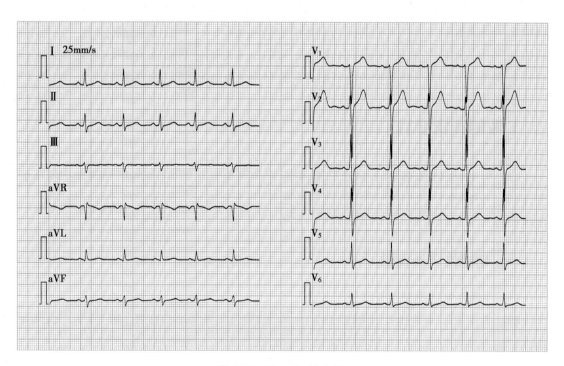

图 2-12　$T_{V_1} > T_{V_5}$综合征

$T_{V_1} > T_{V_5}$,在中年以上男性应多考虑病理性的,可见于冠心病、高血压、心肌病、左心室肥厚等;在青年人,可为正常变异,但仍应结合临床资料进行判断。

运动员心电图

长期锻炼的运动员,由于心脏的生理性适应,能引起心脏功能和结构改变,如用普通人的诊断标准衡量,则运动员心电图大多有异常,易被误诊有心脏病变。其实,这对运动员而言仍属于正常。其心电图常有以下特点:

(一) 激动起源与传导的异常

运动员最常见的心电图改变是窦性心动过缓:休息时心率多为 50 次/分左右,部分可低至 30 ~ 40 次/分。约 50% 的运动员在心电监护时可见有>2 秒的窦性静止。

部分运动员 PR 间期延长达到一度房室阻滞的诊断标准。二度房室阻滞也常有发生,并常可见交界性逸搏或逸搏心律。以上改变均由迷走神经张力增强所致,在停止训练后可改善或恢复正常。

(二) P 波和 QRS 波群的改变

超声心动图研究发现,运动员心脏的左右心室质量及心腔直径均增大。与此相应,心电图上常有 P 波振幅增高、QRS 波群电压增大、室壁激动时间延长,可达左心室或右心室肥大的诊断标准。QRS 波群电压增加,常在正规训练几个月后即可发生,停止训练后则逐渐降低。

(三) ST 段和 T 波的改变

在大多数运动员中可见 ST 段明显抬高,T 波振幅增高,尤其在胸前导联,呈早期复极综合征心电图改变。肢体导联或胸前导联 T 波双向或倒置也是常见的改变,极易误诊为心肌缺血。运动员心电图的 ST 段和 T 波改变常是不稳定的,药物或在终止训练后可使其减轻或恢复正常。

综上所述,由于心脏的生理性适应,可引起运动员心电图出现类似病变心脏的多种变异。但运动员亦常发生器质性心脏病变,肥厚型心肌病是最常见的一种,运动员的猝死发生率亦高于普通人。因此,运动员心电图中正常和异常的鉴别,是心电学上的一个重要课题。

第三章
常见心脏疾病的心电图

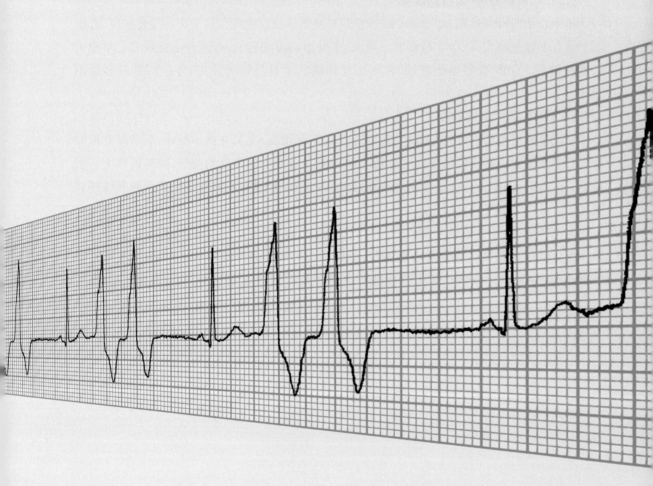

心房、心室肥大

概述

　　心房、心室若长期的负荷过重,必然引起房、室出现扩大和(或)肥厚。心房与心室的负荷过重主要有血容量增多或腔内压力增高两种。对心房来说,不论哪一种负荷增大,多表现为心房的扩大而较少表现为心房壁增厚,故称为心房扩大或心房肥大。而在心室,当血容量负荷长期过重(即舒张期负荷过重)后,可导致心室腔的扩大;当压力负荷长期过重(即心室收缩期负荷过重),则可造成心室肌纤维增粗、心室壁增厚。在心室肥厚一定时间后,常伴有心室腔的扩大,故一般统称为心室肥大。

　　当心房、心室肥大到一定程度,可引起心电图发生异常改变。心电图在诊断房室肥大方面,敏感性较高,但特异性较低。单纯依据心电图改变诊断房室肥大有相当程度的假阳性和假阴性:某些心电图符合房室肥大诊断标准者,事实却无房室肥大;而确有房室肥大者,有时心电图又无改变。因此,临床应认识到心电图对房室肥大的诊断价值,由心电图诊断房室肥大须紧密结合临床及其他检查结果(如是否存在可引起房室肥大的病因,其他检查如 X 线、超声心动图是否证实有房室肥大等)。尽管如此,由于心电图检查费用低廉、操作简便、重复性好,仍不失为诊断房室肥大的主要检查方法。

心房肥大

　　窦房结位于上腔静脉与右心房连接处的心外膜下,窦房结发出的激动首先使右心房除极,左心房稍后除极。全部心房的除极在心电图上形成 P 波,其中右房除极位居 P 波的前 2/3,左房除极位居 P 波的后 2/3,P 波中间 1/3 为左右心房的共同除极(图 3-1)。正常的 P 波在多数导联呈钝圆形,有时有小的切迹。后者的解释为:切迹前的波峰为右心房除极,切迹后的波峰为左心房除极。V₁导联的 P 波常呈正负双向,正向波代表右心房除极,负向波代表左心房除极。心电图的Ⅱ、V₁导联是观察和区别左右心房电活动的最佳导联(图 3-2)。

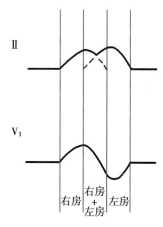

图 3-1　P 波的含义

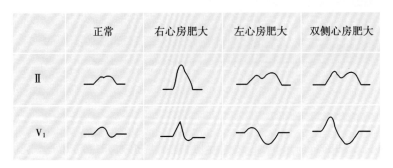

图 3-2 心房肥大所致的 P 波改变

一、右心房肥大

(一) 心电图表现

心电图形成机制 右心房肥大(right atrial enlargement)时,指向右前下方的右房除极向量增大,增大的除极向量接近平行于Ⅱ、Ⅲ、aVF 导联轴,指向这三个导联的正极(均位于左下肢),致使Ⅱ、Ⅲ、aVF 导联 P 波形态高耸、振幅增大。右房肥大时右房除极时间延长,但延长的部分与稍后除极的左心房时间重叠,故总的心房除极时间并不延长。

【心电图特征】

1. Ⅱ、Ⅲ、aVF 导联 P 波高尖,振幅≥0.25mV,此 P 波改变因常见于肺部疾病,因此又称**肺型 P 波**(图 3-3)。

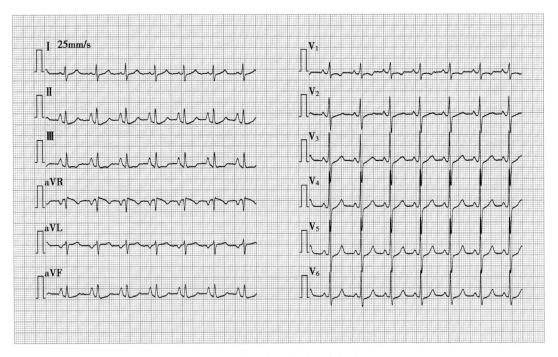

图 3-3 右心房肥大、右心室肥大

COPD 患者。图中肺型 P 波反映右心房肥大;胸导联 V_1 的 R 波增高(R/S>1)及 V_5 的 S 波增深反映右心室肥大

2. V₁导联P波直立或正负双向,正向部分振幅≥0.15mV或其振幅的算术和≥0.20mV(图3-10、3-11)。

（二）临床意义

临床上右心房肥大心电图主要见于阻塞性肺部疾病和先天性心脏病:肺部疾病可以是急性的(如支气管哮喘、肺动脉栓塞),心电图出现一过性肺型P波,也可以是慢性的(如肺气肿、支气管炎)。先天性心脏病包括肺动脉瓣狭窄、房间隔缺损、法洛四联症等。

P波振幅的增大主要反映右心房肥大。但P波振幅增大除见于右房肥大外,还可见于交感神经兴奋、心率加快、缺氧等情况。相反,有些阻塞性肺部疾患,P波也可以表现为正常。但如果同时伴有右心室肥大的心电图改变,右心房肥大的可能性则大为增加。

二、左心房肥大

（一）心电图表现

心电图形成机制 左心房肥大(left atrial enlargement)时:①牵拉左房内的传导束,使之传导功能减弱、传导速度减慢、左房除极时间延长,并因左房最后除极,故导致P波增宽;②左房除极波增大及时间后延,使P波呈双峰,且代表左房除极的第二峰等于或大于第一峰;③左房除极向量增大,增大的除极向量指向左后方,在横面背向V₁导联的正极,使V₁导联P波的负向波增大(图3-4)。

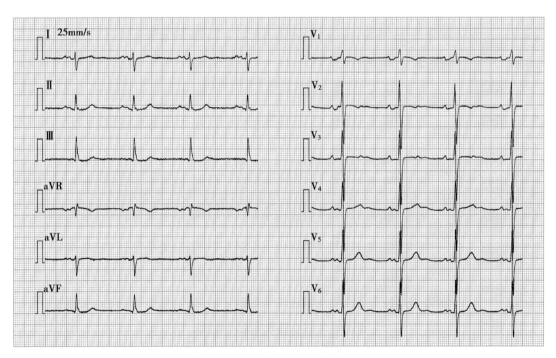

图3-4 左心房肥大、右心室肥大
患者女性,风湿性心脏病史20余年,心电图显示典型的二尖瓣型P波

【心电图特征】

1. P波增宽,时间>0.11秒。P波常呈双峰,峰距≥0.04秒,在Ⅰ、Ⅱ、aVL、V₄～V₆导联常见。

2. PR 段缩短,P 波/PR 段>1.6。

3. $Ptf-V_1 \leqslant -0.04mm \cdot s$。

（二）临床意义

上述 P 波改变临床上多见于二尖瓣病变,故又称**二尖瓣型 P 波**。但二尖瓣型 P 波并非二尖瓣疾病所特有,引起左房肥大心电图改变的其他病因还有:主动脉瓣反流和狭窄、扩张型心肌病、高血压性心脏病等。

临床上有些患者特别是冠心病患者,心电图出现上述宽大的 P 波,经其他检查(如超声心动图)证实无左房肥大,那么,此宽大的 P 波可能表示心房内传导延缓。因而描述这些异常宽大的 P 波,有人主张诊断为**左心房异常**更为恰当。

三、双侧心房肥大

（一）心电图表现

心电图形成机制　右心房肥大,主要造成右房除极产生的向右前下的向量增大,使相关导联 P 波振幅增大。左心房肥大,主要引起左房除极时间延长,使 P 波时间增宽。心电图既有右房肥大的特点,又有左房肥大的特征,各自影响 P 波的不同部分(图 3-5)。

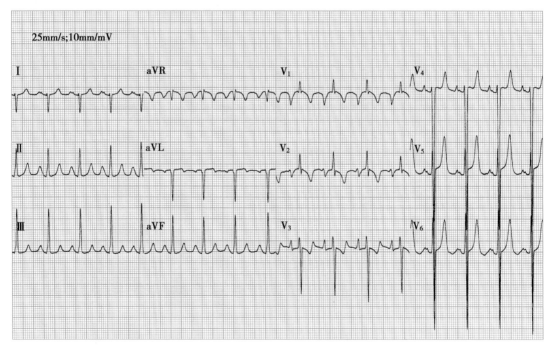

图 3-5　左右心房肥大、右心室肥大

双侧心房肥大:Ⅱ、Ⅲ、aVF 导联 P 波振幅>0.25mV,多数导联 P 波时间>0.11s,Ⅰ、$V_4 \sim V_6$ 呈双峰,峰距>0.04s,$Ptf-V_1 < -0.04mm \cdot s$。右心室肥大:$V_1$ 导联 QRS 波群呈 qRs 型,V_5 导联 S 波显著增深,$Rv_1 + Sv_5 > 1.2mV$

【心电图特征】

1. P 波的振幅增大,Ⅱ、Ⅲ、aVF 导联 P 波振幅≥0.25mV。

2. P 波增宽,时间≥0.12 秒。

3. Ⅰ、Ⅱ、aVL、V_4~V_6导联 P 波常呈双峰。

4. V_1导联 P 波呈正负双向,正向部分高尖≥0.15mV,负向部分深而宽,Ptf-V_1≤ -0.04mm·s。

(二) 临床意义

双侧心房肥大较单侧心房肥大少见,临床上见于严重器质性心脏病,如风湿性心脏病的联合瓣膜病变,左向右分流的先天性心脏病并发肺动脉高压等。心房的肥大往往伴有心室肥大,因此,心电图表现若符合心房肥大标准者,常提示有心室肥大的可能。

心室肥大

心室肥大有两种类型:心腔扩大和心肌肥厚。尽管这两种类型对心电图波形的影响略有不同,但目前尚没有区别扩大与肥厚的特异性指标。并且在心室肥厚一定时间后,常伴有心室腔的扩大,故一般统称为心室肥大,也有人习惯称之为心室肥厚。

正常心脏的解剖位置是,左心室位于左后方,右心室位于右前方。左心室壁的厚度约是右心室壁的 3 倍。因而在正常情况下,由左右两侧心室共同除极产生的综合向量指向左后方,表现为左心室占优势的图形特征(图 3-6A)。左心室肥厚或扩大时,指向左后方的左室除极向量进一步增大,使左室优势表现得更为突出,心电图主要改变为左胸导联 QRS 波群正向(R)波振幅增大,右胸导联负向(S)波增深,而 QRS 形态不变(图 3-6B);右心室肥厚时,若只是轻度肥厚,其向右前方增大的除极向量还不能扭转左室占优势的特征。当右心室壁的厚度厚到相当严重程度时,其增大的除极向量则可影响到 QRS 综合向量的方向和大小,引起心电图尤其是右胸导联 QRS 波群振幅及形态发生系列改变(图 3-6C)。

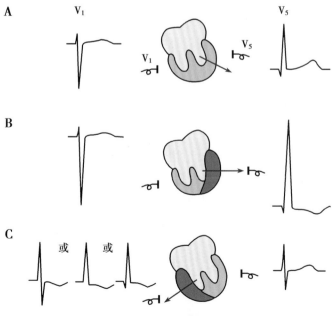

图 3-6 左、右心室肥大机制
A. 正常;B. 左心室肥大;C. 右心室肥大

　　心室肥大所致的心电图改变主要与下列因素有关：①心肌纤维增粗、截面积增大，除极时产生的电偶数目增多，致除极向量增大，从而使相关导联 QRS 波群电压增高；②心室壁增厚，激动从心内膜传至心外膜时间延长，以及心肌细胞变性致传导功能低下，使心室除极时间延长、QRS 波群时间增宽；③心室壁肥厚可致心室复极顺序发生改变，亦可能同时伴有心肌缺血（引起心室复极异常），在心电图上表现出 ST-T 异常改变。

一、左心室肥大

（一）心电图形成机制

1. QRS 波群电压增高　左心室肥大（left ventricuiar hypertrophy，LVH）时，增大的左室除极向量指向左后方，引起面向该除极向量的左胸导联（V_5、V_6）的 R 波电压增高，而使背向该除极向量的右胸导联（V_1、V_2）的 S 波增深（图 3-6B）。在人体额面，若增大的左室除极向量向左偏向上方，则可引起 Ⅰ、aVL 导联 R 波增高（有些左室肥大，胸导联电压正常，而仅 Ⅰ、aVL 导联 R 波增高）；若偏向下方，则引起 Ⅱ、Ⅲ、aVF 导联 R 波增高。

2. QRS 波群时间延长　左心室肥大时，心电图可出现左室室壁激动时间（VAT）延长及 QRS 波群时间增宽。这是因为：①左室壁的增厚，造成自心内膜向心外膜除极时间延长；②心肌细胞变性致使传导功能低下；③左室心腔的扩大牵拉左室传导系统，造成左束支或其分支传导延缓。

3. QRS 电轴左偏　左心室肥大患者中，有半数以上出现不同程度的 QRS 电轴左偏，这是由于左室除极向量向左后上方增大的结果。

4. ST-T 改变　正常情况下，心室壁的除极与复极顺序均为心内膜先于心外膜，但由于心内膜下心肌动作电位时程长于心外膜下心肌，致外膜下心肌复极完毕的时间早于内膜下心肌（见图 1-29），即心室复极结束是由心外膜向心内膜推进的。在左室肥厚时，自心内膜至心外膜除极时间延长，这就可能导致内膜下心肌复极完毕早于外膜，复极结束的先后顺序发生改变，导致心电图出现 ST-T 异常改变。心电学上将这种继发于心室除极异常而出现的 ST-T 改变称之为**继发性 ST-T 改变**。另一方面，心肌细胞肥大，使氧耗量增加，毛细血管的数量不能随心肌的肥厚而增加，再者左室肥大患者常合并冠心病，心肌供血不足影响到心室肌的正常复极，心电图出现因缺血导致的 ST-T 改变。这种由于心肌本身的原因引起的 ST-T 改变称为**原发性 ST-T 改变**。原发性 ST-T 改变与继发性 ST-T 改变在心电图上不易区分。一般说来，在 R 波增高的导联出现 ST 段凸面向上型下移，T 波双向或不对称倒置（下降支缓慢，上升支陡峭），提示 ST-T 改变为继发性的（图 3-7）；如果 ST 段呈水平型下移，T 波呈冠状 T 波（双肢对称，倒置深尖），提示 ST-T 改变为原发性的。不过临床上多数左室肥大患者，常常是原发性和继发性 ST-T 改变并存。

（二）心电图表现及诊断

1. 心电图基本特征

（1）QRS 波群电压增高：

1）胸导联：$R_{V_5、V_6} > 2.5mV$；$R_{V_5} + S_{V_1} > 4.0mV$（男性）或 $>3.5mV$（女性）。

2）肢体导联：$R_I > 1.5mV$，$R_{aVL} > 1.2mV$；$R_I + S_{III} > 2.5mV$；$R_{II} + R_{III} > 4.0mV$，$R_{aVF} > 2.0mV$。

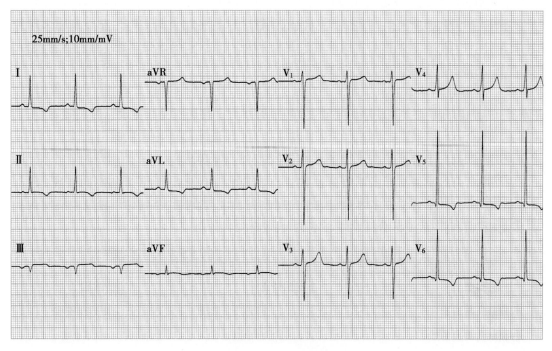

图 3-7　左心室肥大

高血压病患者。$Rv_5 > 2.5mV$，$Rv_5 + Sv_1 > 4.0mV$，$ST_{I、aVL、V_6}$ 下移 $\geqslant 0.05mV$，$T_{I、II、aVL、V_5、V_6}$ 倒置

3）Cornell 标准：$R_{aVL} + Sv_3 > 2.8mV$（男性）或 $>2.0mV$（女性）。

（2）QRS 波群时间延长：QRS 波群时间延长到 0.10～0.11 秒，但一般仍 <0.12 秒。V_5 导联 VAT>0.05 秒（女性>0.045 秒）。

（3）QRS 电轴偏左，但一般不超过 −30°。

（4）ST-T 改变：在以 R 波为主的导联（如 V_5、V_6），ST 段下移 >0.05mV，T 波低平、双向（负正）或倒置；在以 S 波为主的导联（如 V_1、V_2）可出现对应性 ST 段抬高及 T 波直立高耸。

（5）U 波改变：部分左室肥大患者在 V_5、V_6 导联出现 U 波倒置，多见于舒张期负荷过重。

在上述心电图特征中，QRS 波群电压增高是左心室肥大最重要的特征，但左心室电压增高也可见于体型瘦长的正常青年人。因此，自心电图诊断左心室肥大，必须紧密结合临床资料。若临床上无引起左室肥大的病因，心电图上出现的 QRS 波群电压增高，只能（描述性）诊断为左心室高电压；若临床上存在可引起左室肥大的病因，或 X 线、超声心动图显示有左室肥大，心电图上仅有 QRS 波群电压增高一项改变者，即可诊断为左心室肥大。符合上述条件越多，诊断左室肥大的可靠性就越大。

2. 分型　收缩期负荷过重型左心室肥大和舒张期负荷过重型左心室肥大，是由 Cabrera 和 Monroy 在 1952 年提出的，其心电图表现有以下不同：

（1）收缩期负荷过重型（又称压力负荷过重型）：指左心室排血阻力增高而造成左心室收缩期负荷过重，常见于高血压性心脏病、主动脉瓣狭窄。此型早期引起左室向心性肥厚，发展到心功能不全时,左室腔方出现扩大。心电图表现为,在 R 波增高(如 V_5、V_6)的导联同时出现 ST 段下移,凸面向上,T 波负正双向或倒置。以往将此类图形称为**左心室肥大伴劳损**(图 3-7)。所谓劳损,是指心室肌纤维过度疲劳所引起的 ST-T 改变。近年来有学者认为,以心电图诊断心肌劳损不够严谨,应摒弃不用。

(2) 舒张期负荷过重型(又称容量负荷过重型):当左心室回流血量较正常增多时,使左室舒张期血容量明显增加,进而引起左室腔显著扩大。临床上见于主动脉瓣关闭不全、二尖瓣关闭不全、动脉导管未闭等。心电图表现为,在 R 波增高的导联同时出现深而窄的 q 波,而 ST 段凹面向上轻度抬高,T 波直立高耸(图 3-8、3-9、3-59)。

收缩期负荷过重型与舒张期负荷过重型心电图主要不同点是 ST-T 的不同表现(表 3-1),而心电图上 ST-T 可受许多因素影响而出现改变,如心肌缺血、药物作用以及电解质紊乱等,因此根据心电图改变区分两型左心室肥大,仅有参考价值。

表 3-1　左室收缩期负荷过重型与舒张期负荷过重型心电图的比较

类型	心电图特点	病因
收缩期负荷过重型	Rv_5、$v_6 > 2.5mV$,STv_5、v_6 下移伴 T 波倒置	高血压、主动脉瓣狭窄
舒张期负荷过重型	Rv_5、$v_6 > 2.5mV$,STv_5、v_6 抬高伴高尖 T 波	主动脉瓣关闭不全等

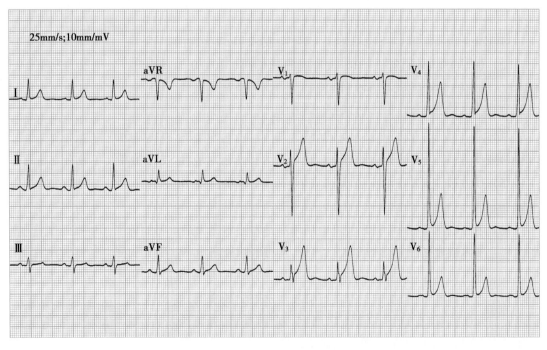

图 3-8　左心室肥大

二尖瓣关闭不全患者。左胸导联 R 波电压增高($Rv_5 > 2.5mV$),ST 段凹面向上抬高、T 波直立高耸

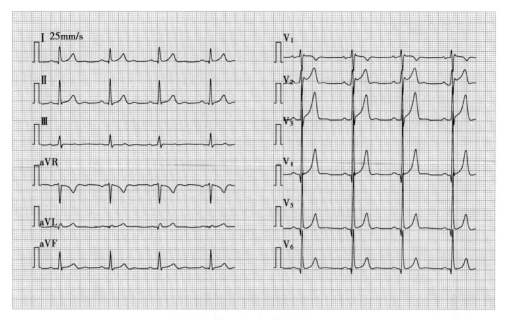

图 3-9 左心室肥大

主动脉瓣关闭不全患者。$V_4 \sim V_6$ 导联 R 波电压增高且出现 q 波,ST 段凹面向上轻度抬高、T 波高耸

3. **诊断左室肥大的积分法** 为避免根据单一指标诊断左室肥大而造成假阳性,Romhilt 与 Esters 提出了用积分的方式作为诊断标准(表 3-2),其特异性为 96.8%,敏感性为 60%。

表 3-2 积分法诊断左心室肥大

条件	计分
1. QRS 电压达到下列任何一项者	3
（1）肢体导联最大 R 波或 S 波≥2.0mV	
（2）V_1 或 V_2 导联最深的 S 波≥3.0mV	
（3）V_5 或 V_6 导联的 R 波≥3.0mV	
2. 劳损型 ST-T 改变	
（1）未用洋地黄	3
（2）服用洋地黄	1
3. Ptf-V_1 绝对值≥0.04mm·s(无二尖瓣狭窄者)	3
4. QRS 电轴左偏–30°或以上	2
5. QRS 波群时间>0.09s	1
6. V_5 或 V_6 导联的 VAT>0.05s	1

累积分达到 5 分,诊断为左心室肥大,4 分为可能左心室肥大

（三）临床意义

可导致左心室肥大的病因较多,临床常见于原发性高血压,冠心病,心肌病,心瓣膜病的二尖瓣关闭不全、主动脉瓣狭窄或关闭不全,先天性心脏病的室间隔缺损、动脉导管未闭等。另可见于贫血性心脏病、甲亢性心脏病、梅毒性心脏病等。

二、右心室肥大

右心室轻度肥大时,心电图或许还不能反映,只有当右心室肥大到相当严重程度,才能引起心电图发生异常改变。与诊断左心室肥大相比,心电图诊断右室肥大的特异性较高,而敏感性较低。

(一) 心电图形成机制

1. QRS 波群电压增高　右心室肥大(right ventricuiar hypertrophy, RVH)时,指向右前方的右室除极向量增大(图 3-6C),引起面向该除极向量的右胸导联(V_1、V_3R) R 波电压增高;而使背向该除极向量的左胸导联(V_5、V_6)出现较深的 S 波。

2. QRS 波群形态改变　其形态改变可有 4 种表现。①V_1导联呈 R 或 Rs 型(图 3-3、3-10):因 R 波的增高,V_1导联 QRS 波群由正常的主波向下转为主波向上,R/S>1。V_5导联则因 S 波的增深而转为主波向下,R/S<1。aVR 导联可因 R 波的增高,出现 R/S 或 R/Q>1。②V_1导联呈 qR 或 qRs 型(图 3-11):不论何种病因引起的右室肥大,当发展到重度肥大时,V_1导联均可表现呈 qR 型,即该形态是右心室重度肥大的共同表现。其 q 波的产生机制有多种解释,最可能的机制是室间隔除极向量异常所致:右室极度肥厚时,室间隔的除极由正常的自左向右变为自右向左,除极向量背向 V_1导联而产生 q 波。③V_1导联呈 rsR′型(图 3-13、3-57):该型多因右室流出道(主要是室上嵴)肥厚所致。室上嵴是右室流出道的一个肌束,该部分在心室最后除极,它的肥厚使心室除极产生一个较大的指向右前方的终末向量,使 V_1导联 QRS 产生一个 R′波而呈 rsR′、rsR′s′或 rsr′型,类似右束支传导阻滞。本型多见于右室舒张期负荷过重(如房间隔缺损等)病例。④V_1~V_6导联均呈 rS 型(图 3-12):该型多见于慢性阻塞性肺病。当其病程发展到一定时期,右室肥厚以流出道肥厚为主,心室向右后方除极向量增大,使位于左前方的胸前导联的 R 波均减小而 S 波增深,呈 rS 型(有时 V_1、V_2导联呈 QS 型),表现出胸导联 R 波递增不良及重度顺钟向转位之改变。

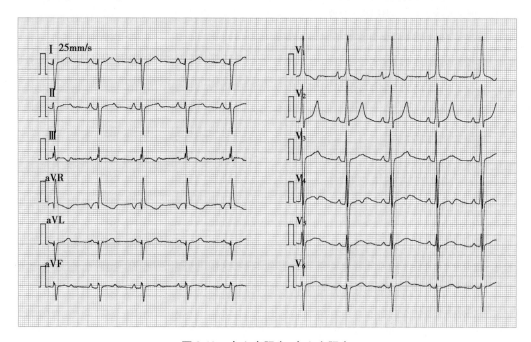

图 3-10　右心房肥大、右心室肥大

法洛四联症患者。V_1、V_2 导联 P 波直立部分振幅>0.15mV 反映右房肥大;V_1导联的高 R 波伴 T 波倒置、电轴右偏、R_{aVR}>0.5mV,反映右室肥大

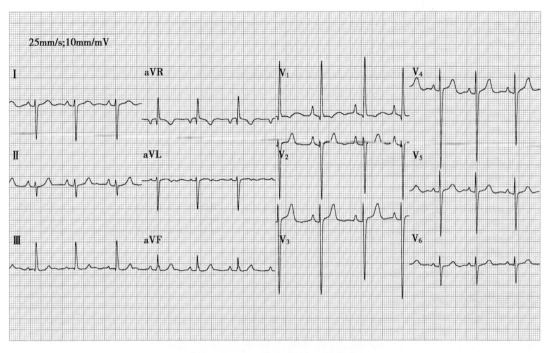

图 3-11　右心房肥大、右心室肥大

肺动脉瓣狭窄患者。右房肥大：V_1、V_2 导联 P 波振幅>0.15mV；右室肥大：V_1 导联呈 qR 型伴 T 波倒置及电轴右偏

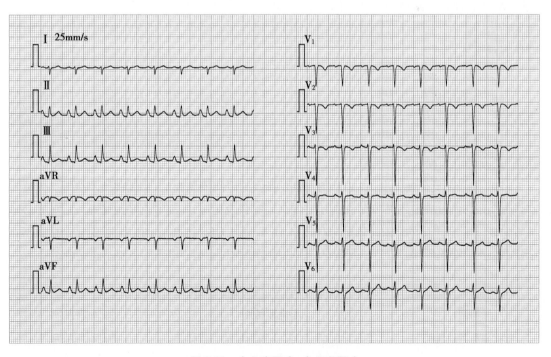

图 3-12　右心房肥大、右心室肥大

COPD 患者。心电图显示：①肺型 P 波；②重度顺钟向转位；③窦性心动过速

3. QRS 电轴右偏　右心室肥大时,在额面心室除极向量向右下方增大,指向Ⅲ导联的正极,使其 R 波增高,而使Ⅰ导联 S 波增深,QRS 电轴发生右偏。

4. 右心室室壁激动时间延长　右心室壁的肥厚很少能超过正常左心室室壁的厚度,因此整个心室除极时间多不延长,但可使右室室壁激动时间即 V_1 导联 VAT 延长。

5. ST-T 改变　如同左心室肥厚一样,右心室室壁的肥厚使右室壁除极时间延长,导致右室壁的复极由心内膜向心外膜方向扩展,复极顺序发生改变,从而使右胸导联出现 ST 段下移、T 波倒置的继发性 ST-T 改变。

(二) 心电图表现及诊断

1. 心电图基本特征

(1) QRS 波群形态改变:①V_1 导联 R 波振幅增高,QRS 波群主波向上(可呈 Rs、R、rsR′、qR 型)。V_5、V_6导联 S 波加深,QRS 主波向下;②aVR 导联 QRS 波群主波向上;③V_1 ~ V_5(V_6)导联 QRS 波群主波均向下,呈重度顺钟向转位。

(2) QRS 波群电压增高:①胸导联 R_{V_1}>1.0mV,R_{V_1}+S_{V_5}>1.05mV(重症>1.2mV);②肢体导联 R_{aVR}>0.5mV。

(3) QRS 电轴右偏:电轴右偏≥+90°,重症电轴右偏>+110°。

(4) 右心室室壁激动时间延长:V_1 导联 VAT 时间>0.03 秒。

(5) ST-T 改变:V_1 导联 ST 段下移,T 波双向或倒置。

在上述心电图特征中,QRS 波群形态、电压,以及电轴右偏是诊断右心室肥大的可靠指标,尤其是 V_1 导联 QRS 呈 qR 型,只要排除前间壁心肌梗死及左前分支阻滞即表示右心室极度肥厚。同诊断左心室肥大一样,依心电图诊断右心室肥大须紧密结合临床,若无引起右室肥大的病因,或心电图仅有轻微改变,则不可贸然作出右室肥大的诊断,此时仅对心电图改变作客观描述即可。

2. 分型　同左心室肥大分型一样,右心室肥大可分为以下两型。

(1) 收缩期负荷过重型:常见于先天性心脏病的肺动脉瓣狭窄、肺动脉高压等。此型由于右室射血受阻而导致收缩期负荷过重,使右室心肌发生肥厚(图 3-11)。心电图特征为 V_1 导联出现异常高大的 R 波,呈 R、Rs 型甚至呈 qR、qRs 型,V_1、V_2导联 ST 段下移、T 波倒置。在肢体导联,可出现 $S_1S_2S_3$ 图形。

(2) 舒张期负荷过重型:常见于先天性心脏病的房间隔缺损、三尖瓣关闭不全等。此型右室舒张期回心血量增多,使右室舒张期压力增高而扩张及肥厚,晚期室上嵴也肥厚。后者在心室最后除极,其除极产生的终末向量指向右前方,使 V_1 导联 QRS 波群呈 rsR′型,类似完全性或不完全性右束支阻滞图形(图 3-13)。此型与右室收缩期负荷过重型心电图的主要不同见表 3-3。

表 3-3　右室收缩期负荷过重型与舒张期负荷过重型心电图的比较		
类型	**心电图特点**	**病因**
收缩期负荷过重型	V_1 呈 R、Rs、qR 型伴 ST 段下移及 T 波倒置	肺动脉瓣狭窄等
舒张期负荷过重型	不完全性右束支阻滞图形	房间隔缺损等

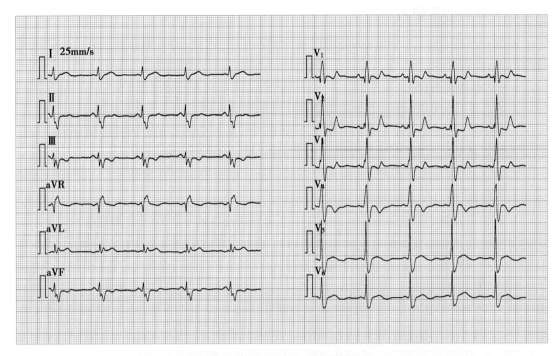

图 3-13 右心室肥大（房间隔缺损）

3. 诊断右心室肥大的积分法（表 3-4） 总分在 5 分或 5 分以上者诊断为右心室肥大，4 分者诊断为可疑右室肥大，仅有右胸导联 R 波>1.0mV 者诊断为右心室高电压。

表 3-4 积分法诊断右心室肥大

条件	计分
1. QRS 电轴右偏>+110°	2
2. R_{aVR}>0.5mV	1
3. $R_{II、III、aVF}$>2.0mV，R_{III}>R_{aVF}>R_{II}	1
4. Rv_1>1.0mV	
（1）呈 qR 型、R 型	2
（2）呈 rsR′型、RS 型、Rs 型	1
（3）V_1 ~V_6 导联呈 rS 型	1
5. 继发性 ST-T 改变	1
6. 右心房肥大	1

（三）临床意义

右心室肥大多见于慢性肺心病，风湿性心瓣膜病的二尖瓣狭窄，先天性心脏病的肺动脉瓣狭窄、房间隔缺损、室间隔缺损以及心肌病等。

三、双侧心室肥大

双侧心室肥大时,同时增大的心电向量可相互抵消,因此,心电图诊断双侧心室肥大的敏感性差,但特异性较好。

(一) 心电图表现

左右心室均发生肥大时,心电图可呈现三种不同的表现。

1. 表现为正常或大致正常的心电图　这是因为向左和向右增大的除极向量方向恰好相反而相互抵消的结果。心电图亦可表现有 QRS 波群轻度增宽及 ST-T 的改变。

2. 仅表现出一侧心室肥大的图形　而另一侧心室肥大的特征被掩盖。由于左室壁原本较右室壁厚,所以仅表现出左心室肥大者多见。

3. 同时有双侧心室肥大的心电图改变　左胸导联及右胸导联 QRS 波群振幅均明显增高并达到诊断左、右心室肥大的电压标准(图 3-14)。此外,如果心电图主要表现有一侧心室肥大的特征,但同时又出现另一侧心室肥大的某些指标,也应考虑有双侧心室肥大。①心电图有肯定的右心室肥大,同时伴有以下一项或几项改变者:a. 心电轴左偏;b. V_5、V_6 导联 R 波明显增高,V_5 导联 VAT>0.05 秒,ST 段下降及 T 波倒置;c. V_3 导联 R+S>6.0mV,R 与 S 波振幅大致相等。②心电图有肯定的左心室肥大,同时伴有以下一项或几项改变者:a. 心电轴右偏;b. 显著顺钟向转位;c. V_1 导联 R 波明显增高,R/S>1;d. aVR 导联 R/Q>1 或 R_{aVR}>0.5mV;e. 右房肥大。

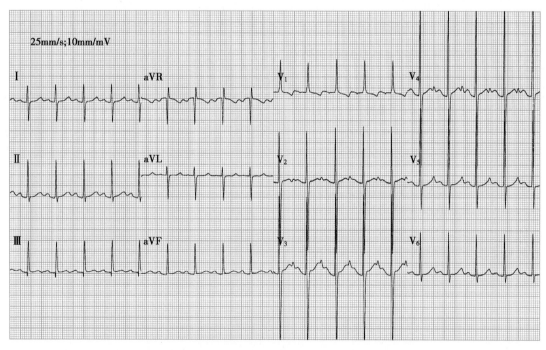

图 3-14　双侧心室肥大(室间隔缺损)

(二) 临床意义

双侧心室肥大多见于风湿性心瓣膜病的二尖瓣狭窄及关闭不全,高血压性心脏病或冠心病合并肺源性心脏病,先天性心脏病的室间隔缺损或动脉导管未闭合并肺动脉高压,亦可见于心肌病等。

心肌缺血与 ST-T 改变

概述

心肌缺血(myocardial ischemia)是指冠状动脉供血不能满足心肌代谢的需要。心肌缺血是由心肌的氧供应和氧需求之间的不平衡所引起：一方面，冠状动脉病变，如冠状动脉粥样硬化和(或)血栓形成，可导致供氧量减少性心肌缺血；另一方面，因运动、情绪激动及心肌肥大，可造成心肌需氧量增加性心肌缺血。但在许多情况下，心肌缺血又是供氧量减少和氧需求量增加两方面的结果。

临床上，冠状动脉粥样硬化导致冠状动脉狭窄是心肌缺血最重要的病因。当冠状动脉的血流量减少≥70%时，心脏的负荷稍有增加，就会发生心肌缺血。心肌缺血可引起心绞痛但也可能为无症状性。心肌缺血虽多由冠状动脉病变引起，但也可见于非冠状动脉疾病，如肥厚型心肌病、主动脉瓣狭窄或关闭不全等，于劳累时亦可发作心绞痛。因此，心肌缺血、心绞痛并非与冠状动脉病变同义。

心肌缺血的好发部位：左心室多于右心室，心内膜下心肌多于心外膜下心肌。后者是因为，冠状血管由心外膜进入心肌，由于心外膜下心肌冠状血管承受的压力明显小于心内膜下，故冠状动脉血液灌注由心外膜下到心内膜下逐层降低。因此，当发生冠状动脉供血不足时，心内膜下心肌最易发生缺血。当一支大的冠状动脉发生痉挛或阻塞时，则可发生心外膜下心肌缺血或透壁性心肌缺血。

心肌缺血在心电图上主要导致 ST-T 出现异常改变。然而，亦有少数患者虽存在多支冠脉病变甚至在心绞痛发作时，心电图仍表现为正常或仅有轻度的 ST-T 改变。另一方面，心电图上出现的 ST-T 改变，可以是心肌缺血所致，也可以是其他原因所为，不同原因导致的 ST-T 改变常常缺乏特异性而难以鉴别，因此需正确估计心电图对心肌缺血的诊断价值。尽管如此，在临床上心电图检查因其方便、快捷、经济、可多次重复等优点，依然是诊断冠心病、心肌缺血最常用和必不可少的一种手段。

心肌缺血心电图改变的发生机制

当心肌缺血发生时，可引起心室肌复极发生异常，进而造成缺血区相关导联发生 ST 段改变和(或)T 波改变。其产生机制较为复杂，目前尚未完全阐明。

一、T 波改变的机制

正常情况下，心外膜下心肌的动作电位时程较心内膜下心肌短，其完成复极早于心内膜,因此心室壁的复极完毕是由心外膜向心内膜方向推进的。发生心肌缺血时,缺血心肌的动作电位时程延长,复极结束时间延后,复极过程的异常使心外膜面导联的 T 波出现振幅与方向的改变(图 3-15)。

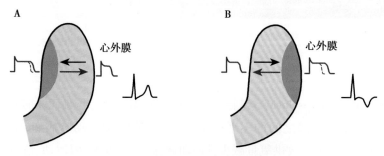

图 3-15　心肌缺血与 T 波变化的关系
A. 心内膜下缺血;B. 心外膜下缺血
(黑色箭头代表心室复极顺序,红色箭头代表复极向量方向)

(一) 心内膜下心肌缺血

当心内膜下心肌发生缺血时,该部分心肌动作电位时程更加延长,复极完毕时间较正常时更加推迟,造成该部分心肌在复极时,其他部位心肌已基本复极结束,与之相抗衡的向量减小或消失,从而使该部位心肌复极产生的 T 向量得以增大(与复极方向相反,由心内膜指向心外膜)。由于心室壁复极顺序没有改变而复极向量增大,故使面向缺血区的导联出现直立高大的 T 波。

心肌缺血所致的 T 波改变常呈定位分布,如下壁心内膜下心肌发生缺血,Ⅱ、Ⅲ、aVF 导联可出现直立高大的 T 波;前壁心内膜下缺血,V_3、V_4 导联可出现直立高耸的 T 波。

(二) 心外膜下心肌缺血

心外膜下心肌发生缺血时,其动作电位时程比正常时明显延长且超过心内膜下心肌,从而引起心室壁复极顺序发生逆转,即心外膜下心肌完成复极晚于心内膜下心肌,复极完毕时间由心内膜向心外膜方向推进,于是出现与正常方向相反的 T 向量,使面向缺血区的导联记录出倒置的 T 波。如下壁心外膜下心肌缺血,Ⅱ、Ⅲ、aVF 导联可出现倒置的 T 波;前壁心外膜下缺血,V_3、V_4 导联可出现倒置的 T 波。

二、ST 段改变的机制

心肌缺血除可导致 T 波改变外,还可引起 ST 段发生改变。ST 段改变大多是心肌缺血进一步加重在心电图上的反映,被称为**心肌损伤**(myocardial injury)。

损伤型 ST 段改变可表现为 ST 段下移或 ST 段抬高两种类型。其发生机制尚不完全清楚,目前多数学者认为,心肌缺血引起的 ST 段偏移是由于心肌损伤电流所致,其包括"舒张期损伤电流"和"收缩期损伤电流"两种学说。

(一) 舒张期损伤电流

损伤心肌在静息期,膜电位不能达到极化状态水平而"极化不足",其膜电位低于正常部位心肌,两者之间因存在电位差而产生舒张期损伤电流。若心肌损伤发生在心外膜下,则使面向损伤心肌的导联记录出低于等电位线的基线。当全部心肌除极完毕时,损伤心肌与正常心肌全都处于相等的负电位而无电位差,此时记录到等电位的 ST 段就高于除极前的基线,形成 ST 段相对抬高(图 3-16)。相反,若损伤发生在心内膜下心肌,该导联记录到的则是 ST 段相对下移。

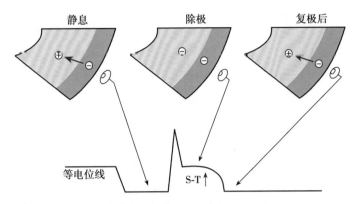

图 3-16　舒张期损伤电流引起的 ST 段抬高(损伤发生在心外膜下)

(二) 收缩期损伤电流

损伤心肌在除极时会发生除极不完全,在动作电位 2 相时仍保留"部分极化"状态,其膜电位高于正常部位心肌,两者之间出现电位差而产生收缩期损伤电流及由正常心肌指向损伤心肌的 ST 向量。若心肌损伤发生在心内膜下,ST 向量背离心外膜面,使位于心外膜面的导联 ST 段下移;若损伤发生在心外膜下,ST 向量指向心外膜面导联,使之出现 ST 段抬高(图 3-17)。

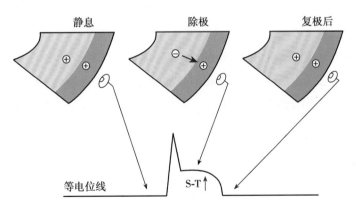

图 3-17　收缩期损伤电流引起的 ST 段抬高(损伤发生在心外膜下)

在心肌损伤的实际情况中,舒张期损伤电流与收缩期损伤电流多同时存在,损伤型 ST 段偏移常是两者共同作用的结果(图 3-18)。另外,在发生透壁性心肌缺血时,心电图常常表现为心外膜下缺血(T 波深倒置)或损伤(ST 段抬高)的改变。有学者将此现象解释为:①透壁性心肌缺血时,心外膜缺血范围常大于心内膜;②由于探查电极靠近心外膜缺血区,因此心电图主要表现为心外膜下心肌缺血的改变。

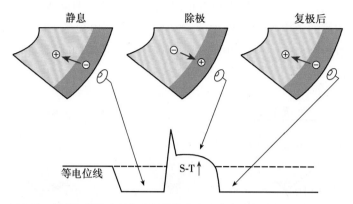

图3-18 舒张期损伤电流与收缩期损伤电流共同作用引起的 ST 段抬高

心肌缺血的基本图形

心电图上,心肌缺血主要引起 ST 段和(或)T 波出现异常改变:可仅表现为 ST 段改变或者 T 波改变,也可同时出现即 ST-T 改变。心肌缺血引起的 ST 段、T 波改变可因缺血程度、部位及持续时间呈不同表现。此外,心肌缺血时尚可引起 QT 间期延长、U 波改变,有时还影响到 QRS 波群或引起心律失常。临床上,心肌缺血常呈发作性,持续时间比较短暂,心电图也常随心肌缺血的发生与缓解呈一过性改变,因此依心电图诊断心肌缺血要注意与未发作时的心电图做对比。

一、ST 段改变

心肌缺血时,可引起心电图出现 ST 段发生改变,包括 ST 段的异常偏移及形态的改变(图 3-19)。

测量 ST 段偏移通常采用 QRS 起始部水平线(基线)作为参照水平。对 ST 段偏移测量点的选择,一般认为在 J 点后 0.06 ~ 0.08 秒处测量。这是考虑到此时全部心肌纤维都已完成除极过程,基本处于相近的膜电位水平。

(一) ST 段下移

ST 段下移又称为 ST 段压低,反映心内膜下心肌缺血,是心肌缺血最多见的心电图表现。

1. 下斜型 ST 段下移 J 点明显下移,ST 段从 J 点开始继续斜型向下,直至与 T 波交接。下移的 ST 段与 R 波顶点的垂线所成的夹角>90°。

2. 水平型 ST 段下移 J 点明显下移,ST 段呈水平状,下移的 ST 段与 R 波顶点的垂线所成的夹角等于 90°。ST 段与 T 波常可见明显的交界点。

下斜型、水平型 ST 段下移≥0.05mV,持续时间≥0.08 秒,因多见于心肌缺血故又被称**为缺血型 ST 段下移**。

3. 近似水平型 ST 段下移 又称近似缺血型 ST 段下移,J 点明显下移,ST 段从 J 点开始斜型向上,下移的 ST 段与 R 波顶点的垂线所成的夹角在 81° ~ 89°之间。其临床意义与水平型 ST 段下移相近而程度较轻。

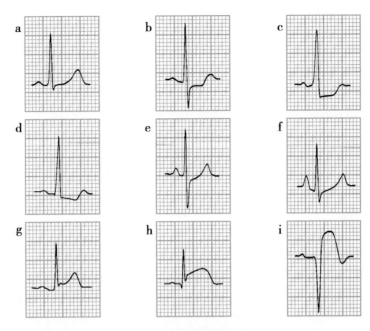

图 3-19 ST 改变的形态

a. 正常形态；b. 水平型下移；c. 近似水平型下移；d. 下斜型下移；e. 连接
点型下移；f. 假性 ST 段下移；g. 弓背向下型抬高；h、i. 弓背向上型抬高

4. 连接点型 ST 段下移 又称 J 点型 ST 段下移、上斜型 ST 段下移。此型 ST 段下移以 J 点下移为主，ST 段与 R 波顶点的垂线所成的夹角≤80°。

连接点型 ST 段下移在 J 点之后 0.08 秒处 ≥ 0.2mV 才有临床意义。连接点型 ST 段下移常是生理性的，一般是由于心房复极波增大所引起，多见于窦性心动过速。

5. 假性 ST 段下移 在心动过速时，心房除极波（P 波）和心房复极波（Ta 波）均增大，后者使 PR 段向下倾斜，并且 Ta 波可延伸至 ST 段近端，形成连接点型 ST 段下移。这时要注意与病理性连接点型 ST 段下移相鉴别。鉴别的方法是：PR 段向下延伸和 ST 段、T 波的升支相连形成假想的抛物线，抛物线不中断提示为生理性，抛物线中断（PR 段延长线与 ST 段相差 0.5mm 以上）则考虑为病理性的（图 3-20）。

（二）ST 段抬高

心肌缺血可使 ST 段下移，也可表现为 ST 段抬高。当发生急性透壁性或心外膜下心肌缺血时，面向缺血区的导联可出现一过性 ST 段抬高，故 ST 段抬高多提示有

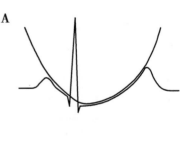

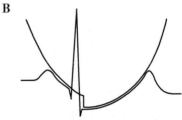

图 3-20 生理性和病理性连接点型
ST 段下移的鉴别

A. 生理性连接点型 ST 段下移；
B. 病理性连接点型 ST 段下移

严重的、范围较大的缺血。临床上，缺血性 ST 段抬高主要见于变异型心绞痛，其抬高的形态多

呈弓背向上型,并伴有对侧导联 ST 段下移,即所谓"镜像反映"也称对应性改变(图 3-39)。

ST 段抬高和 ST 段下移常见于同一患者的不同导联,ST 段偏移程度大者往往为原发性改变,偏移程度小者为对应性改变。原有 ST 段下移者,在发生急性缺血或缺血加重时,可出现 ST 段"恢复"至等电位线或转为抬高,此被称为**伪性改善**。

(三) ST 段时限

ST 段正常时限 0.05 ~ 0.15 秒,其后半部分常常向上倾斜与 T 波前肢相连,两者间无明确的分界点。部分心肌缺血可使 ST 段平直延长(时间>0.12 秒),ST 段与 T 波出现明显的分界点。有些冠心病患者心电图不出现上述 ST-T 改变,而仅表现为 ST 段平直延长,不过此需注意排除低血钙。

二、T 波改变

心肌缺血一方面可引起 ST 段发生改变,另一方面常引起 T 波出现异常改变。T 波改变可表现为直立高耸,也可表现为低平、双向或倒置。常见 T 波改变类型如下(图 3-21)。

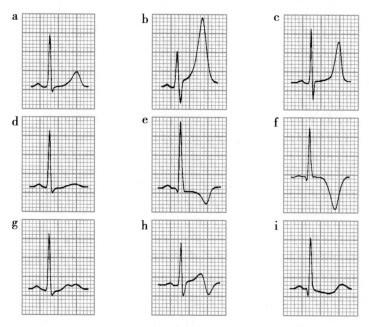

图 3-21　各种 T 波形态
a. 正常 T 波;b. 高耸 T 波;c. 帐篷样 T 波;d. 低平 T 波;e. 倒置 T 波;
f. 冠状 T 波;g. 双峰 T 波;h. 正负双向 T 波;i. 负正双向 T 波

(一) T 波高耸

一般认为,肢体导联 T 波>0.5mV,胸前导联 T 波>1.0mV 为 T 波高耸。但 T 波高耸可以是正常变异,有些正常人在胸导联 T 波高达 1.2 ~ 1.5mV 尚属正常;也可是急性心肌缺血的表现。因此 T 波高耸的意义需结合临床来考虑。

理论上讲,心内膜下心肌缺血使 T 波高耸。但事实上,急性心内膜下心肌缺血虽可出现 T 波高耸的改变(图 3-28),但更多的情况却表现为 T 波倒置。有人对此解释为,T 向量背离缺血的心室壁,指向对侧心室壁的结果。

（二）T波倒置

T波倒置是心肌缺血最常见的T波改变。

理论上讲，心外膜下心肌缺血使T波倒置，而心内膜下心肌缺血致T波高耸，但如上所述，临床上心内膜下心肌缺血也常表现为T波倒置。

倒置的T波尚有形态、深浅的不同表现。心肌缺血所致的T波倒置多数表现为双肢不对称或倒置程度较浅的"非特异性改变"；但亦可表现为双肢对称、倒置深尖的T波。后者因多见于冠心病故名**冠状T波**（图3-22、3-28）。

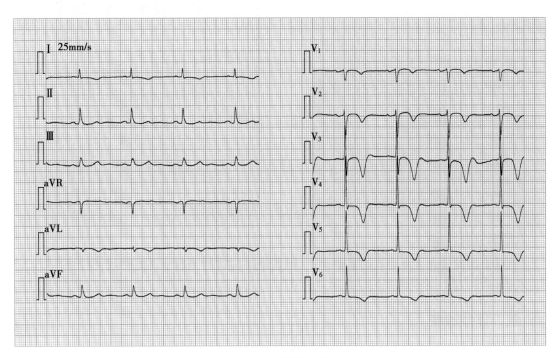

图 3-22 冠状 T 波

（三）T波低平、双向

以R波为主的导联，T波振幅小于R波的1/10称为T波低平。心肌缺血所致的T波低平在 $V_4 \sim V_6$ 导联最常见。仅Ⅲ或aVL导联T波低平可能是正常的，如果Ⅰ、aVL或Ⅱ、Ⅲ、aVF导联T波都表现为低平则为T波异常。

T波先直立后倒置称为T波正负双向。如 V_1、V_2、V_5、V_6 导联T波都是直立的，而 V_3、V_4 导联T波正负双向，提示前壁心肌缺血（图3-23）。T波先倒置后直立称为T波负正双向。负正双向的T波常伴有ST段下斜型下移，多见于左心室心内膜下的心肌缺血。

（四）QRS-T夹角增大

心肌缺血时，可使心室复极向量（T向量）方向发生一定改变，造成心室复极的平均向量与心室除极的平均向量夹角增大，即QRS-T夹角增大。额面导联T向量向右下偏移，出现Ⅲ导联T波的振幅>Ⅰ导联T波，即 **$T_{Ⅲ}>T_Ⅰ$ 综合征**。横面导联T向量向右前偏移，出现 V_1 导联T波的振幅>V_5 导联T波，即 **$Tv_1>Tv_5$ 综合征**（图2-12）。这些改变可为冠状动脉供血不足的早期表现，但只能提示可能存在心肌缺血，而不能作为诊断的依据。

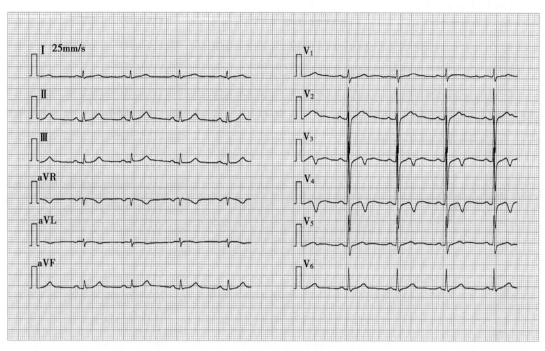

图 3-23　V₃、V₄ 导联 T 波正负双向（前壁缺血）

（五）伪性改善

原有 T 波倒置者发生急性心肌缺血时，倒置的 T 波可转为直立，即出现伪性改善或伪正常化。

三、其他改变

1. QT 间期延长　心肌缺血常可引起 QT 间期的延长。

2. U 波改变　正常情况下，以 R 波为主的导联，T 波、U 波均应直立。心肌缺血可使 U 波倒置，但 U 波倒置亦可见于高血压、左室肥大患者。运动试验 U 波由直立转为倒置时，高度提示发生心肌缺血。

3. QRS 波群的变化　严重急性心肌缺血时，受损的心肌可暂时失去除极功能（称为**心肌顿抑**），在相应的导联上出现一过性异常 Q 波，而血清心肌标志物并不升高，心肌形态结构仍正常。随着心肌缺血的缓解，心肌除极性能又可恢复，异常 Q 波消失。

4. 心律失常　心肌缺血时还可以出现一过性心律失常，如早搏、心动过速、心房颤动及传导阻滞等。

冠心病与 ST-T 改变

冠心病（冠状动脉粥样硬化性心脏病）又称缺血性心脏病，是引起冠状动脉供血不足最主要和最重要的病因（约占 90%）。冠心病心肌缺血主要影响心室肌的正常复极，导致心电图出现 ST-T 改变。临床上冠心病心电图可有以下表现：①未发作心绞痛时心电图呈持续性 ST-T 改变，心绞痛发作时 ST-T 改变加重,或伪性改善;②心绞痛未发作时心电图表现正常(50%以上)或表现为"非特异性 ST-T 改变",心绞痛发作时记录到缺血型 ST-T 改变,也有冠心病患者(约10%)在心绞痛发作时仅有轻度的 ST-T 变化或仍表现正常;③未发作心绞痛时心电图或正常或有持续性 ST-T 改变,(变异型)心绞痛发作时出现损伤型 ST 段抬高和(或)T 波的直立高耸。

根据临床和心电图表现,冠状动脉供血不足可分为急性和慢性两种类型。急性冠状动脉供血不足多有心肌缺血症状(心绞痛)和一过性的缺血型心电图改变或心律失常;慢性冠状动脉供血不足患者常常无特殊临床症状,心电图可有持续性的 ST-T 改变亦可无 ST-T 异常表现。

一、急性冠状动脉供血不足

急性冠状动脉供血不足指由各种原因诱发的急性心肌缺血,临床上多见于各种类型心绞痛的发作。心电图表现为原来正常的心电图突然发生缺血性改变,或是在原来缺血性改变(慢性冠状动脉供血不足)的基础上进一步加重。与慢性冠状动脉供血不足不同的是,急性冠状动脉供血不足心电图常呈一过性或动态性改变,缺血缓解后多数很快转为正常或恢复原状。

(一) 心绞痛发作时心电图表现

心绞痛发作时心电图常出现下列一项或几项异常改变:

1. ST 段下移　是心绞痛发作时最常见的表现之一。因心内膜下心肌更容易缺血,故常使面向缺血部位导联的 ST 段出现下移:ST 段呈水平型或下斜型下移≥0.10mV(图 3-24);原有 ST 段下移者,在原下移的基础上再下移≥0.10mV;原有 ST 段抬高者,心绞痛发作时,ST 段可暂时回至基线。ST 段下移的程度常常反映心肌缺血的程度。然而,亦有少数患者心绞痛发作时心电图仅有轻度的 ST 段及 T 波改变(图 3-25),甚至完全正常。

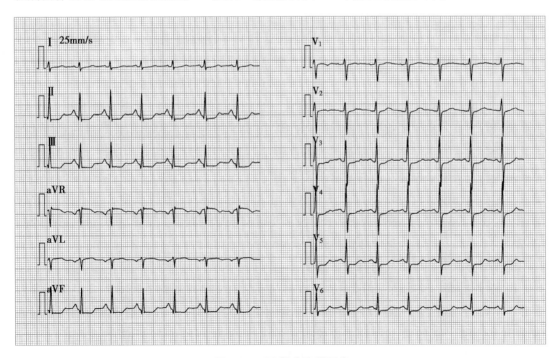

图 3-24　ST 段水平型下移
患者发作性胸闷 1 小时,心电图显示 Ⅱ、Ⅲ、aVF、$V_3 \sim V_6$ 导联 ST 段水平下移≥0.10mV

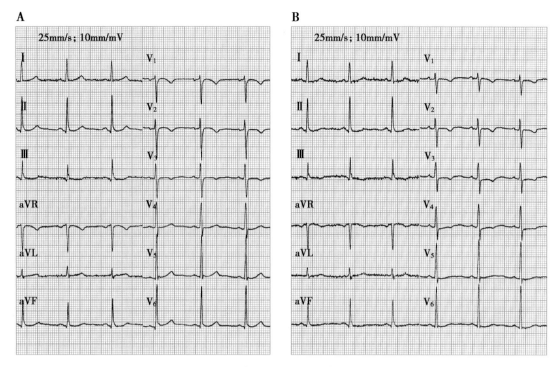

图 3-25 心绞痛发作时及发作前的心电图
A. 未发作心绞痛时,心电图大致正常;B. 心绞痛发作时,心电图出现轻度的 ST-T 改变(非特异性)

2. T 波改变　心绞痛发作时 T 波可表现为高耸,也可表现为低平、负正双向或倒置。有时可出现 T 波的伪性改善,即平时 T 波低平、双向或倒置发作时变为直立。T 波改变很少单独出现,常常伴随于 ST 段改变。

3. 其他改变　①出现一过性 Q 波;②出现一过性 U 波倒置,以 V₂ ~ V₅ 导联明显;③出现一过性 QT 间期延长;④出现一过性心律失常,以各种过早搏动、阵发性心动过速为多见。

(二) 变异型心绞痛

心绞痛的分型和命名有十余种,目前临床上趋向将稳定型心绞痛(也称劳力性心绞痛)以外的所有类型心绞痛统称为不稳定型心绞痛,且将不稳定型心绞痛中除变异型心绞痛外的其他命名基本弃用。前者主要是因为不稳定型心绞痛患者有相同的病理生理机制,后者主要是因为各类型心绞痛发作时心电图大多表现为 ST 段下移而缺乏特征性,唯变异型心绞痛发作时心电图改变较为独特:主要表现为缺血区导联出现一过性损伤型 ST 段抬高和 T 波的直立高耸(图 3-26),待缺血缓解后,ST 段及 T 波又恢复至原状。变异型心绞痛临床少见,但若治疗不及时易进展为急性心肌梗死。

变异型心绞痛心电图改变有以下特征:

1. ST 段抬高　ST 段呈损伤型抬高,有时与其后直立的 T 波融合形成单向曲线。若发生心肌梗死,ST 段抬高导联所对应的部位常为梗死发生的部位。ST 段抬高部位的对侧导联出现 ST 段下移。原有 ST 段下移者心绞痛发作时,ST 段可回至基线出现伪性改善。

2. T 波改变　T 波增高变尖,对应导联 T 波倒置。原来 T 波倒置者,心绞痛发作时可变为直立。T 波改变常较 ST 段抬高更为敏感,有时增高改变较 ST 段抬高更为显著。

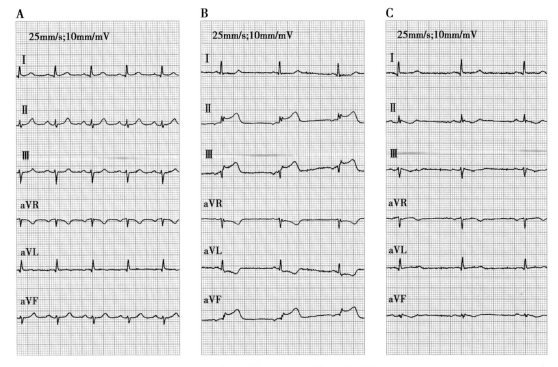

图 3-26　变异型心绞痛发作时及发作前后的心电图

A. 心绞痛发作前，心电图大致正常；B. 心绞痛发作时，Ⅱ、Ⅲ、aVF 导联 ST 段明显抬高，T 波直立增高，Ⅰ、aVL 导联出现对应性改变：ST 段下移，T 波低平或倒置；C. 心绞痛缓解后，Ⅱ、Ⅲ、aVF 导联 ST 段恢复至基线，T 波转低平或浅倒置，Ⅰ、aVL 导联 ST-T 基本恢复正常

3. 其他改变　①发作时症状较重者可出现 R 波增高变宽，S 波变浅甚至消失；②少数患者可出现 U 波倒置；③心绞痛发作常伴发心律失常：左胸导联 ST 段抬高者多出现室性早搏、室性心动过速，下壁导联 ST 段抬高者多出现房室传导阻滞。

冠状动脉造影证实变异型心绞痛发作是由于冠状动脉痉挛所致，因此变异型心绞痛也称为血管痉挛性心绞痛。痉挛的冠状动脉可能是正常的，也可能原先就有粥样硬化性病变引起的轻微狭窄。变异型心绞痛临床少见，但易发展为急性心肌梗死。

二、慢性冠状动脉供血不足

慢性冠状动脉供血不足的患者，1/2 以上在不发作心绞痛时心电图可表现为正常或大致正常，有些表现为非特异性 ST-T 改变，仅有少数患者可见典型的心肌缺血心电图改变。依据体表心电图常常难以作出慢性冠状动脉供血不足的诊断，因此，诊断慢性冠状动脉供血不足必须紧密结合临床资料，并进行系列的心电图记录，前后对比，方能作出较为可靠的诊断。

慢性冠状动脉供血不足引起慢性心肌缺血主要是心内膜下心肌缺血，心电图多表现为 ST 段轻度下移（0.05 ~ 0.15mV）及 T 波的低平、双向或倒置。

由慢性冠状动脉供血不足所致的 ST-T 改变常具有以下特点：①有动态变化：多次复查心电图，可以看出 ST 段下降的程度时轻时重，T 波倒置时深时浅，时而转为低平或直立。心率加快时，ST-T 改变程度进一步加重。②能定位诊断：如下壁心肌缺血，Ⅱ、Ⅲ、aVF 导联出现 ST-T 改变；前壁心肌缺血，V_2 ~ V_4 导联出现 ST-T 改变。如在广泛的导联上都出现 ST-T

改变则多半不是冠心病的表现。③有对应性改变:如前侧壁心肌供血不足,$V_4 \sim V_6$导联 ST 段下移及 T 波倒置,V_1、V_2导联则 ST 段抬高伴 T 波直立。④心电图 ST-T 改变一般较稳定并可长期存在,在心绞痛发作或劳力时可使 ST-T 改变程度加重或出现伪性改善。

然而,心电图上出现 ST-T 改变不一定就是心肌缺血。有不少心电图表现有 ST-T 改变甚至呈典型"缺血型"改变的病例,临床高度疑似慢性冠状动脉供血不足,经冠状动脉造影却是正常的(当然大血管正常并不意味整个冠脉系统正常)(图 3-27)。近来有学者提出,慢性冠状动脉供血不足患者的心肌血氧供耗多在一个低水平上达到平衡,一般静息状态下尚不发生心肌缺血,心电图表现出的 ST-T 改变可能是缺血性心肌病、高血压、电解质紊乱等所致。因此,即使临床诊断为冠心病,心电图上出现的 ST-T 改变也不一定就代表心肌缺血。

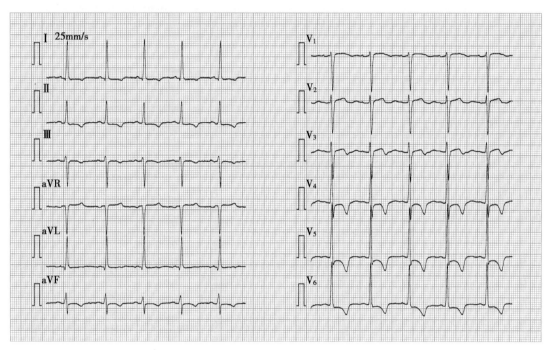

图 3-27　ST-T 改变明显,冠状动脉造影正常
Ⅰ、Ⅱ、V_5、V_6导联 ST 段水平型下移,Ⅰ、Ⅱ、Ⅲ、aVF、$V_4 \sim V_6$导联 T 波倒置

综上所述,ST-T 改变虽多见于心肌缺血,但也可见于其他多种情况,仅从体表心电图表现,多数很难作出病因判断。即使是"缺血型 ST 段下移"、"冠状 T 波",只是特异性相对较高而并非冠心病心肌缺血的代名词。其中反映心肌缺血最有确定意义的 ST-T 改变是:随心肌缺血症状的出现与消失而相应表现出的 ST-T 动态改变(图 3-25、3-26)。

ST-T 改变的分类与临床意义

在异常心电图中 ST-T 改变最多见,一般综合性医院所查出的各种异常心电图中,ST-T 改变约占 50%。心电图上 ST-T 改变是非特异性心肌复极异常的共同表现。引起 ST-T 改变的病因繁多,据 Levine 不完全统计约有 67 种。

一、根据病因分类

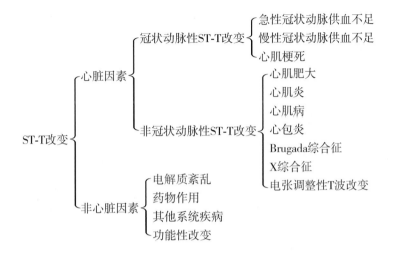

二、根据发生机制分类

1. **原发性 ST-T 改变** 指由于心肌本身的原因使心室复极异常而引起的 ST-T 改变。
2. **继发性 ST-T 改变** 指因心室除极异常继而造成心室复极异常所引 ST-T 改变。主要见于左室肥厚、室性异位激动、室内传导阻滞及预激综合征等。

三、根据心电图形态特征分类

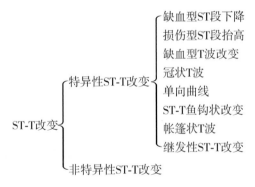

（一）特异性 ST-T 改变

指根据 ST-T 改变的形态特征，可提示某种病因，协助对某种疾病的诊断。

1. **缺血型 ST 段下移** 心电图特点：①ST 段呈水平型或下斜型下移≥0.05mV；②ST 段与 T 波有明确的分界点；③下移的 ST 段持续时间≥0.08 秒（图 3-24）。

此型 ST 段改变多见于冠状动脉供血不足、心绞痛，故称为缺血型 ST 段下移。但其符合率并非 100%，亦有少数患者心电图虽呈典型缺血型 ST 段下移，冠状动脉造影却显示正常（图 3-27）。

2. **缺血型 T 波改变** 可表现为直立高耸和深倒置两种，前者提示心内膜下心肌缺血；后者提示心外膜下或透壁性心肌缺血。心电图表现为：①双肢对称；②底部变窄；③不论直立与倒置，顶端变尖；④T 波与 ST 段有较明确的分界点。心电图学上将双肢对称、倒置深尖的 T 波，称为**冠状 T 波**（图 3-22、3-28）。也有学者把上述两种 T 波（直立和倒置）均称为冠状 T 波。

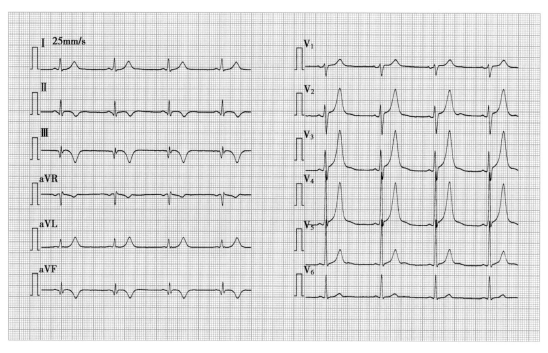

图 3-28　亚急性下壁心肌梗死

Ⅱ、Ⅲ、aVF 导联异常 Q 波及 T 波对称倒置为下壁梗死表现，$V_2 \sim V_4$ 导联 T 波对称高耸提示前壁心内膜下心肌缺血

缺血型 T 波改变临床上主要见于心肌缺血、亚急性期心肌梗死。

3. 损伤型 ST 段抬高　指 ST 段显著抬高（典型者呈弓背向上型）。反映心外膜下或透壁性心肌损伤，见于变异性心绞痛、心肌梗死急性期（图 3-26B、图 3-37 ~ 3-39）。

4. 单向曲线　指显著抬高的 ST 段（典型者呈弓背向上抬高）其前与 R 波，其后与直立的 T 波融为一体，三者均朝一个方向（基线上方）的特殊形态，是由于心肌严重缺血而造成的损伤型改变。见于变异型心绞痛、心肌梗死急性期较早阶段（图 3-26B、3-39）。

5. ST-T 鱼钩状改变　以 R 波为主的导联 ST 段呈下斜型下移，T 波负正双向或倒置，QT 间期缩短，ST-T 形似鱼钩。见于洋地黄类药物作用（图 3-29、4-17）。

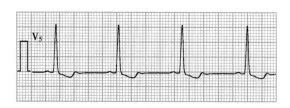

图 3-29　ST-T 鱼钩状改变（洋地黄药物作用）

6. 帐篷状 T 波　指 T 波双肢对称，基底部变窄，直立高耸，波顶变尖，形似帐篷样图形（图 3-30）。见于高血钾。

7. 继发性 ST-T 改变　指心室复极异常继发于心室除极异常，即在 QRS 波群有异常改变的同时出现的 ST-T 改变：以 R 波为主的导联 ST 段下移、T 波低平、负正双向或倒置；以 S

波为主的导联 ST 段抬高、T 波直立。见于左室肥厚、室性异位激动、室内传导阻滞及预激综合征等(图 3-31、5-22、5-150)。

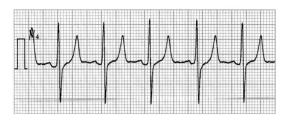

图 3-30　帐篷样 T 波(高钾血症)

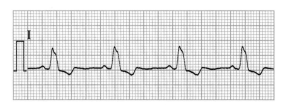

图 3-31　继发性 ST-T 改变(完左)

(二) 非特异性 ST-T 改变

指 ST-T 改变超出正常范围,但异常程度较轻且形态改变不具备特征性,不能据此判断某种疾病的 ST-T 改变(图 3-25B、3-32)。在心电图 ST-T 改变中,非特异性 ST-T 改变占大多数,其意义需通过结合临床其他资料和(或)多次复查心电图方能得以明确。

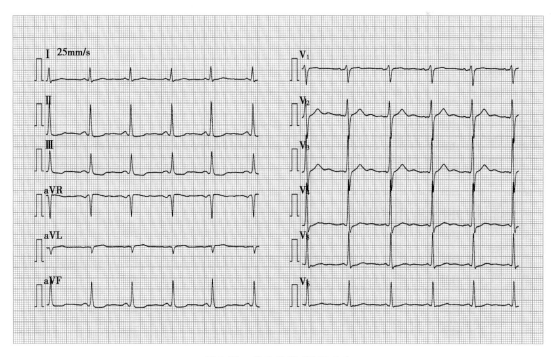

图 3-32　非特异性 ST-T 改变

患者女性,38 岁,外科术前心电图,既往无器质性心脏病史。心电图示:Ⅱ、Ⅲ、aVF、V₄～V₆ 导联 ST 段下移 0.05mV 左右(多数呈斜上型下移),T 波低平,ST-T 改变无特征性

心肌梗死

概述

急性心肌梗死（acute myocardial infarction，AMI）系指因缺血引起（任何大小）的心肌坏死。临床上，绝大多数急性心肌梗死是在冠状动脉粥样化斑块破裂的基础上形成新的血凝块，突然堵塞了冠状动脉血流，致其所供应的心肌迅速经历缺血、损伤以至坏死。

心肌梗死发生后，大多数患者心电图可出现特征性改变，尤其是系列心电图改变可呈现特异性很强的心肌梗死心电图动态演变规律。急性心肌梗死病例中，约60%根据第一次心电图即可作出诊断，另一部分病例第一次的心电图正常，而适时系列心电图记录可明确诊断。因此，动态观察心电图改变对急性心肌梗死诊断具有特别重要意义。目前临床上，急性心肌梗死新的诊断标准是"1+1模式"，即：心肌坏死生化标志物（cTnI、cTnT、CK-MB）的动态变化，此是第一个必须具备的条件；第二个"1"是要有以下四项条件中的一项：①心肌缺血症状；②新出现的病理性Q波；③新的ST-T改变或新出现的左束支阻滞；④新发生存活心肌丢失或节段性室壁运动异常的影像学证据。尽管此标准突出了心肌生化标志物的诊断意义，但心肌标志物的异常一般在梗死发生后2~3小时才能检测到，而在此之前心电图就可出现改变。因此，对急性心肌梗死的早期诊断，心电图有着不可替代的作用。

心电图检查对心肌梗死的主要价值有：①协助临床诊断早期心肌梗死；②对典型Q波型心肌梗死可作出更细致、更精确的判断，如可以判断出心肌梗死的部位、范围、深度、病期、非梗死区的心肌供血情况、合并心律失常的性质及类型、判断闭塞的冠状动脉等；③心电图的动态观察可以判定心肌梗死的分期，明确一些并发症及再灌注治疗的效果等；④作为心肌梗死预后判断及随访的主要工具。

心肌梗死的基本图形

冠状动脉发生闭塞后，心电图上可先后出现缺血、损伤和坏死三种图形的改变。下列经典动物实验所记录的心电图改变，清晰地说明了这种关系（图3-33）。

一、缺血型T波

急性心肌梗死时出现的T波改变是心肌缺血的标志。缺血型T波改变是冠状动脉急性闭塞后最早出现的心电图改变。

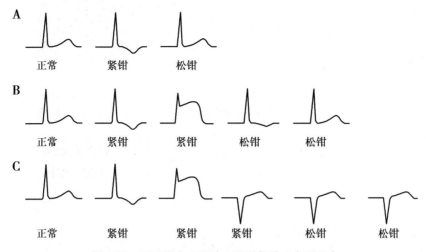

图 3-33　不同程度心肌缺血所引起的心电图改变
将狗麻醉后开胸暴露心脏,用止血钳阻断冠状动脉血流并记录缺血部位心外膜处心电图,可观察到 A、B、C 三种不同程度阻断血流后心电图相继出现的 T 波、ST 段及 Q 波的系列变化

(一) 心电图表现

通常缺血最早出现在心内膜下的肌层,使面向缺血区的导联出现 T 波的高耸(心肌梗死早期)。若缺血发生在心外膜下或为透壁性心肌缺血时,则表现为 T 波的倒置,典型者呈冠状 T 波。

(二) 发生机制

缺血使心肌复极时间延长,缺血区域心肌复极完毕晚于正常心肌的复极完毕,产生背离缺血区的 T 向量。心内膜下心肌缺血表现为 T 波增高;心外膜下和透壁性心肌缺血表现为 T 波倒置。

二、损伤型 ST 段抬高

损伤型 ST 段抬高的出现是缺血进一步加重的结果,是心肌发生损伤的标志,也是急性心肌梗死最具诊断意义的心电图改变。

(一) 心电图表现

心肌梗死急性期,心电图在面向损伤心肌的导联常出现 ST 段弓背向上型抬高,典型者呈单向曲线。亦有少数患者表现为 ST 段缺血型下移。

(二) 发生机制

关于 ST 段抬高的机制,有两种解释。①**"损伤电流学说"**(舒张期损伤电流学说):认为心肌严重损伤时,引起损伤心肌在静息期细胞膜的极化不足,使细胞膜外正电荷分布较少而呈相对负电位,而正常心肌由于充分极化使细胞膜外正电荷分布较多而呈相对正电位,两者之间因有电位差而产生"损伤电流"。将电极置于损伤区,则描记出低于等电位线的基线。当全部心肌除极完毕时,损伤与正常心肌细胞膜外全都处于负电位而无电位差,于是等电位的 ST 段就高于除极前的基线,形成 ST 段相对抬高(图 3-16)。②**"除极受阻学说"**(收缩期损伤电流学说):当心肌受损时可产生保护性除极受阻,即在正常心肌除极后呈负电位时,损伤心肌因不除极或除极不完仍为正电位,产生从正常心肌指向损伤心肌的 ST 向量。若心肌损伤发生在心内膜下,ST向量背离心外膜面,使面向损伤区的导联出现ST段下移;若发生在心外膜下或为透壁性,ST向量指向外膜面导联,使之出现ST段抬高(图3-17)。

三、坏死型Q波

更进一步的缺血导致心肌细胞变性、坏死,使心电图出现异常Q波,故心肌梗死心电图中的异常Q波是心肌坏死的标志,被称为**坏死型Q波**。但是心电图上出现的异常Q波除可见于心肌梗死外,还可见于临床其他情况。另外亦有部分心肌梗死心电图可不出现Q波。

(一)心电图表现

1. 出现异常Q波 ①在原先无Q波的导联出现异常Q波(Q/R≥1/4,Q波时限≥0.04秒);②在不应该出现q波的导联上出现了q波;③原来正常范围的q波转变成异常Q波。若在Q波或QS波上出现切迹,则更能确定为异常Q波。

2. 出现等位性Q波 临床上有些患者心电图虽未出现典型的异常Q波,但却出现一些与坏死型Q波意义类似的改变,称为**等位性Q波**,为局灶性心肌梗死、不典型心肌梗死的诊断提供了依据。等位性Q波常见的表现类型有:

(1)小Q波(q波):①V_1、V_2导联在r波之前出现小q波,提示室间隔梗死。但应排除右室肥大及左前分支阻滞;②胸前导联q波虽未达到异常Q波的诊断标准,但宽于或深于下一个胸前导联的q波,如$qv_3>qv_4$、$qv_4>qv_5$、$qv_5>qv_6$。

(2)进展型Q波:同一患者在相同体位条件下,Q波出现进行性的增宽和加深,或在原先无Q波的导联上出现新的q波,但应注意胸导联电极安放的位置必须保持不变。

(3)存在q波区:q波区是指面向梗死区的胸前导联的周围(上下或左右)均可记录到Q波。而非梗死性Q波不存在Q波区。

(4)QRS波群起始部有切迹或顿挫:在QRS波群起始0.04秒内,梗死区导联的R波出现切迹或顿挫。其与小面积梗死有关,形成机制与q波相同。

(5)R波减低(或称R波丢失):指与梗死相关导联的R波振幅减低。可表现在:V_1~V_4导联上R波递增不良;两个连续的胸导联R波振幅相差≥50%;Ⅲ、aVF导联R波≤0.25mV并Ⅱ导联有q波;同一导联的R波在系列心电图记录中呈进行性降低,此应注意胸导联电极安放的位置必须固定,如同时伴有ST-T改变价值更大。

(6)V_1、V_2导联R波振幅增大:正后壁心肌梗死时,由于坏死后壁的除极向量消失,致向前向量增大,使心电图V_1、V_2导联R波振幅增大,并同时伴有ST段下移和T波倒置。

(二)发生机制

当某部分心肌坏死时,坏死的心肌丧失了电活动能力,心脏除极时该部位心肌不再产生心电向量,而正常健康心肌仍照常除极,由此产生一个与梗死部位相反的综合除极向量,使面向坏死区的导联出现异常Q波或者呈QS波(图3-34),而在对侧导联可出现增高的R波。

当冠状动脉一个较大分支突然发生闭塞,则受损部位中心的心肌发生坏死,置于坏死区的电极记录到异常Q波,靠近坏死区周围的心肌呈损伤型改变,记录到ST段抬高,再靠外边的心肌受损较轻,记录到T波倒置。而体表心电图电极是置于胸前或肢体上的,它所反映的是较大面积的心室壁的电活动,故可同时记录到心肌缺血、损伤和坏死的图形改变(图3-35)。

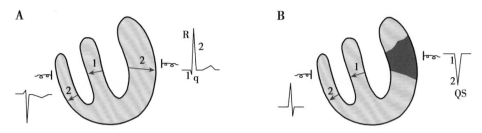

图 3-34　坏死型 Q 波发生机制

A. 正常心室除极顺序:室间隔首先除极产生向量 1,左右心室随后除极产生向量 2,左室外膜面
导联记录出 qR 波群;B. 心肌梗死发生后,面向坏死区的导联记录到相反的除极向量所致的 QS
波,对侧导联 R 波增高

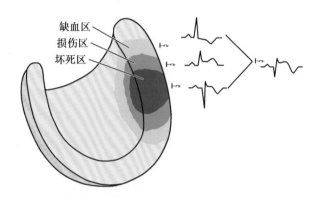

图 3-35　急性心肌梗死心电图改变的机制

图中显示了电极置于缺血区、损伤区和坏死区分别记录到的
心电图图形,而距离较远的体表电极记录的是这一部位心肌
的综合图形

然而,出现病理性 Q 波不一定都发生了心肌梗死,在严重心肌缺血时,由于心肌细胞暂时丧失电活动能力,也可出现一过性异常 Q 波。当心肌供血恢复后,心肌细胞可恢复正常功能,异常 Q 波则消失。

心肌梗死的心电图演变与分期

急性心肌梗死发生后,随着心肌缺血、损伤、坏死的发展和恢复,心电图上述三种基本图形的改变呈现特定的演变规律。根据心电图图形的演变过程和时间可将心肌梗死分为超急性期、急性期、亚急性期和陈旧期(图 3-36)。

一、超急性期

又称**超急性损伤期**,于冠状动脉闭塞后即刻出现,此期时间很短,持续数分钟至数十分钟。

● T 波　T 波增高变尖,直立高耸的 T 波是此期心电图最主要的改变(图 3-37)。

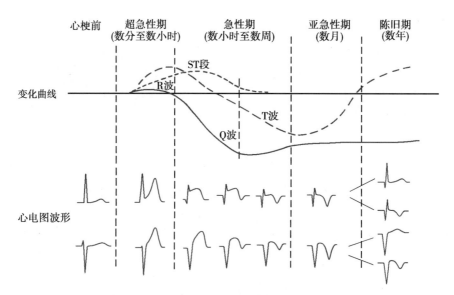

图 3-36　心肌梗死心电图的动态演变

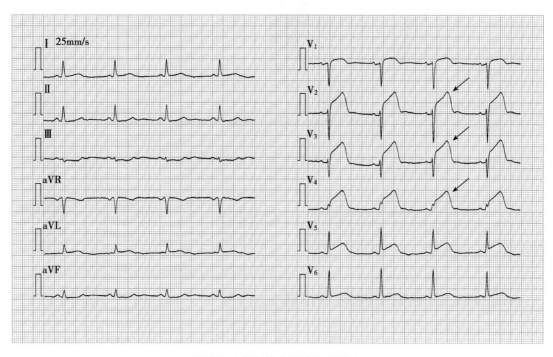

图 3-37　超急性前间壁心肌梗死

患者剧烈心前区疼痛 30 分钟。心电图 V_2 ~ V_4 导联 ST 段斜型向上抬高、T 波高耸（箭头所指），形似"红旗飘飘"，此时坏死型 Q 波尚未出现

- ST 段　ST 段斜型向上抬高，并与直立 T 波的上升支融合在一起。有时 ST 段大幅度上升（0.8 ~ 1.6mV）呈"墓碑"样改变（图 3-38）。

- Q 波　由于急性损伤性阻滞，可出现 QRS 波群振幅增高、时间轻度增宽，但尚未出现异常 Q 波。

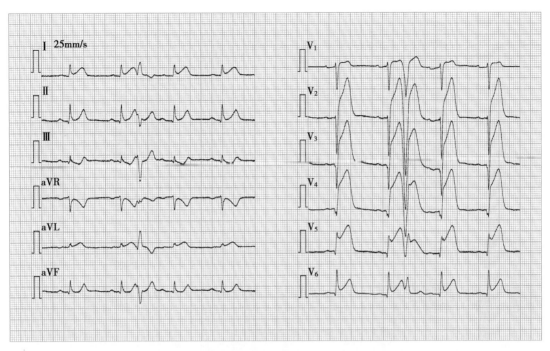

图 3-38　超急性前壁心肌梗死（ST 段"墓碑"样抬高）

患者剧烈心前区疼痛 40 分钟。$V_2 \sim V_5$ 导联 ST 段呈"墓碑"样抬高，R 波无下降支，抬高的 ST 段与其后 T 波升支融合。图中第 3 个室性 QRS 提前明显，落于前一激动 T 波之上呈所谓 RonT

由于此期持续时间短暂，临床上常记录不到此期的心电图改变。此时心肌仍处于可逆性损伤阶段，若及时进行干预和治疗，有可能不发生心肌梗死或使梗死范围缩小。

二、急性期

又称**充分发展期**，开始于心肌梗死后数小时或数天，一般持续 1 周，少数亦可持续数周。此期，心肌缺血、损伤及坏死的心电图改变可同时并存，且其系列心电图改变为心肌梗死规律性演变的主要阶段。

- T 波　T 波的幅度由开始的高耸逐渐降低，继而转正负双向，再转倒置。
- ST 段　ST 段抬高迅速达到最高幅度。因早期 T 波直立，抬高的 ST 段常与之前的 R 波及之后直立的 T 波形成单向曲线（图 3-39）。或由于 T 波直立的幅度有所降低，使 ST 段呈弓背向上型抬高（图 3-40）。ST 段显著抬高常是心肌梗死早期最突出的心电图表现，随着坏死型 Q 波的出现，ST 段开始逐渐下降，最后回落至基线。
- Q 波　面对梗死区导联的 R 波振幅降低或丢失，并很快出现坏死型 Q 波且 Q 波的幅度逐渐加深。

三、亚急性期

又称**近期**，出现于梗死后的数周至数月。

- T 波　倒置的 T 波先逐渐加深，常可表现呈典型的冠状 T 波（图 3-28、3-41），之后 T 波倒置的幅度又逐渐变浅或转直立，直至稳定不变。

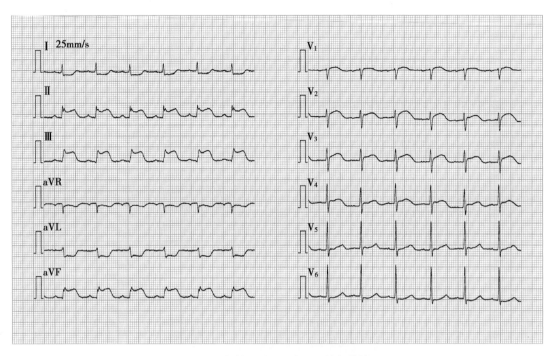

图3-39 急性下壁心肌梗死（单向曲线）

患者胸闷胸痛1小时。Ⅱ、Ⅲ、aVF导联抬高的ST段与之前的R波及之后的T波融合形成单向曲线，Ⅰ、aVL导联ST段出现对应性下移

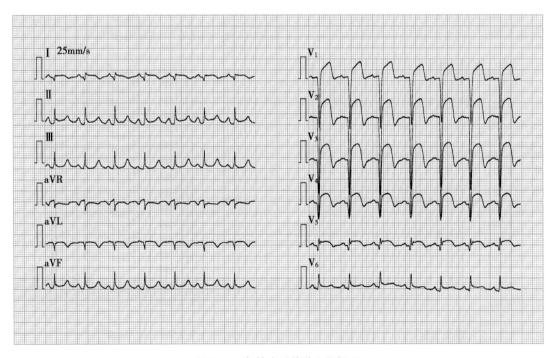

图3-40 急性广泛前壁心肌梗死

患者持续剧烈胸痛5小时伴呕吐。V₁~V₅导联ST段弓背向上抬高，T波直立或正负双向，且出现坏死型Q波，另Ⅰ、aVL亦可见坏死型Q波及倒置T波

- ST 段　抬高的 ST 段恢复至基线水平。但形成室壁瘤者 ST 段可持续抬高。
- Q 波　坏死型 Q 波相对稳定,持续存在。

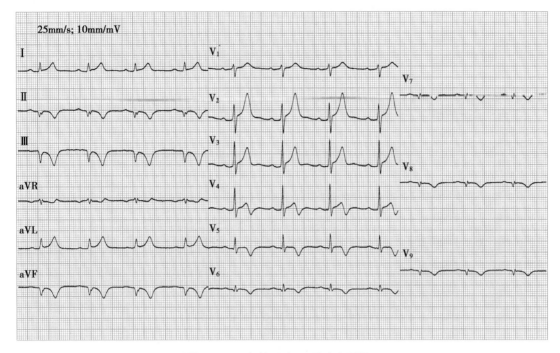

图 3-41　亚急性下壁、正后壁心肌梗死

患者急性心梗 2 周后。心电图示:Ⅱ、Ⅲ、aVF、V₆ ~ V₉ 导联可见坏死型 Q 波、冠状 T 波,ST 段位于基线水平

四、陈旧期

又称**愈合期**,出现在心肌梗死 3 ~ 6 个月之后。此期心电图图形的演变过程已经结束。

- T 波　恢复正常或低平或持续倒置,恒定不变。
- ST 段　恢复正常。
- Q 波　坏死型 Q 波多数持续终生(图 3-42、1-42)。少数患者因梗死范围较小,梗死瘢痕的挛缩或因周围心肌代偿性肥大使 Q 波变浅,或由原带有胚胎 r 波的 QS 波"长出"小 r 波而呈 qrS 型。亦有极少部分病例坏死型 Q 波完全消失。

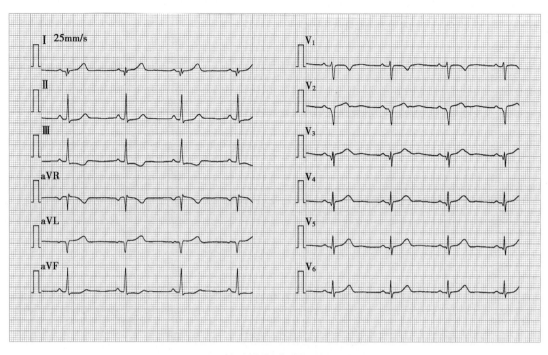

图 3-42　陈旧性前壁、高侧壁心肌梗死

患者 2 年前曾患急性心肌梗死。心电图示：I 、aVL、V$_2$ ~ V$_4$ 可见坏死型 Q 波

需要指出的是,典型的心肌梗死心电图演变规律是在不进行干预情况下的表现。但近年来急性心肌梗死的经皮冠状动脉介入治疗(PCI)和(或)溶栓治疗,使闭塞的冠状动脉及时再通,不仅可缩小心肌梗死面积,缩短整个病程,也可使损伤型 ST 段抬高的幅度瞬间降低,明显影响了心肌梗死心电图完整的演变过程。图 3-43 是对某急性心肌梗死患者所进行的系列心电图记录。

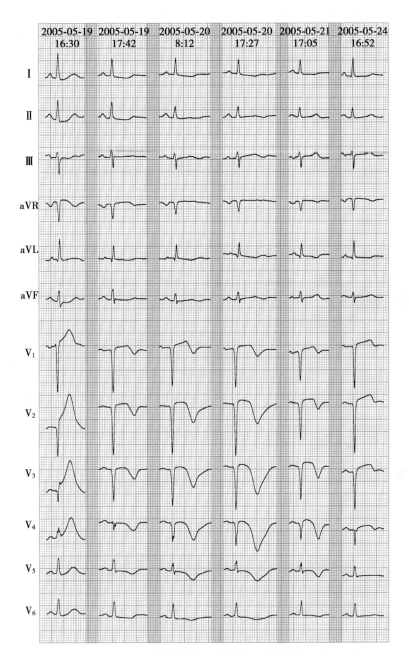

图3-43 急性前间壁心肌梗死心电图的演变

图中第二份心电图（2005-05-19 17:42）是在给患者PCI术后所记录的心电图。与第一份图相比,尽管第二份图的ST段、T波出现了显著的变化,但该系列心电图仍可以看到Q波、ST段及T波在心肌梗死急性期的动态演变过程

心肌梗死的定位诊断

心肌梗死发生后,心电图可出现T波高耸、ST段抬高及异常Q波三种图形的改变。异常Q波是心肌坏死的标志,大多不可逆,ST-T改变是心肌缺血或损伤的反应,是可以恢复

的,所以心电图对梗死部位的判断是以异常 Q 波作为诊断指标,即根据坏死型 Q 波出现于哪些导联对心肌梗死作出定位诊断(表 3-5)。心电图判断的梗死部位与病理解剖的部位基本上一致。前间壁、前壁、前侧壁、后壁及右室梗死在横面导联上反应,下壁及高侧壁梗死在额面导联上显示(图 3-44)。

　　心肌梗死发生的部位与为其供血的冠状动脉发生闭塞相关。因此,根据心电图改变确定梗死部位亦可判断与梗死相关的病变血管(表 3-6)。前间壁或前壁心肌梗死常为左前降支发生闭塞;侧壁和后壁同时发生梗死多为左回旋支发生闭塞;下壁梗死大多为右冠状动脉闭塞所致,少数为左回旋支闭塞所为;下壁梗死同时合并右室梗死,往往是右冠状动脉近端发生闭塞。

表 3-5　心肌梗死心电图的定位诊断

导联	前间壁	前壁	前侧壁	广泛前壁	侧壁	高侧壁	下壁	正后壁	右心室
V_1	+	−	−	+	−	−	−	*	±
V_2	+	±	−	+	−	−	−	*	−
V_3	±	+	±	+	−	−	−	*	−
V_4	−	+	+	+	−	−	−	−	−
V_5	−	±	+	+	+	−	−	−	−
V_6	−	−	+	±	+	−	−	−	−
V_7	−	−	±	−	−	−	−	+	−
V_8	−	−	−	−	−	−	−	+	−
V_9	−	−	−	−	−	−	−	+	−
I	−	−	−	±	+	+	−	−	−
aVL	−	−	−	±	+	+	−	−	−
II	−	−	−	−	−	−	+	−	−
III	−	−	−	−	−	−	+	−	−
aVF	−	−	−	−	−	−	+	−	−
V_3R	−	−	−	−	−	−	−	−	+
V_4R	−	−	−	−	−	−	−	−	+
V_5R	−	−	−	−	−	−	−	−	+

注:+表示该导联出现坏死型图形

　　±表示该导联可能出现坏死型图形

　　*表示该导联出现 R 波增高、ST 段下移及 T 波增高

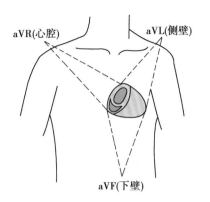
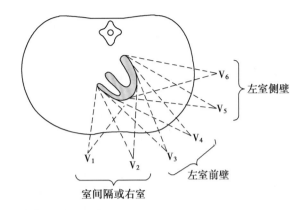

图 3-44 心肌梗死定位诊断

表 3-6 根据心电图表现推测有病变的冠状动脉

导联	梗死部位	病变血管
Ⅱ、Ⅲ、aVF	下壁	右冠状动脉或左回旋支
Ⅰ、aVL、V_5、V_6	侧壁	左前降支的对角支或左回旋支
$V_1 \sim V_3$	前间壁	左前降支
$V_3 \sim V_5$	前壁	左前降支
$V_1 \sim V_5$	广泛前壁	左前降支
$V_7 \sim V_9$	正后壁	左回旋支或右冠状动脉
$V_3R \sim V_5R$	右心室	右冠状动脉
Ⅰ、aVL、$V_5 \sim V_9$	侧壁+后壁	左回旋支
Ⅱ、Ⅲ、aVF、$V_3R \sim V_5R$	下壁+右室	右冠状动脉

心肌梗死的病理与分类

（一）坏死型 Q 波的形成条件

1. 梗死的范围　梗死心肌灶的直径>20mm 或梗死面积≥左室的 10%。

2. 梗死的厚度　梗死厚度>5mm 或>心室壁厚度的 50%。

3. 梗死的部位　梗死心肌的除极时间处于心室除极开始的 0.04 秒。若梗死心肌的部位局限在左室基底部,由于该部位除极是在心室除极的最后 0.04 秒,故在心电图上可不出现 Q 波,但可使 QRS 波群中 R 波振幅减小、时间增宽或出现切迹。

一般来说,Q 波的大小提示心肌梗死的厚度,Q 波越大,梗死的厚度越厚。QS 型反映透壁性梗死,qR 型或 QR 型反映坏死心肌的表面尚有存活的心肌。

（二）分类

以往的分类:依病变分布范围,心肌梗死可分为透壁性心肌梗死和非透壁性心肌梗死;依有否病理性 Q 波,可分为 Q 波型心肌梗死和非 Q 波型心肌梗死;依 ST 段改变,又可分为 ST 段抬高型心肌梗死和非 ST 段抬高型心肌梗死。近年来,急性心肌梗死的临床和心电图分型有了新的进展。

1. 透壁性心肌梗死和非透壁性心肌梗死　20 世纪 80 年代以前,根据心电图有无坏死型 Q 波将心肌梗死分为透壁性心肌梗死和非透壁性(心内膜下)心肌梗死。透壁性心肌梗死是指坏死灶从心内膜向心室游离壁延伸 1/2 以上,常累及一个区域心室壁的整个厚度,心电图在相应导联出现坏死型 Q 波;心内膜下心肌梗死是指坏死灶仅局限于心内膜下心肌,心电图相应导联无坏死型 Q 波而仅出现 ST-T 动态改变。然而近年研究发现,有 Q 波的心肌梗死也可能仅局限在心内膜下,无 Q 波的心肌梗死也可为透壁性的,因此心肌梗死的这种分型存在很大的局限性。

2. Q 波型心肌梗死与非 Q 波型心肌梗死　20 世纪 80 年代以后,根据心肌梗死心电图有无 Q 波,将急性心肌梗死分为 Q 波型心肌梗死和非 Q 波型心肌梗死。但由于坏死型 Q 波出现的时间在急性心肌梗死症状后 6～14 小时,因而该分类不利于急性心肌梗死的早期干预,也无助于指导临床选择不同的治疗方案。

3. ST 段抬高型心肌梗死和非 ST 段抬高型心肌梗死　心电图上 Q 波的形成是心肌缺血发展到后期心肌坏死的表现,对急性心肌梗死的治疗不应延误到 Q 波出现之后,而应抢在 Q 波出现前的 ST 段改变(抬高或无抬高)时期。有无 ST 段抬高,其临床治疗、处理的方式不同,因而目前强调以 ST 段是否抬高进行分类:当心肌缺血导致心电图相应导联出现 ST 段抬高时,除变异型心绞痛外,已表明此时相应的冠状动脉已闭塞而导致心肌全层损伤,若伴有心肌坏死标志物升高,临床上诊断为 ST 段抬高型心肌梗死(ST elevation myocardial infarction,STEMA)。此类患者绝大多数进展为较大面积 Q 波型心肌梗死;如果心肌缺血不伴有 ST 段抬高,常提示相应的冠状动脉尚未完全闭塞,心肌损伤尚未波及心肌全层,心电图可表现为 ST 段下移和(或)T 波倒置等。此类患者如同时有心肌坏死标志物升高或心肌酶升高,说明有尚未波及心肌全层的小范围坏死,临床上诊断为非 ST 段抬高型心肌梗死(Non ST elevation myocardial infarction,NSTEMA)。此类心肌梗死若处置不当,也可进展为 ST 段抬高型心肌梗死或透壁性心肌梗死。

ST 段抬高型心肌梗死,即临床上所指的"典型"急性心肌梗死。其心电图表现为 ST 段抬高,继之出现 Q 波,过去称为透壁性心肌梗死或 Q 波型心肌梗死。其病理机制主要是在冠状动脉斑块破裂的基础上血小板血栓形成,激活凝血因子,继而纤维蛋白网罗大量的红细胞形成大的血栓,堵塞了冠状动脉而发生透壁性心肌梗死。非 ST 段抬高型心肌梗死,其心电图上没有 ST 段抬高也无 Q 波形成,大多仅表现为 ST 段压低及(或)T 波倒置(图 3-45),血中同时有心肌坏死标志物及心肌酶升高,以往称之为心内膜下心肌梗死或非透壁性心肌梗死或非 Q 波型心肌梗死。其发病机制系较广泛的冠状动脉内斑块病变,以斑块表面血小板聚集为主的阻塞性病变,管腔通常不完全阻塞。

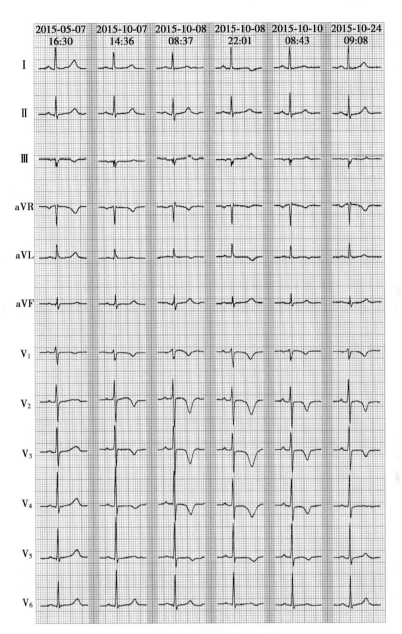

图 3-45 非 ST 段抬高型心肌梗死

第一份心电图（2015-05-07）是患者发病前的心电图。2015-10-07 突发胸闷、胸痛，Tnl：0.29ng/ml，系列心电图可见 I、aVL、$V_1 \sim V_6$ 导联 T 波的动态演变，却始终未出现异常 Q 波及 ST 段抬高

　　需要指出的是，非 ST 段抬高型心肌梗死心电图的 ST-T 改变常常不具有特异性，诊断应密切结合心肌坏死标志物的升高与否，注意和一般心肌缺血、急性心包炎、急性脑血管意外等情况相鉴别。心电图动态观察以及结合临床其他指标有助于鉴别诊断。

心肌梗死的其他类型

一、右心室梗死

右心室心肌梗死大多与下壁、后壁心肌梗死同时发生,单纯的右室心肌梗死极少见。这是由于右室壁、下壁、正后壁的心肌供血常共同来源于右冠状动脉,右心室心肌梗死几乎均合并下壁、后壁心肌梗死。然而因常规 12 导联心电图中没有观察右心室的导联,故不能为右室梗死提供诊断依据。因此,临床上对怀疑有右室梗死(或后壁梗死)的患者需加做右胸导联(或后壁导联),尤其是对急性下壁心肌梗死患者。

急性下壁心肌梗死中有 50% ~75% 患者胸导联出现 ST 段下移,最常见于 V_1 ~ V_3 导联,此大多为下壁导联 ST 段抬高的对应性改变。而在急性下壁心肌梗死合并右心室梗死时,可使胸导联(V_1、V_2导联)ST 段下移程度减弱甚至出现 ST 段抬高(图 3-46)。仅有极少部分为同时合并前壁心肌梗死。两者的鉴别是:前者 V_1 ~ V_6 导联 ST 段抬高程度进行性降低并不出现异常 Q 波;后者 ST 段呈递增性抬高,且出现异常 Q 波或 R 波降低。因此在急性下壁心肌梗死时,如果 V_1 导联 ST 段抬高,而 V_2 导联 ST 段不抬高多提示右室梗死。

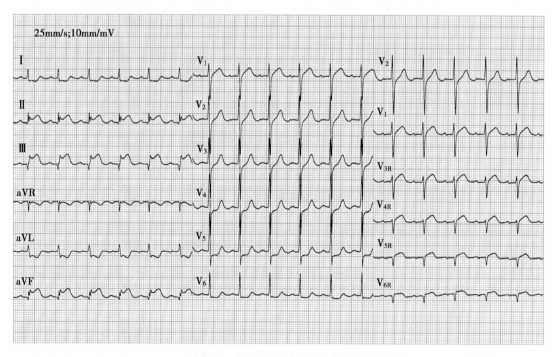

图 3-46　急性下壁、右心室心肌梗死

右室梗死心电图主要表现为:

1. V_3R ~ V_6R 导联中,连续两个或两个以上的导联 ST 段呈水平型或弓背向上型抬高≥0.1mV。但 ST 段抬高持续的时间短(约 50% 的患者<10 小时),不易捕捉。

2. ST_{V_1} 抬高>ST_{V_2},或 $ST_{V_1 \sim V_4}$ 呈递减性抬高。

3. $ST_{Ⅲ}$ 抬高的幅度大于 $ST_{Ⅱ}$ 抬高的幅度。或 $ST_{Ⅱ}$ 正常,$ST_{Ⅲ}$ 抬高≥0.1mV。

4. V_6R ~ V_3R 导联出现异常 Q 波,尤其是新出现的 Q 波,而 V_1、V_2 导联呈 rS 型。

5. 常伴有下壁及后壁心肌梗死。

二、心房梗死

心房梗死比较少见,孤立性心房梗死更少见,常并发于心室梗死。在心房梗死中,右房梗死比左房梗死多见。当心肌梗死并出现下列心电图改变时,提示有心房梗死。

1. 心房除极异常 P 波变形,可表现为增宽、增高、切迹、双向等,或呈 W 型或 M 型。

2. 心房复极异常 PR 段抬高>0.05mV 或压低>0.1mV,对心房梗死具有诊断价值,尤其是 Ⅰ 导联的 PR 段抬高。

3. 伴发明显而持久的房性心律失常,包括房性早搏、房性心动过速、心房扑动或心房颤动。

4. 存在同侧的心室梗死。

三、再次心肌梗死

再次心肌梗死(再梗死)是指心室梗死发生以后,再次发生了新的急性心肌梗死。再梗死可发生在原梗死区的毗邻部位或远离原梗死部位。但多发生在原梗死部位,主要表现为原来梗死区的扩大,如无 Q 波的心肌梗死变成 Q 波型心肌梗死或原来的 Q 波进一步变宽、加深。同时会出现 ST 段再次抬高及 T 波的演变。如在原梗死区以外的部位出现新的 ST 段抬高和异常 Q 波,说明再梗死远离原梗死部位(图3-47)。

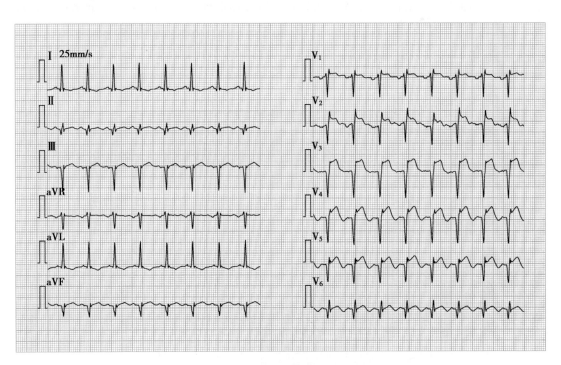

图 3-47 陈旧下壁、急性前侧壁心肌梗死

心肌梗死合并症

一、心律失常

急性心肌梗死并发心律失常的发生率高达80%～100%,并发恶性心律失常是引起猝死的主要原因之一。急性心肌梗死可以并发多种心律失常,但有较大意义的是室性心律失常、房室传导阻滞和室内阻滞。

(一)室性心律失常

1. 室早 最常见,发生率高达70%～100%。

2. 室速 可由室性早搏诱发,以非阵发性室性心动过速较多见。

3. 室颤 最为严重,是急性心肌梗死常见的死亡原因之一。

(二)房室传导阻滞

急性心肌梗死可合并各种缓慢型心律失常,如窦性心动过缓、窦性停搏,但以房室传导阻滞为多见。

1. 下壁心肌梗死合并的房室传导阻滞 阻滞部位多在房室结,心电图常表现为一度、二度Ⅰ型或三度房室阻滞(图3-48)。其机制主要有两种:一是与房室结缺血有关,因为90%的房室结动脉来自于右冠状动脉,多数与心脏下壁接受同一支血管供血,因此当右冠状动脉主干闭塞而发生下壁心肌梗死时常常并发不同程度的房室阻滞;二是左室下壁有丰富的迷走神经分布,急性下壁心肌梗死时,局部的缺血水肿可导致反射性迷走神经兴奋性增强,引起房室传导阻滞。该房室阻滞多为暂时性的,常在两周内恢复,不需要植入永久性心脏起搏器。

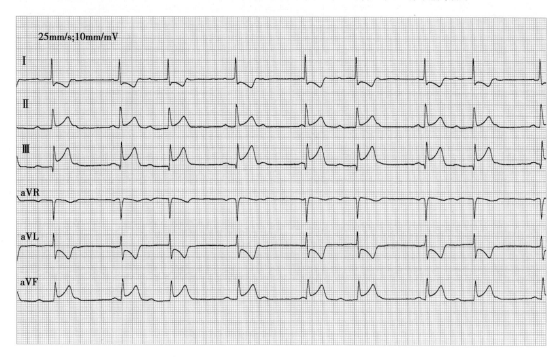

图3-48 急性下壁心肌梗死合并二度Ⅰ型房室阻滞

2. 前壁心肌梗死合并的房室传导阻滞　阻滞部位多位于希氏束或束支水平,心电图常表现为二度Ⅱ型或三度房室阻滞。其二度Ⅱ型房室阻滞常常是不可逆的,易发展为高度或完全性房室阻滞,应尽早进行临时甚至永久性心脏起搏器治疗。

（三）室内阻滞

急性心肌梗死既可以并发束支阻滞,也可在原已存在束支阻滞的基础上发生心肌梗死。

1. 合并右束支阻滞　右束支阻滞与急性心肌梗死基本上互不影响各自的心电图特征及两者的诊断。这是因为,心肌梗死主要影响 QRS 波群前 0.04 秒的起始向量,而右束支阻滞主要影响 QRS 波群的终末向量。下壁心肌梗死合并右束支阻滞时,Ⅱ、Ⅲ、aVF 导联 QRS 波群呈 QR 型,R 波宽钝;前间壁、广泛前壁心肌梗死合并右束支阻滞时,V_1、V_2 甚至 V_3 导联 QRS 波群呈 qR 或 QR 型(图 3-49);后壁心肌梗死合并右束支阻滞时,V_1、V_2 导联的 QRS 波群呈 RR′型。

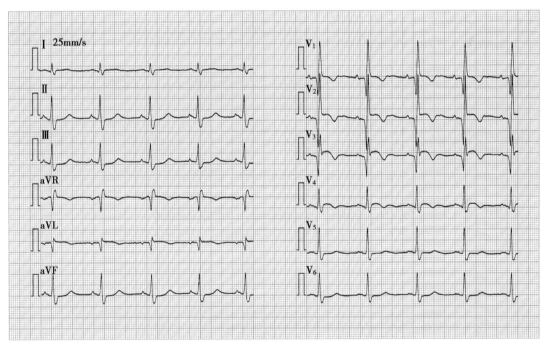

图 3-49　急性前间壁心肌梗死合并完全性右束支阻滞
各导联 QRS 波群时限≥0.12s 且终末波宽钝。V_1 ~ V_3 导联 QRS 呈 QR 型,V_2 ~ V_4 导联 ST 段弓背向上抬高 0.1 ~ 0.2mV、T 波倒置

2. 合并左束支阻滞　左束支阻滞和心肌梗死都影响 QRS 波群的起始向量。因此,当两者合并存在时,心电图仅表现出其中之一的图形特征,而另一种心电图改变常常被掩盖。在完全性左束支阻滞并有心肌梗死时,可以部分或完全掩盖心肌梗死的心电图表现。反之,心肌梗死也可使左束支阻滞图形变得不典型。

以下心电图提示左束支阻滞合并心肌梗死:①Ⅰ、V_5 或 V_6 导联出现 q 或 Q 波(图 3-50);②右胸和过渡区导联 R 波逐渐降低,即 $Rv_2 > Rv_3 > Rv_4$;③过渡区导联 QRS 波群的 S 波早期出现切迹,或 S 波晚期出现宽切迹(>0.05 秒);④Ⅰ、V_5 或 V_6 导联 QRS 波群呈 QR 型或 rSR′

型;⑤V₅、V₆导联 QRS 波群呈 RS 型;⑥Ⅱ、Ⅲ、aVF 导联 QRS 波群中出现 q、Q 或 QS 波;⑦胸导联 QRS 波群振幅小于肢体导联 QRS 波群振幅;⑧出现原发性 ST-T 改变(ST 段偏移和 T 波方向与 QRS 主波方向一致)。

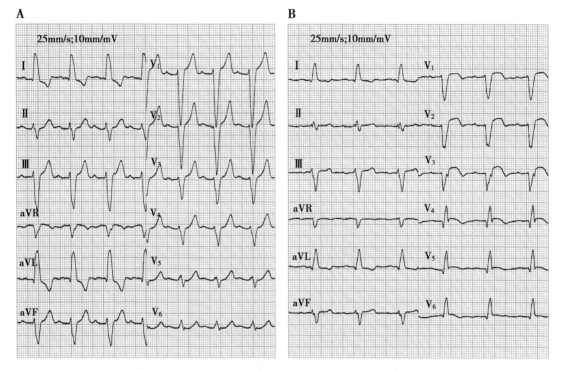

图 3-50　完全性左束支阻滞合并急性广泛前壁心肌梗死

A. 2012-10-31 外科术前检查,心电图示:一度房室阻滞、完全性左束支阻滞;B. 2012-11-13 早晨患者突发胸闷胸痛,胸导联 ST 段弓背向上抬高并出现 Q 波,提示完全性左束支阻滞合并急性广泛前壁心肌梗死。TnI:7. 23ng/ml

二、室壁瘤

心肌梗死区心室壁可呈瘤样向外膨出,收缩期的膨出更加明显,称为室壁瘤。其心电图表现为,在梗死区的导联上,ST 段出现弓背向上型持续抬高,T 波多不出现倒置的缺血型改变。

急性心肌梗死引起的 ST 段抬高通常随着 Q 波或 QS 波的出现而下降,一般在数小时或数天内恢复。而有少部分心肌梗死患者的 ST 段持续性抬高数月仍不恢复,急性阶段早已过去,不宜再以急性损伤改变予以解释。室壁瘤多发生于左室前壁心尖部,在出现坏死 Q 波的 V₁ ~ V₃导联 ST 段抬高≥0. 2mV 或 V₄ ~ V₆导联 ST 段抬高≥0. 10mV,且持续时间 2 个月以上,即可诊断室壁瘤。ST 段抬高的程度与诊断室壁瘤的准确性呈正比关系,ST 段抬高越明显,诊断室壁瘤的准确性也越高。室壁瘤引起心电图 ST 段抬高的发生机制目前尚不清楚。

其他心脏疾病

心肌炎

心肌炎是指心肌本身的炎性病变，或局灶性或弥漫性。按病因可分为有感染性和非感染性两大类。感染性可有细菌、病毒、螺旋体、立克次体、真菌、原虫、蠕虫等；非感染性包括过敏、变态反应性、物理、化学或药物等。其中病毒感染为最常见的病因。急性心肌炎在病理上的主要改变是心肌细胞发生弥漫性炎性浸润，心肌细胞的变性、溶解和坏死，并可累及心脏传导系统，引起心电图出现一系列相应的改变。

临床上，心肌炎往往是一个难以确定的诊断，其起病急缓不定，病情轻重差别较大，轻者心电图可表现正常或仅轻度异常，重者心电图可出现严重的心律失常或酷似心肌梗死的心电图改变（图 3-51、5-172）。心肌炎引起心电图的改变可表现在多个方面，但其改变都缺乏特异性，临床需结合患者病史、症状、体征及心肌酶检测结果作综合分析方能提高诊断的准确性。急性心肌炎可能出现的心电图改变如下：

1. 心律失常　相当一部分患者可出现窦性心动过速。其次为各种快速异位性心律失常，以房性、室性过早搏动常见，严重患者可出现多源性室性早搏、室速、室扑与室颤。

2. 传导阻滞　可表现有房室传导阻滞或室内传导阻滞。前者以一度房室阻滞多见；后者以右束支阻滞多见。

A (2006年04月28日14:42)

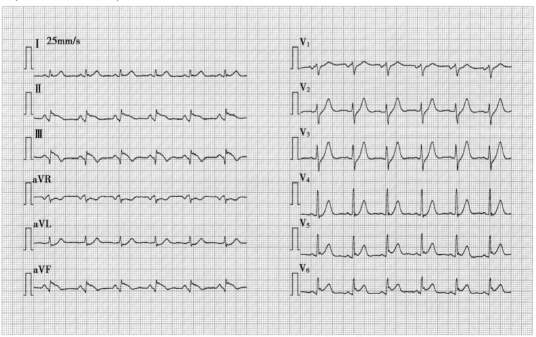

B (2006年05月8日17:28)

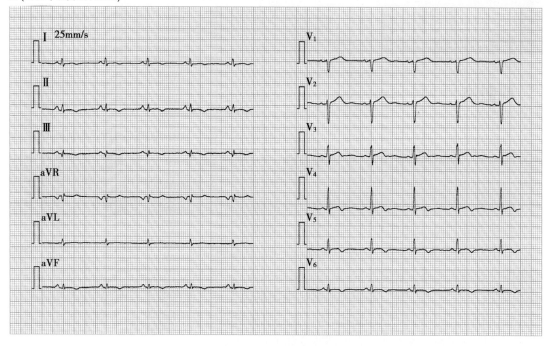

图3-51　重症心肌炎

以上 A 与 B 是同一位患者不同时间记录的心电图,临床诊断重症心肌炎。心电图示:

A. 窦性心动过速,Ⅱ、Ⅲ、aVF 导联 ST 段抬高、T 波倒置并可见异常 Q 波,肢体导联 QRS 电压降低,V_5、V_6 导联 ST 段抬高;B. Ⅱ、Ⅲ、aVF 导联 ST 段恢复至等电位线但 T 波仍倒置,Q 波幅度减小至正常范围;肢导 QRS 电压仍较低,$V_4 \sim V_6$ 导联 T 波转倒置

3. 异常 Q 波、QRS 波群低电压　重症心肌炎因心肌受损严重出现异常 Q 波,但缺乏定位特征;心肌细胞变性坏死,使其除极向量减小,心电图可表现出 QRS 波群低电压。

4. ST-T 改变　是心肌炎最常见的心电图改变,多数表现为非特异性 ST-T 改变:ST 段下移 ≥0.05mV,T 波低平或倒置。重症心肌炎可因心肌受损严重在多个导联出现 ST 段异常抬高。

5. QT 间期延长　部分患者急性期可出现 QT 间期延长。

心包炎

心包炎是指心包膜脏层(内层)和壁层(外层)的炎性病变。心包炎可以单独存在,也可以是某种全身疾病累及心包的表现。很多原因都可导致心包炎症,最常见的病因是病毒感染,其他病因有细菌感染、自身免疫病、肿瘤侵犯心包、尿毒症、急性心肌梗死后心包炎等。心包炎多于急性期消散,也可能演变成慢性心包炎。临床上以急性心包炎和慢性缩窄性心包炎为最常见。急性心包炎的心电图特异性较强,可出现特征性 ST 段抬高。慢性缩窄性心包炎的心电图特异性很差,但其心电图完全正常者却又非常罕见。

一、急性心包炎

急性心包炎时炎症(通常累及整个心包)可累及心外膜下浅层心肌,产生损伤电流,从而引起心电图 ST 段普遍抬高。若炎症比较局限,心电图改变则局限于数个相关导联。若累及心房肌,则引起 PR 段发生改变。不同病因所致的心包炎,其心电图特征大体相同。

（一）心电图表现

1. ST-T 改变　在急性期(仅数小时或 1~2 天),所有面向心外膜的导联(除 aVR 导联外)均出现 ST 段凹面向上的抬高(图 3-52),此是急性心包炎最具特征性的心电图改变,ST 段抬高的幅度多在 0.2mV(一般不超过 0.5mV);T 波直立。急性期过后,ST 段回至基线,T 波转为低平或倒置。病情痊愈后,心电图可恢复正常,若转为慢性心包炎者,则 T 波不再恢复正常。

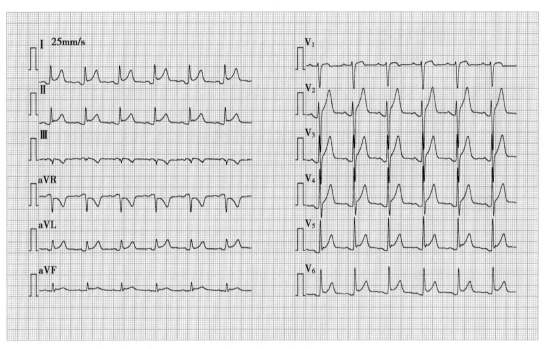

图 3-52　急性心包炎
心电图示:Ⅰ、Ⅱ、aVL、V₂~V₆ 导联 PR 段下移、ST 段呈凹面向上型抬高

2. PR 段改变　ST 段抬高的导联出现 PR 段下移。PR 段下移反映心房肌损伤。ST 段抬高与 PR 段下移并存高度提示急性心包炎。

3. QRS 波群低电压　心包积液量大时常出现 QRS 波群低电压及电交替。

4. 窦性心动过速。

（二）鉴别诊断

急性心包炎心电图与急性心肌梗死、早期复极综合征有某些相同的改变,需注意鉴别。

1. 急性心肌梗死　急性心包炎可出现剧烈的胸痛和 ST 段抬高,容易误诊为急性心肌梗死。两者的鉴别,见表 3-7。

2. 早期复极综合征　早期复极综合征有以下不同点可与急性心包炎相鉴别:①ST 段抬高无动态改变,可多年稳定不变;②ST 段抬高的导联 T 波高大直立;③R 波降支与 ST 段连接部位可见到 J 波。

表 3-7　急性心包炎与急性心肌梗死心电图的比较

	急性心包炎	急性心肌梗死
ST 段抬高		
导联	多个导联普遍抬高	局限于梗死部位的相关导联
形态	凹面向上	弓背向上
程度	较轻,一般不超过 0.5mV	常较显著,有时可高达 1.0mV
异常 Q 波	始终不出现异常 Q 波	通常出现异常 Q 波
出现 T 波倒置的时间	在 ST 段降至基线后	在 ST 段尚未降至基线时

二、慢性缩窄性心包炎

慢性缩窄性心包炎的心包坚厚,压缩心脏及大血管近端,引起一系列的心电图改变:①累及心房者,P 波增宽、切迹,其改变酷似"二尖瓣型 P 波",并可出现房早、房扑、房颤等房性心律失常;②累及心室肌者,可使心肌萎缩、纤维化,造成电活动衰减,引起心电图出现 QRS 波群低电压及多个导联的 T 波低平、倒置,后者为慢性缩窄性心包炎最常见的心电图表现;③压缩右心室流出道者,可引起右心室肥大及电轴右偏。

心肌病

心肌病是一组异质性心肌疾病,由不同病因引起的心肌病变导致心肌机械和(或)心电功能障碍,常表现为心室肥厚或扩张。该病可局限于心脏本身,亦可为系统性疾病的部分表现。目前主张将心肌病分为遗传性、混合性和获得性三种。遗传性心肌病包括肥厚型心肌病、致心律失常性右室心肌病等;混合性心肌病包括扩张型心肌病和限制性心肌病;获得性心肌病包括感染性心肌病、应激性心肌病、围产期心肌病等。其中部分心肌病心电图有一定特异性,对临床诊断有重要辅助作用。这里仅对临床几种常见心肌病的心电图作简单介绍。

一、扩张型心肌病

扩张型心肌病以心腔扩张为主,心脏普遍扩大。其主要病理改变为弥漫性的心肌细胞肥大、变性和退行性变,心肌坏死及纤维化,以至几乎所有扩张型心肌病患者均有心电图改变,若心电图完全正常可排除扩张型心肌病。

(一)心电图表现

1. P 波异常　反映心房肥大。常见 P 波出现(增宽、切迹及 Ptf-V_1<−0.04mm·s)"二尖瓣型 P 波"改变,提示左心房肥大;单独出现右心房肥大改变者很少见,V_1导联出现明显增大的双向 P 波提示左、右心房肥大。

2. QRS 波群改变　①尸检时虽绝大多数病例有左心室扩大或伴肥厚,但仅约 1/3 患者心电图有左心室高电压表现。部分病例可出现肢体导联 QRS 波群低电压,病变晚期肢体导联和胸导联均可出现 QRS 波群低电压。②出现类似前壁心肌梗死改变:V_1 ~ V_4导联可出现异常 Q 波,呈 QS 型,或于胸导联出现 R 波递增不良。

　　有学者提出,左胸导联高电压、肢体导联相对低电压(R+S≤0.8mV)及胸导联出现 R 波递增不良,为扩张型心肌病心电图三联症。其中,以 V_6 导联 R 波振幅最高($Rv_6>Rv_5$)及 R_I、R_{II}、R_{III} 的 R 波振幅最低,$Rv_6/R_{max}≥3$(R_{max} 指 I、II、III 导联中振幅最高的 R 波),此指标被认为是扩张型心肌病心电图特征性改变(图 3-53)。

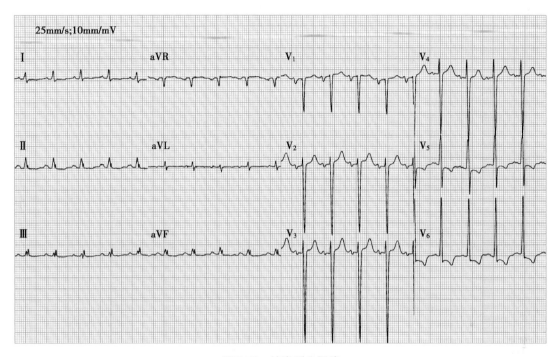

图 3-53　扩张型心肌病

该图显示了扩张型心肌病的特征性改变:①三联征:肢体导联 QRS 波群低电压+胸导联 QRS 高电压+胸导联 R 波递增不良;②$Rv_6>Rv_5$,$Rv_6/R_{max}=4.2$。此外,图中 P 波时间增宽及 Ptf-V_1<-0.04mm·S,提示左房肥大

　　3. 传导阻滞　①室内阻滞:以左束支、左前分支阻滞为多见,少数病例可出现左束支阻滞伴电轴右偏,出现此种心电图改变高度提示扩张型心肌病;②房室阻滞:以一度房室阻滞多见。

　　4. 非特异性 ST-T 改变。

　　5. 心律失常　伴发各种快速心律失常为本病的重要特点之一,其中以房颤和室性异位搏动最为常见。出现持续性室性心动过速和心室颤动,为本病猝死的重要原因。

　　(二)诊断与鉴别诊断

　　扩张型心肌病的诊断主要依靠超声心动图,心电图出现特征性改变如胸导联 QRS 波群高电压、体导联 QRS 波群低电压、胸导联 R 波递增不良三联症或左束支阻滞伴电轴右偏者仅占少数,多数患者心电图无特异性改变。

　　胸导联出现的异常 Q 波应与前壁心肌梗死相鉴别。扩张型心肌病的发病年龄较轻者,无冠心病的易患因素,以心脏扩大和充血性心力衰竭为主要临床表现。发病年龄较大者与缺血性心肌病很难鉴别,主要依靠冠脉造影检查。

二、肥厚型心肌病

肥厚型心肌病是一种遗传性心肌病。其病理改变以心室肌肥厚为主,主要累及左心室和室间隔。由于心室壁肥厚的程度和范围不同,可分为三型:①非对称性室间隔肥厚(梗阻性肥厚型):约占90%;②对称性左心室肥厚(非梗阻性肥厚型):约占5%;③特殊部位肥厚:以心尖肥厚型最多见,约占3%。

(一)心电图表现

1. P波异常 出现左心房肥大的P波异常是肥厚型心肌病的常见表现。当双侧心房肥大时,可于Ⅱ导联出现高而宽、有切迹的P波。

2. QRS波群及ST-T改变

(1)非对称性室间隔肥厚:①出现深而窄的异常Q波(深度>R/4,但宽度<0.04秒),多见于Ⅰ、aVL或Ⅱ、Ⅲ、aVF导联及胸前V_4~V_6导联。出现Q波的导联T波往往直立。出现此异常Q波是室间隔肥厚型心肌病重要心电图特征之一(图3-54)。②V_1导联常出现R波高大和T波倒置,类似右心室肥大表现。

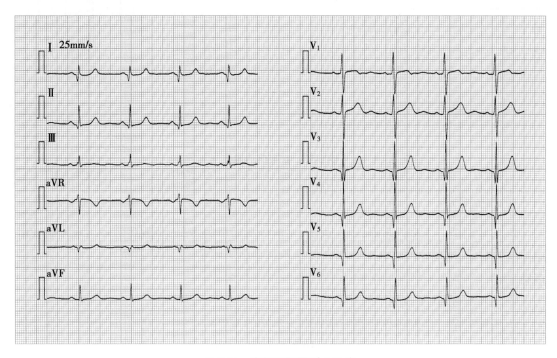

图 3-54 室间隔肥厚型心肌病

(2)左心室游离壁肥厚:主要表现为V_5、V_6导联R波增高,V_1、V_2导联S波增深。由于收缩期超负荷,相对性心肌缺血,可出现T波倒置,ST段下移。

(3)心尖肥厚型心肌病:其心电图改变具有一定特征性:在R波振幅增高(无异常Q波)的同时,常在左胸导联出现对称性巨大倒置T波(可达1.0mV),以V_4、V_5导联最显著,常表现为T_{V_4}>T_{V_5}>T_{V_3},ST段亦可出现显著下移(图3-55)。

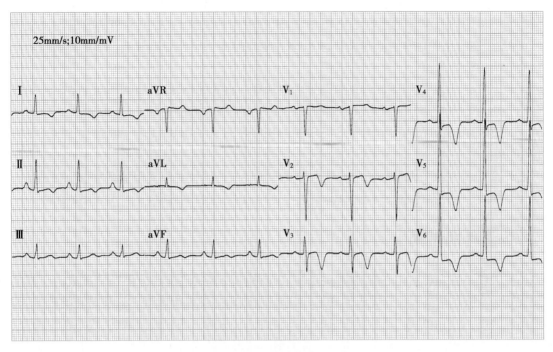

图 3-55 心尖肥厚型心肌病

3. 传导阻滞 与扩张型心肌病相比,室内阻滞的发生率较低。室内阻滞中以左前分支阻滞常见,左束支阻滞不常见,右束支阻滞较少发生。

4. 心律失常 室性心律失常较室上性心律失常多见。室上性心律失常中以室上性心动过速常见,心房颤动较少发生;室性心律失常包括室性早搏、室性心动过速和心室颤动。本病半数以上病死方式为猝死,其重要原因为心律失常。

(二)诊断与鉴别诊断

肥厚性心肌病的诊断主要依靠超声心动图检查及心室造影。心电图大多无特异性改变,少数患者心电图可出现某些特征性改变:如深而窄的异常 Q 波提示室间隔肥厚型心肌病;胸导联出现巨大倒置 T 波,提示心尖肥厚型心肌病。不过,心电图即使出现上述特征性改变也还需与心肌梗死作出鉴别:

1. 室间隔肥厚型心肌病 常在前侧壁导联出现异常 Q 波,此需与前侧壁心肌梗死相鉴别。两者不同之处为:①心肌病异常 Q 波的深度虽>R/4,但其宽度<0.04 秒,而心肌梗死异常 Q 波的宽度多>0.04 秒;②心肌病出现异常 Q 波的导联 R 波较高,ST 段无明显偏移,T 波往往直立。而心肌梗死出现异常 Q 波的导联 R 波降低,ST 段弓背向上抬高,T 波常常倒置。

2. 心尖肥厚型心肌病 其出现的巨大倒置 T 波需与前壁或前侧壁无 Q 波型心肌梗死相鉴别。两者不同之处为:①心肌病胸前导联 ST-T 改变稳定不变,而心肌梗死 ST-T 改变有动态变化;②心肌病的 V_5、V_6 导联 R 波增高,而心肌梗死 V_5、V_6 导联的 R 波振幅常常降低。

三、致心律失常性右室心肌病

致心律失常性右室心肌病又称致心律失常性右室发育不良。其主要病理改变为右心室心肌被纤维组织和脂肪组织所替代,其临床特征主要表现为室性早搏、室性心动过速和猝死。本病早期约有40%的患者心电图正常,随着疾病的发展,右心室除极和复极均出现异常,并发生右心室源性室性心律失常,如出现左束支阻滞型室性心动过速。心电图检查对本病有较大的诊断价值:

1. 约1/3患者在QRS波群终末部分可记录到一直立的小棘波(Epsilon波,常见于V_1导联),系由右心室一部分心肌除极延迟所致。加大心电图机增益后记录,更加明显。

2. Epsilon波可使V_1、V_2导联(局限性)QRS时间延长≥0.11秒(敏感性55%,特异性100%)。

3. 常见呈左束支阻滞形态的室性早搏及阵发性或持续性左束支阻滞型室性心动过速。

4. 其他　可有:①右心房肥大;②右束支传导阻滞;③右胸导联($V_1 \sim V_3$)T波倒置。

先天性心脏病

先天性心脏病简称**先心病**,是胎儿心脏在母体内发育缺陷或部分停顿所造成的。其主要表现为心脏结构或大血管先天性畸形,而造成血流动力学发生改变。该病的种类较多,如房间隔缺损、室间隔缺损、动脉导管未闭、肺动脉狭窄、法洛三联症或四联症、埃布斯坦畸形、先天性大血管错位、右位心、单心室等。各类型的畸形或缺损可单独发生,也可组合并存。

先天性心脏病所致的心电图改变主要与血流动力学的改变有关。不同类型的先天性心脏病可因不同的血流动力学改变而出现不同的心电图改变;也可因其相似的血流动力学改变而出现相近的心电图图形;某些畸形程度较轻,对血流动力学影响不大的先天性心脏病,心电图可无异常改变。然而,心电图除对某些先天性心脏病表现有特征性改变外,大多缺乏特异性。临床对本病的诊断主要依赖症状、特征性杂音及超声心动图检查。尽管如此,心电图以其简便易行的特点,至今仍是临床诊断先天性心脏病重要的辅助手段。

下面仅简单介绍几种常见先天性心脏病的心电图改变。

一、房间隔缺损

房间隔缺损可分为继发孔型和原发孔型,其中以前者较为常见。房间隔缺损时由于左心房压力高于右心房,存在心房部位的左向右分流,此时右心室不仅接受上下腔静脉流入右心房的血液,而且还接受左心房分流入右心房的血液,故使右心系统舒张期容量负荷过重。晚期可出现肺动脉高压,使右心室压力负荷亦加重。

(一)继发孔型房间隔缺损的心电图表现

1. 出现不完全性或完全性右束支阻滞图形　此并非真正的右束支传导障碍,而是由于右心室舒张期容量负荷过重,导致右心室流出道、室上嵴及圆锥部肥厚所致(图3-13)。

2. 右房、右室肥大　右房肥大多表现为P波高尖(多见于V_1导联);右室肥大可表现为右胸导联R波增高,电轴右偏(图3-56)。

3. 心律失常　可出现一度房室传导阻滞及心房颤动。

(二)原发孔型房间隔缺损的心电图表现

1. 电轴左偏　发生率几乎100%,类似左前分支阻滞图形,此是与继发孔型房间隔缺损的主要区别(图3-57)。

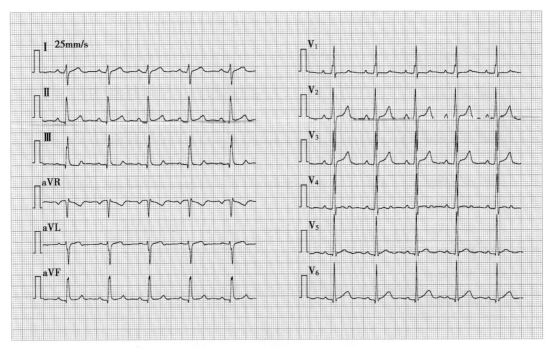

图 3-56 房间隔缺损(继发孔型)

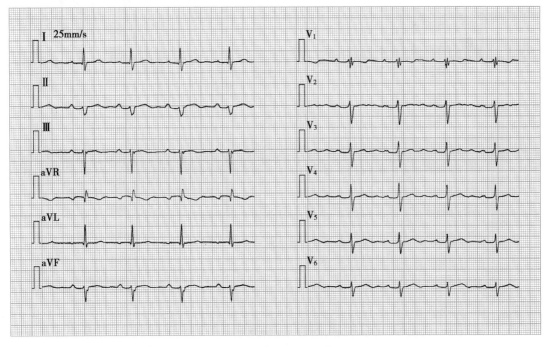

图 3-57 房间隔缺损(原发孔型)
一度房室阻滞、电轴左偏及不完全性右束支阻滞图形改变

2. 出现不完全性或完全性右束支阻滞图形改变的右心室肥大　但其发生率低于继发孔型。

3. 心律失常　出现一度房室传导阻滞的发生率较继发孔型高。

二、室间隔缺损

室间隔缺损时由于左室的压力高于右室,心室收缩期存在左向右的血液分流,使肺循环血流量明显增加,而肺循环至左心的血液明显增加又导致左心负担加重,故心电图常呈现右心室收缩期负荷过重及左心室舒张期负荷过重的表现。小面积的室间隔缺损,左向右分流量不大,心电图可正常。当缺损较大且病程较长时,心电图可出现以下改变:

1. 左心室肥大改变　表现为左室舒张期负荷过重的图形:左胸导联(V_5、V_6)Q 波加深,R 波增高,ST 段抬高,T 波直立。

2. 双侧心室肥大改变　可出现 **Katz-Wachtel 现象**:即过渡区胸导联($V_3 \sim V_4$)QRS 波群双向电压增大(图 3-58)。

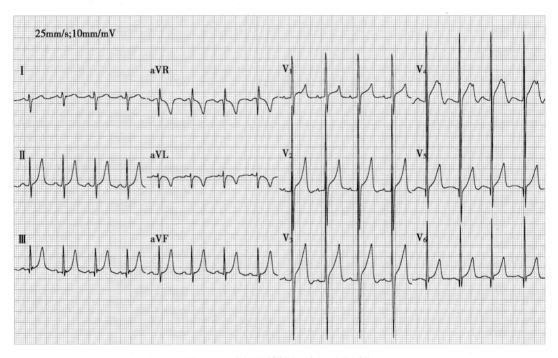

图 3-58　室间隔缺损(双侧心室肥大)

3. 大缺损和双向分流患者　可出现 $S_1S_2S_3$ 图形或者 I、II 导联出现深 S 波(而 III 导联没有)。

4. T 波改变　部分室间隔缺损大的幼儿,右胸导联 T 波出现前半部圆顶后半部高尖的形态改变,其前峰代表左室复极,后峰代表右室复极。

5. 其他表现　可出现左心房肥大及房性心律失常、一度房室传导阻滞及不完全性右束支阻滞。

三、动脉导管未闭

动脉导管是连接主动脉和肺动脉之间的一根管道,是胎儿血液循环的重要通道,在胎儿出生后一般在数月内因废用而闭塞,如 1 岁后仍未闭塞即为动脉导管未闭。

由于主动脉压高于肺动脉压,未能关闭的动脉导管使得血液不论在收缩期还是舒张期均产生自左向右的分流,结果导致肺循环血流量增多,并造成左心房和左心室回心血量增加,左心负荷加重。少数患者可伴有肺血管阻力增高,而引起显著的肺动脉高压,此时左向右分流反而减少,甚至发生右向左分流,临床出现发绀,并引起右心室肥大。在心电图上动脉导管未闭可有以下表现:

1. 左心室肥大　呈左心室舒张期负荷过重的表现。

2. 双侧心室肥大　肺动脉高压时可同时出现右心室肥大,呈收缩期负荷过重的心电图表现(图 3-59)。

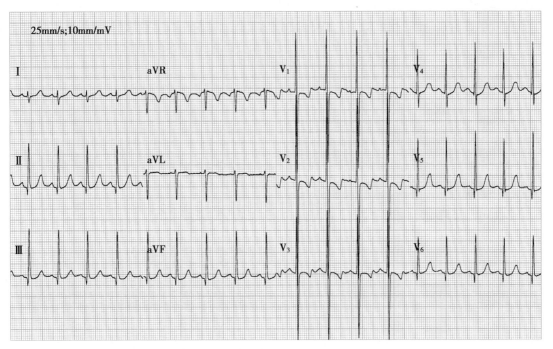

图 3-59　动脉导管未闭

左、右心室电压增高($Rv_5 + Sv_1 = 5.7mV$,$Rv_1 = 1.7mV$)提示双侧心室肥大,左心室呈舒张期负荷过重、右心室呈收缩期负荷过重的表现

3. 其他表现　可出现左心房肥大及心律失常等。

四、法洛四联症

法洛四联症包括肺动脉狭窄、室间隔缺损、主动脉骑跨和右心室肥厚,是发绀型先天性心脏病中最常见的一种。其心电图表现为:

1. 右心室肥大　右心室肥大是法洛四联症最主要的心电图改变(图 3-10)。

2. 右心房肥大。

五、右位心

右位心是心脏在胸腔的位置移至右侧的总称。右位心可分为:①镜像右位心,又称真正右位心;②右旋心;③心脏右移。通常,心电学中所指的右位心系镜像右位心,其心脏及其他脏器位置恰似正常位置在镜中的映像:心脏位于右侧胸腔,左心房、左心室及心尖位于右侧,右心房、右心室位于左侧,心尖仍由左心室构成。其他脏器亦发生相应的转位。其心电图表现为(图3-60A):

1. 肢体导联心电图犹如左右上肢电极接反的心电图:Ⅰ导联 P-QRS-T 为通常图形的倒像,Ⅱ与Ⅲ、aVR 与 aVL 导联图形互换,但 aVF 导联图形不变。

2. 胸导联($V_1 \sim V_6$)QRS 波群均呈 rS 型,QRS 波群振幅依次减小,犹如通常的 V_2、V_1、V_3R、V_4R、V_5R、V_6R 导联的图形。

按常规的导联连接方法,心电图出现上述特征性改变可作出"右位心"诊断。但这样记录的心电图不能发现诸如左室肥大、心肌缺血、束支传导阻滞等其他心电图改变。因此,对于右位心患者需再加做"校正的"12 导联心电图:左右上肢及左右下肢反接,胸导联记录 V_2、V_1、V_3R、V_4R、V_5R、V_6R 导联(图3-60B),以发现和分析有无其他心电图异常。

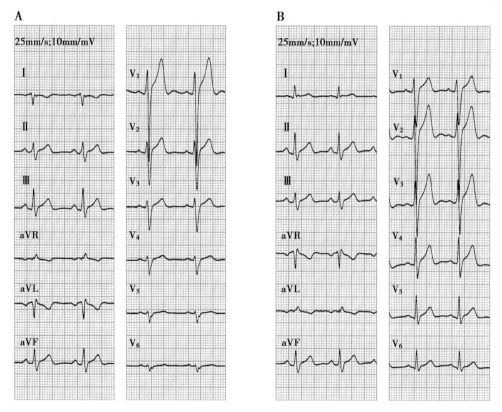

图3-60　右位心

A. 正常连接记录的心电图;B. 左右手反接及胸导联记录 V_2、V_1、V_3R、V_4R、V_5R、V_6R 位置的心电图

心脏瓣膜病

心脏瓣膜病是指心脏的瓣膜、瓣环及瓣下结构由于炎症、变性、先天性畸形等多种原因，使其增厚、粘连、钙化、僵硬，造成瓣膜在开放时打不开形成狭窄，或于关闭时合不拢形成关闭不全。心脏各瓣膜中二尖瓣最易受累，其次为主动脉瓣。其心电图改变除二尖瓣狭窄外多数心脏瓣膜病无特异性，临床诊断主要依赖病史、特征性杂音及超声心动图检查，心电图仅作为辅助手段协助诊断。

一、二尖瓣狭窄

二尖瓣狭窄最常见的病因是风湿性心瓣膜炎，其他可由老年退行性变、系统性疾患等病因引起。二尖瓣狭窄首先引起左心房压力升高，日久便引起左房扩大及肺动脉压力增高，进而导致右心室的肥厚及扩张。典型的心电图改变对二尖瓣狭窄诊断具有较大的特异性。

1. 左心房肥大　心电图出现特征性改变——二尖瓣型 P 波（图 3-4）：①P 波时间>0.11 秒；②P 波常双峰，峰距≥0.04 秒，后峰常高于前锋；③Ptf-V_1≤-0.04mm·s。

2. 右心室肥大　右胸导联电压增高、电轴右偏，有时表现出右束支阻滞图形。

3. 心律失常　二尖瓣狭窄时可合并多种心律失常，其中以心房颤动最为常见。

4. 心房颤动合并电轴右偏（图 3-61）、Ⅰ 导联的 P 波≥R 波，均提示二尖瓣狭窄所致的左心房肥大并存右心室肥大。

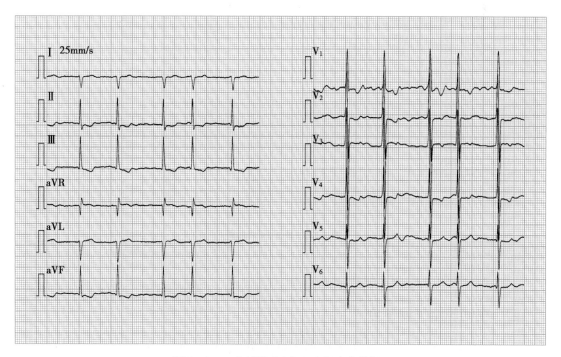

图 3-61　二尖瓣狭窄（右心室肥大伴劳损）

二、二尖瓣关闭不全

导致二尖瓣关闭不全的病因很多,其中以风湿性心瓣膜炎最常见。单纯二尖瓣关闭不全较少见,仅限于病情早期,大部分均发展为狭窄合并关闭不全。

二尖瓣关闭不全可使左心室收缩时,一部分血液经关闭不全的二尖瓣反流至左心房,而于左心室舒张时接受较正常明显增多的血量,使左房、左室容量负荷增加,其结果导致左房与左室的肥大。其心电图表现为:

1. 左心房肥大　心电图改变多不如二尖瓣狭窄明显。
2. 左心室肥大　多表现为容量负荷过重所致的左室肥大图形(图3-8)。
3. 心律失常　风湿性者以房颤为常见,二尖瓣脱垂者以室性心律失常为多见。

三、主动脉瓣狭窄

主动脉瓣狭窄使左室射血阻力增大,收缩期压力负荷过重,致左心室发生向心性肥厚。心电图出现收缩期负荷过重所致的左心室肥大特征:左胸导联 R 波电压增高,ST 段下移,T 波倒置(图3-62)。

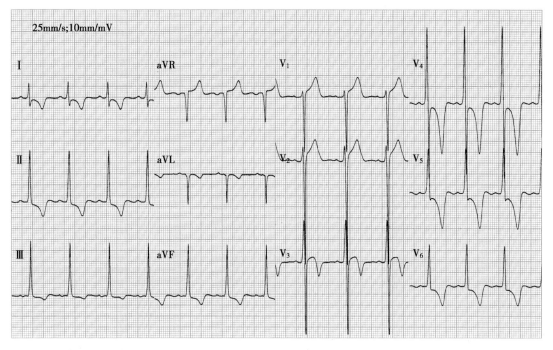

图 3-62　主动脉瓣狭窄
左心室肥大劳损:$Rv_5+Sv_1>4.0mV$,$R_{aVF}>2.0mV$,$R_{II}+R_{III}>4.0mV$;I、II、III、aVF、$V_4\sim V_6$ 导联 ST 段下移>0.05mV,且 T 波倒置

四、主动脉瓣关闭不全

主动脉瓣关闭不全使左心室在舒张期不单接受左心房的血液,还要接受从主动脉反流的血液,使左心室容量负荷过重而导致扩大。主动脉反流量大时,由于舒张压显著减低,可

引起冠状动脉供血不足。其心电图表现为：

1. 左心室肥大 多表现为容量负荷过重所致的左室肥大特征：Ⅰ、aVL、V_5、V_6导联Q波加深，R波增高，ST段抬高及T波直立(图3-9)。

2. ST-T改变 ST-T可呈上述改变，亦可因心肌缺血而出现ST段下移、T波双向或倒置。

高血压心脏病

高血压心脏病简称高心病，是长期血压升高后最常见的并发症之一。其发生率约占高血压总数的1/3。高血压有原发性高血压(又称高血压病)和继发性高血压(又称症状性高血压)之分，无论是原发性高血压还是继发性高血压均可使心脏形态结构发生改变而导致本病。

由于血压长期升高，使左心室收缩负荷加重，心脏发生向心性肥厚。病理表现为心肌细胞肥大，间质纤维组织增生。随着病程的进展，左心室逐渐扩张。表现在心电图上可出现以下改变：

1. 左心室肥大伴劳损 心电图表现为收缩期负荷过重所致的左室肥大改变(图3-7)。

2. 左心房肥大 这是由于左室肥大引起心室顺应性下降，致左房负荷加重的缘故。

3. 心律失常 如心房颤动，房性或室性早搏，房室或束支传导阻滞。

4. 其他改变 可出现U波倒置，QT间期延长，此多说明心肌受累较重。部分病例由于左心衰竭而引起肺动脉高压，进而导致右心室出现肥大。

应当指出的是，高血压心脏病的心电图改变多缺乏特异性。另有些高心病患者左室电压增高可不明显，此可能与左心室肥厚伴心肌细胞变性、心肌纤维化有关。

病态窦房结综合征

病态窦房结综合征(sick sinus syndrome，SSS)，简称**病窦综合征**或**病窦**，指由于窦房结及周围组织器质性病变，造成其起搏功能和(或)传导功能障碍，从而导致一系列缓慢性心律失常，并引起头晕、黑矇、晕厥等临床表现的综合征。

一、临床表现

病态窦房结综合征患者临床上经常出现与心动过缓有关的心、脑等脏器供血不足的症状，如发作性头晕、乏力，严重者可发生黑矇、晕厥及抽搐(**阿-斯综合征**)，甚至猝死。如有心动过速发作则可出现心悸、心绞痛的症状。

二、心电图表现

(一) 窦性心动过缓

出现持久而显著的窦性心动过缓，心率<50次/分，尤其是<40次/分，且伴有黑矇、晕厥者，应高度怀疑病态窦房结综合征。窦性心动过缓是病态窦房结综合征最早、最常见的表现，占其总数的60%~80%。

窦性心动过缓者在剧烈运动后若心率能达100~120次/分，表明窦房结功能尚好；若心率不能随运动而增快或达不到90次/分,则提示窦房结功能低下。不过,在考虑由病态窦房结综合征所致的窦性心动过缓时,应除外药物的影响。

(二) 窦性停搏与窦房阻滞

较短时间的窦性停搏可见于正常人尤其是运动员,但大于3秒的窦性停搏在正常人中罕见而更多见于病态窦房结综合征患者中。

偶尔出现的窦房阻滞(特别是二度Ⅰ型窦房阻滞)可见于正常人,频繁发生的窦房阻滞(特别是二度Ⅱ型及高度窦房阻滞)多见于病态窦房结综合征患者。

(三) 双结病变

在发生窦性停搏或窦房阻滞而出现长间歇时,心脏次级起搏点——房室交界区常常"保护性的"发出激动,表现出交界性逸搏及逸搏心律。若病变累及交界区则使其不能或不能及时发出逸搏(逸搏间期≥2秒),或逸搏心律的频率<35次/分,称为**双结病变**(图3-63)。此外,双结病变还可以表现为并存房室传导阻滞,心电图上出现窦性心动过缓伴房室阻滞。

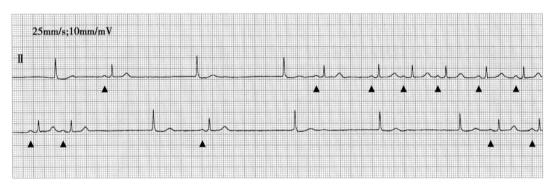

图3-63　双结病变
图中"▲"提示上方的窦性P波,多处出现长PP示窦性停搏,其间可见交界性逸搏及频率较慢的逸搏心律(约37次/分)心律,提示房室交界区功能亦低下

(四) 心动过缓—心动过速综合征

又称慢—快综合征,是病态窦房结综合征最常见的表现类型。其心电图表现为心动过缓和心动过速交替出现。心动过缓多为窦性心动过缓及由此引起的交界性逸搏心律或室性逸搏心律,也可以是由窦房阻滞、窦性停搏造成的心动过缓,在此基础上反复发生快速心律失常,如阵发性房性心动过速、阵发性心房扑动、心房颤动或房室折返性心动过速,其中以阵发性心房颤动为多见(图3-64)。心动过速终止后,常出现较长的RR间期,严重时可导致黑矇或晕厥的发生。

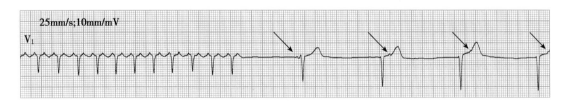

图3-64　心动过缓—心动过速综合征
心电图示心房扑动终止后出现的交界性逸搏心律(41次/分)。箭头指的是出现在QRS前后的无关窦性P波

三、诊断与临床意义

病态窦房结综合征的诊断主要依靠临床表现、常规心电图和动态心电图,必要时行运动负荷试验、药物激发试验以及电生理检查。由于病态窦房结综合征的病程较长,症状轻重不一,心电图表现多种多样,故诊断不能依据单一表现,必须全面综合分析。

导致病态窦房结综合征的主要病因有:①冠心病、急性心肌梗死、心肌炎、心肌病、窦房结退行性变及手术损伤等;②淀粉样变性、甲状腺功能减退、电解质紊乱及某些药物对窦房结功能的抑制;③功能性病态窦房结综合征:由迷走神经张力异常增高所致。

Brugada 综合征

Brugada 综合征(Brugada syndrome,BrS)是一种离子通道基因异常所致的心律失常性疾病。其心电图具有特征性改变(Brugada 波):右胸导联($V_1 \sim V_3$)出现 J 波、ST 呈下斜型或马鞍形抬高及 T 波改变,临床上常因室颤或多形性室速引起患者反复晕厥甚至猝死。

本病于 1992 年由西班牙 Brugada P 和 Brugada J 两兄弟首先提出,在特发性室速或猝死病例中,部分患者心电图可表现为右束支传导阻滞和 $V_1 \sim V_3$ 导联 ST 段抬高,但在其临床检查中均末发现有器质性心脏病,心脏结构多正常。1996 年,日本 Miyazaki 等将此独特的临床电生理病症命名为 Brugada 综合征。

一、发生机制

(一)遗传学

Brugada 综合征为常染色体显性遗传性疾病,以中青壮年男性多见。1998 年,Chen 等首先报道了与 Brugada 综合征相关的 *SCN5A* 基因突变(*SCN5A* 是编码心脏钠离子通道 α 亚单位的基因)。最新文献报道(截止 2017 年 6 月),已发现 24 个突变基因与 Brugada 综合征有关,其中 *SCN5A* 基因为主要致病基因,约占 Brugada 综合征患者的 30%,其他突变基因总共只占 5%,仍有约 65% 的患者没有发现明确的致病基因,其相关研究还在进行之中。

(二)电生理学机制

心肌细胞动作电位的 2 相是由 I_{to}(K^+外流)、I_{Ca}(Ca^{2+}内流)及 I_{Na}(Na^+内流)等离子流共同形成。正常时,三种离子流跨细胞膜进出平衡而形成 2 相平台期(ST 段)。*SCN5A*(第一个被证实的致病基因)基因突变导致钠离子通道失活恢复变慢或钠离子通道功能性失活,使其动作电位 2 相期的内向电流 I_{Na} 减少,破坏了 I_{to}-I_{Na}-I_{Ca} 的 2 相平台期的平衡,致外向钾电流(I_{to})比内向电流(I_{Na}、I_{Ca})占优势,从而引起动作电位 2 相平台期丧失及动作电位时程的缩短。此情况主要发生在 I_{to} 丰富的心外膜,引起心室内、外膜之间复极离散度加大,造成心室复极早期跨室壁电位差,使心电图出现异常大的 J 波及 ST 段下斜型抬高,最终形成 Brugada 波。由于右心室基底部心外膜 I_{to} 电流密度比左心室更大,因而 Brugada 波主要表现在右胸导联($V_1 \sim V_3$)。此外,内外膜间复极离散度的加大又可引起局部心肌再兴奋(此被称为 **2 相折返**),产生联律间期很短的室性早搏,进而引起连续快速折返,导致多形性室速和室颤的发生。

二、临床表现

1. 患者的临床表现多以晕厥或猝死为首发症状,且猝死多发生在睡眠中。
2. 多发生于青壮年男性,报道的平均年龄为 35 ~ 41 岁,男女之比约为 10:1。
3. 常规心电图或动态心电图证实晕厥或猝死时的心律失常是室颤或多形性室速。
4. 体格检查、实验室检查、心脏超声、磁共振、心血管造影等检查均无器质性心脏病证据。
5. 约 50% 有家族性,为常染色体显性遗传。
6. 心室程序刺激或药物可诱发室颤或室速的发生。

三、心电图表现

Brugada 综合征心电图具有特征性改变,包括心电图图形异常(Brugada 波)以及伴发的恶性室性心律失常。

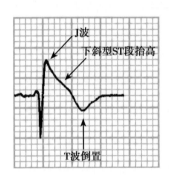

图 3-65　Brugada 波的三部分

1. **Brugada 波的特征及分型**　Brugada 波由右胸导联($V_1 \sim V_3$ 导联)出现的 J 波、抬高的 ST 段及 T 波改变共同组成。有人将 J 波、ST 段(下斜型)抬高及 T 波倒置称为心电图右胸导联三联症(图 3-65),其高大明显的 J 波类似右支传导阻滞时的 r' 波。根据此三种图形的不同表现将 Brugada 波分为三型:Ⅰ型,J 波或 ST 段抬高≥0.2mV,ST 段呈下斜型(又称穹隆形)抬高,T 波倒置,ST 段与 T 波间几乎无等电位线;Ⅱ型,J 波幅度≥0.2mV,ST 段抬高≥0.1mV,T 波直立或双向,ST-T 呈马鞍形;Ⅲ型,ST 段呈抬高<0.1mV,T 波直立,ST-T 呈低马鞍形(表 3-8,图 3-66)。

表 3-8　三种类型 Brugada 波的心电图表现

类型	Ⅰ型	Ⅱ型	Ⅲ型
J 波振幅	≥2mm	≥2mm	≥2mm
ST 段(终末部分)	逐渐降低	抬高≥0.1mV	抬高<0.1mV
T 波	倒置	直立或双向	直立
ST-T 形态	穹隆形	马鞍形	低马鞍形

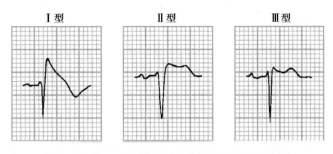

图 3-66　Brugada 综合征心电图表现的三种类型

Brugada 波心电图改变主要表现在 $V_1 \sim V_3$ 导联（常以 V_2 导联最明显），少数情况也能出现在 V_4 导联。其三种不同类型可在不同胸导联中同时出现。在一般人群中，Ⅱ型及Ⅲ型 Brugada 波检出率是Ⅰ型检出率的 5 倍，男性检出率远高于女性。三种类型中，Ⅰ型 Brugada 波有较强的诊断意义（图 3-67），而Ⅱ型和Ⅲ型即使明确存在也无诊断价值，不能作为 Brugada 综合征的诊断依据。

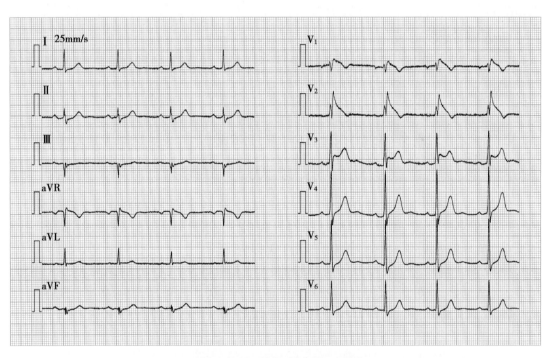

图 3-67　Brugada 综合征心电图
V_1、V_2 导联 ST 段下斜型抬高 T 波倒置，V_3 导联 ST-T 呈马鞍形改变

2. Brugada 波伴发的室性心律失常　Brugada 波与恶性室性心律失常构成 Brugada 综合征。其恶性室性心律失常多为快速室颤或多形性室性心动过速。发作前多无先兆，QT 间期正常。发生的室颤、室速能自然终止，也可呈持续性而导致心脏停搏或猝死。

四、诊断与鉴别诊断

（一）诊断标准

目前,对 Brugada 综合征的诊断主要采用 1+1/5 诊断方式。所谓 1,是指患者有自发或诱发的 Ⅰ 型 Brugada 波;所谓 1/5,是指患者另需具有以下 5 个条件中的一个(表 3-9),并需排除其他引起心电图异常的因素。

表 3-9 **Brugada** 综合征临床诊断的 5 个条件

本人病史	家族史
1. 室颤或多形性室速	1. 家族成员中有 45 岁以下猝死者
2. 晕厥或夜间极度呼吸困难	2. 家族成员中有 Ⅰ 型 Brugada 波
3. 心脏电生理检查可诱发室颤或室速	

尽管 Brugada 波是 Brugada 综合征的特征性心电图改变,但不能单凭心电图上 Brugada 波诊断 Brugada 综合征,对无上述临床症状者,称为特发性 Brugada 征样心电图改变。

（二）鉴别诊断

典型的 Brugada 波心电图不难判断,但 Brugada 波存在间歇性、多变性或隐匿性。同一患者在不同次的心电图记录中其心电图改变时有时无,或在不同时间的心电图上 Ⅰ、Ⅱ、Ⅲ型之间相互转变。有些携带 *SCN5A* 基因突变者,一般情况下 Brugada 波不出现,使用钠通道阻滞剂(如阿义马林或普鲁卡因胺),可使其隐匿的 Brugada 波显露出来。此外,类似 Brugada 波的心电图改变还可见于其他多种情况,如不典型的右束支阻滞、早期复极综合征、急性心包炎、急性心肌梗死(前间壁或右室)、致心律失常性右室心肌病、高钾血症、漏斗胸等。其中主要需与右束支阻滞、早期复极综合征相鉴别。

1. 与右束支传导阻滞心电图的鉴别 Brugada 波中的 J 波,有时类似右支阻滞时的 r′波。两者的不同之处是:右束支阻滞时,其他导联 QRS 波群终末波宽钝或有切迹;而 Brugada 波除在右胸导联表现外,对其他导联波形几乎无影响。

2. 与早期复极综合征的鉴别 两者都常发生于健康男青年,心电图都有 J 波及 ST 段的抬高。不同的是,早期复极综合征常有不典型的胸部症状,J 波和 ST 段抬高多出现在 $V_3 \sim V_5$ 导联,其后有高耸的 T 波,而这些表现与 Brugada 综合征明显不同(表 3-10)。

表 3-10 **Brugada** 综合征与早期复极综合征心电图的鉴别

	Brugada 综合征	早期复极综合征
心电图变化的导联	$V_1 \sim V_3$	$V_3 \sim V_5$
J 点	不明显	明显
J 波	J 波与 ST 段分界不明显	J 波与 ST 段分界明显
ST 段形态	下斜型抬高(Ⅰ型)	凹面向上型抬高

长 QT 综合征

长 QT 综合征(long QT syndrome,LQTS)又称 QT 间期延长综合征。指心电图上主要表现为 QT 间期延长,临床上多表现为恶性室性心律失常,伴发作性晕厥或猝死的一组综合征。

一、遗传与分类

长 QT 综合征分为**先天遗传性长 QT 综合征**和**后天获得性长 QT 综合征**两类。前者又称为**原发性长 QT 综合征**,是由于编码心肌离子通道及其相关蛋白的基因发生突变,引起心肌离子通道及动作电位异常所致;后者又称为**继发性长 QT 综合征**,是由缓慢型心律失常、电解质紊乱、药物、饥饿、中枢神经系统损伤、二尖瓣脱垂等原因所致。本文主要介绍前者。

狭义的长 QT 综合征仅指遗传性长 QT 综合征,其是人类发现的第一个离子通道疾病。该综合征可伴有或不伴有先天性耳聋。伴有耳聋者 1957 年由 Jervell、Lange-Nielsen 首先发现并报道,故称 **Jervell and Lange-Nielsen 综合征**。1963 年和 1964 年 Romano 和 Ward 报道了与 Jervell and Lange-Nielsen 综合征相同的家族性心脏病,但不伴耳聋,称为 **Romano-Ward 综合征**。然而,由于以上两种情况具有共同的特征,心电图上表现为 QT 间期延长、尖端扭转型室速,在遗传上又具有一定的相关性,1975 年这种疾病被统一命名为**长 QT 综合征**。临床上,以 Romano-Ward 综合征更多见。

突变基因通过多种方式造成心肌离子通道功能异常,导致心室肌细胞动作电位时程延长,从而引起心电图 QT 间期延长。对 LQTS 的分型主要根据突变基因型进行,截止 2017 年 6 月,已发现 19 个 LQTS 的致病基因。在各类致病基因中,以 LQT1 最常见,约占已知基因型的 50%,LQT2 约占 40%,LQT3 约占 5%,其他各亚型所占比例均较少。

根据室性心动过速发作的诱因,长 QT 综合征又可分为:①长间歇依赖型,多为获得性,常由于心动过缓或早搏后的长间歇而诱发尖端扭转型室速;②肾上腺素能依赖型,多为先天性,常在情绪激动、应急、运动等交感神经兴奋、儿茶酚胺释放增多时触发尖端扭转型室速;③中间型,上述两种情况兼而有之。

二、临床表现

长 QT 综合征的临床表现主要为发作性晕厥或心脏性猝死,除此之外,还可表现有胸背痛、胸闷、心悸、头晕和黑矇等症状。LQT1 患者常因运动(如跑步、游泳等)诱发心脏事件,特别是游泳,在所有因游泳诱发心脏事件的 LQTS 患者中,LQT1 占 99%。而在 LQT2 患者的心脏事件中,仅 13% 发生在运动时,大部分由情绪应激(如恐惧、害怕或惊吓等)诱发。在 LQT3 患者中,约 93% 的猝死发生在睡眠中。

三、心电图表现

1. QT 间期延长　　QT 间期和校正的 QT 间期(QTc)延长是诊断长 QT 综合征的重要依据。

QTc 由 Bazett 公式计算得出,即 $QTc=QT/\sqrt{RR}$。选择 QT 间期最长的导联测量(通常选 II、V_2 或 V_5 导联),目前认为,男性 QTc≥0. 47 秒,女性 QTc≥0. 48 秒,可诊断长 QT 综合征。

约有 12% 长 QT 综合征基因携带者 QTc 可正常,另有 30% 的患者 QTc 在临界范围(0.45 ~ 0.46 秒),因此,QTc 正常并不意味就排除长 QT 综合征,或有 40% 左右的患者不能以心电图诊断。

2. T 波、U 波异常　　长 QT 综合征的 T 波可呈多种形态,如宽大、切迹、低平或双峰,亦可出现 T 波电交替,包括 T 波电压高低的交替、T 波极性正负的交替和 T 波形态的交替。U 波可出现振幅增高、TU 融合。

研究发现,不同基因型的长 QT 综合征 T 波有不同的表现。通常,T 波宽大是 LQT1 的特点,T 波双峰而低平是 LQT2 的特点,LQT3 很少出现 T 波双峰,但却常表现出 ST 段延长和 T 波狭窄尖锐或双向 T 波。

3. 反复出现多形性室性早搏,多形性尤其是尖端扭转型室速,或心室颤动。

四、诊断标准

长 QT 综合征的诊断主要根据患者的临床症状、家族史和心电图表现。在儿童或年轻人出现难以解释的晕厥或心源性猝死,要高度怀疑存在长 QT 综合征的可能。由运动、情绪激动诱发的晕厥更提示可能存在长 QT 综合征。心电图男性 QTc ≥0.47 秒,女性 QTc ≥ 0.48 秒可作为独立诊断标准,若 QTc 介于 0.41 ~ 0.46 秒,应进一步结合病史及其他诊断指标。目前长 QT 综合征的诊断标准仍按 1993 年国际长 QT 综合征协作组的建议(表 3-11)。

表 3-11　长 QT 综合征临床诊断标准

特征	评分
心电图表现[*]	
A. QTc[**]	
>0.48s	3
0.46 ~0.47s	2
0.45s(男性)	1
B. 尖端扭转型室速[***]	2
C. T 波电交替	1
D. 3 个导联中有切迹型 T 波	1
E. 心率低于同龄正常值	0.5
临床病史	
A. 晕厥:由紧张引起	2
非紧张引起	1
B. 先天性耳聋	0.5
家族史[***]	
A. 家族中有确定的长 QT 综合征患者	1
B. 直系亲属中有 30 岁以下发生无解释的心脏性猝死	0.5

注:评判标准:积分≤1 分,长 QT 综合征诊断的可能性小;2 ~ 3 分,临界型;≥4 分,长 QT 综合征诊断的可能性大。

　[*] 排除药物或其他疾患对心电图指标的影响。

　[**] QTc 由 Bazett 公式计算得出 QT 值。

　[***] 扭转型室速和晕厥并存时,记分仅取两者之一。如果某一家族成员中同时具备 1、2 两项,记分仅取两者之一。

第四章
其他疾病的心电图

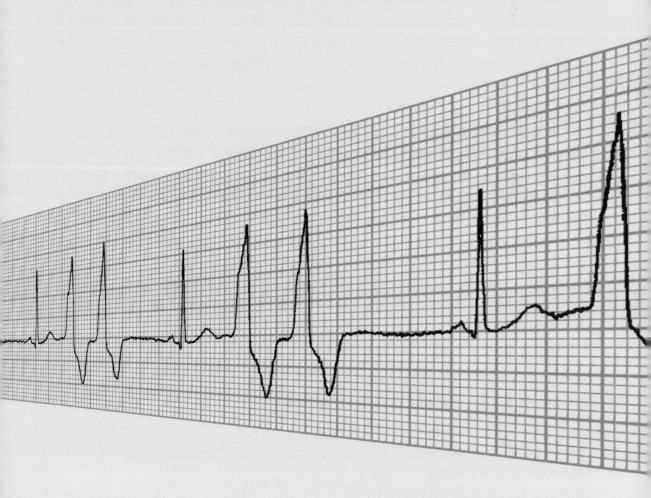

其他系统疾病的心电图

毋庸置疑,心血管系统疾病大多数可出现心电图异常改变,其他系统的某些疾病也可以直接或间接地影响到心肌细胞的外部环境或其正常的电生理活动,从而引起心电图发生改变。这其中部分心电图改变具有较强的特异性,可为临床作出病因诊断提供诊断指标;部分心电图改变无特定意义,仅能为临床分析病情提供一些诊断线索。然而需指出的是,心电图即使出现具有病因诊断价值的特异性改变,仍需紧密结合临床综合分析,否则也可能出现误诊。

肺源性心脏病

肺源性心脏病(简称肺心病),是指由支气管—肺组织、胸廓或肺血管病变致肺血管阻力增加,导致肺动脉高压,继而引起右心室结构或(和)功能发生改变的疾病。根据起病缓急和病程长短,肺心病可分为急性和慢性两类。急性肺心病常见于急性大面积肺栓塞。慢性肺心病多数继发于慢性支气管、肺疾病,尤其是慢阻肺。本文主要介绍肺栓塞和慢性肺心病的心电图改变。

一、肺栓塞

肺动脉栓塞症(简称肺栓塞),是以各种栓子阻塞肺动脉系统为其发病原因的一组疾病或临床综合征的总称。不同栓子所致的肺栓塞中,肺血栓栓塞症为最常见类型。当肺动脉发生较广泛阻塞时,可造成肺动脉高压,进而引起右心室扩大,导致急性肺源性心脏病。临床上诊断肺栓塞主要根据病史、症状、体征及实验室检查如胸部 X 线片、心电图、超声心动图和血浆 D-二聚体等。其实,心电图诊断肺栓塞不敏感也不特异,但仍是必查的重要项目。早在 1935 年 McGinn 和 White 首先报道了肺栓塞的心电图所见,并发现经典的 $S_I Q_{III} T_{III}$ 图形。

肺栓塞的心电图主要反映急性右心室扩张、劳损和心肌缺氧。其心电图改变多呈一过性,应及早描记心电图,对可疑改变者应多次记录动态比较。若有发病前心电图对比,将有利于其诊断。

(一) 心电图改变机制

肺栓塞发生后,可因肺动脉的机械性阻塞,反射性地引起全肺小动脉痉挛,导致肺动脉收缩压快速增高,而造成右心室急剧扩张。心脏为适应胸腔内的形态结构,势必沿其长轴作顺钟向转位,且使心脏在胸腔中的位置趋向垂位。心电学上,引起额面 QRS 向量环作顺钟向运转,起始向量位于左上,投影在Ⅲ导联的负极一侧使之产生 Q 波;终末向量转向右上,投

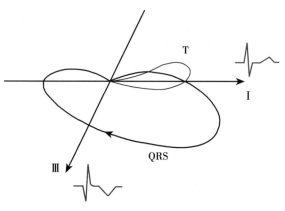

图 4-1 $S_I Q_{III} T_{III}$ 图形形成机制

影在 I 导联的负极一侧使之产生终末 S 波；而 T 环或 T 电轴位于-30°左右,投影在Ⅲ导联的负极一侧,故使Ⅲ导联 T 波倒置,形成所谓 $S_I Q_Ⅲ T_Ⅲ$ 三联症(图 4-1、4-2)。

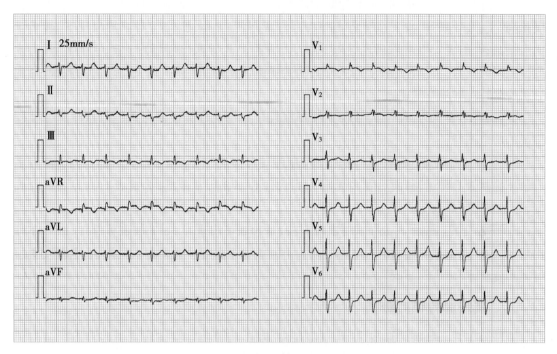

图 4-2 肺栓塞心电图

图中显示:① $S_I Q_Ⅲ T_Ⅲ$ 图形;②窦性心动过速;③不完全性右束支阻滞改变;④顺钟向转位;⑤电轴右偏、aVR 导联出现终末宽 R 波;⑥ V_4 ~ V_6 导联 ST 段水平型下移, V_1 导联 T 波倒置

另一方面,由于心排血量骤然降低及冠脉痉挛,使冠状动脉供血急剧减少,造成心电图出现急性心肌缺血改变。由于右心室扩张和心肌缺血,可能影响右束支的传导功能,故可出现右束支阻滞的心电图改变。

(二) 心电图表现

1. 窦性心动过速 此是肺栓塞最常见的心电图改变。

2. $S_I Q_Ⅲ T_Ⅲ$ 三联症 I 导联出现明显的 S 波,Ⅲ导联出现明显的 Q 波,Ⅲ导联 T 波倒置。

3. 肢体导联 电轴右偏,或左偏或为"不确定电轴";aVR 导联出现终末宽 R 波。

4. 胸导联过度区左移,呈重度顺钟向转位 V_5 导联 S 波增深,呈 rS 型或 RS 型。

5. ST-T 改变 右胸导联常出现 T 波倒置;左胸导联常出现缺血型 ST 段下移。

6. 出现一过性右束支传导阻滞改变 持续数天即可消失。

7. 常伴发房性快速性心律失常 如房性心动过速、心房扑动、心房颤动等,多为一过性。

(三) 鉴别诊断

$S_I Q_Ⅲ T_Ⅲ$ 是肺栓塞常见的心电图改变,出现率约为 50% ,但其特异性不高,临床上还可见于急性下壁心肌梗死、左后分支阻滞、正常变异等,须注意鉴别。

1. 急性下壁心肌梗死　Ⅲ导联出现异常Q波且T波倒置,既可是肺栓塞的改变,也可为急性下壁心肌梗死的表现,两者鉴别点是:①前者仅Ⅲ导联出现Q波,且多达不到梗死Q波的诊断标准,而后者Ⅱ、Ⅲ、aVF导联均可出现梗死性Q波;②前者Ⅲ导联可出现ST段轻度抬高,Ⅰ、Ⅱ导联ST段下移或呈"阶梯状"抬高,而后者Ⅱ、Ⅲ、aVF导联均出现ST段弓背向上抬高;③前者aVR导联出现终末R波,而后者aVR导联出现起始r波;④前者ST-T改变持续时间短暂,不符合急性心肌梗死的演变规律,而后者的ST-T改变持续时间较长,呈现心肌梗死特定的演变规律。

此外,有学者认为,Ⅲ和V_1导联T波都倒置是鉴别急性肺栓塞与急性冠状动脉综合征准确的心电图特征。

2. 左后分支阻滞　肺栓塞与左后分支阻滞均可出现$S_ⅠQ_ⅢT_Ⅲ$,两者不同点为:①前者多有临床症状及心动过速,而后者多无临床症状且心率在正常范围;②前者右胸导联多有改变,后者多无明显改变。

3. 正常变异　正常人Ⅰ导联可出现S波,Ⅲ导联可出现Q波,T波也可倒置,因而亦可出现$S_ⅠQ_ⅢT_Ⅲ$,类似肺栓塞的心电图表现。不同点为正常变异者无临床症状,心电图改变长时间不变。

二、慢性肺源性心脏病

慢性肺源性心脏病简称慢性肺心病,是由肺组织、肺血管慢性病变引起肺组织结构和(或)功能异常,造成肺血管阻力增加及肺动脉压增高,导致右心室肥大及右心房肥大,伴或不伴右心功能衰竭的心脏病。慢性肺心病特别是中晚期患者,心电图常可出现特征性改变,临床据此可作出病因诊断。

(一)心电图改变机制

在慢性肺心病早、中期,右心室肥大以流出道肥大为主。早期,轻度的右心室肥大产生的右室除极向量被左心室除极向量所抵消,心电图可完全正常。当病变发展到一定程度时,$V_1 \sim V_5$(或V_6)导联QRS波群常常呈rS型(R/S<1),心电图表现出重度顺钟向转位(图4-3)。这是因为:右心室流出道的肥大,使向右后方的心室除极向量显著增大,致位于左前方的胸前导联R波减小S波增大;另一方面,由于肺气肿影响使膈肌下降,心脏在胸腔中位置趋向于垂直并呈顺钟向转位,也使V_5、V_6导联R波减小,S波增大。当病变发展到晚期,在右室流出道肥大加重的同时,右室游离壁也明显肥大,致向右前的心室除极向量也增大,使V_1导联出现高R波,而V_5、V_6导联的S波更趋加深。

慢性肺心病所致的右心房肥大,其心房除极向量向下增大,对Ⅱ、Ⅲ、aVF导联影响明显,使其P波增高变尖即出现"肺型P波"改变(图3-3、4-3)。

部分患者可出现QRS低电压。既往认为是由于肺气肿影响了心电传导所致,目前认为此可能是由于心室除极向右后上向量增大,向下向量减少之故。增大的向量与Ⅰ、aVL导联几乎垂直,投影在Ⅱ、Ⅲ、aVF导联也减少,故引起明显的肢体导联QRS低电压(图4-3)。这也解释了为什么肢体导联QRS电压降低,而P波电压却可出现增高的现象。

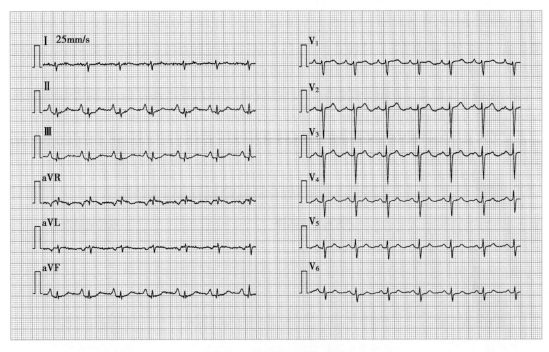

图 4-3 慢性肺心病心电图

患者反复咳嗽、咳痰 20 余年,气喘 9 年,加重一周。图中显示:①肺型 P 波;②电轴右偏;③肢体导联 QRS 低电压;④重度顺钟向转位

(二) 心电图表现

1. 右心房肥大 ①肺型 P 波:Ⅱ、Ⅲ、aVF 导联 P 波高而尖,电压$>0.25mV$(或$>0.2mV$并且$>1/2R$);②Pv_1起始指数(IPI-V_1:Pv_1正向部分振幅 mm 和时间 s 的乘积)$\geq 0.03mm \cdot s$。

2. 右心室肥大 ①$V_1 \sim V_5$(或 V_6)导联呈 rS 型,呈重度顺钟向转位(有时 $V_1 \sim V_3$ 导联呈 QS、Qr 或 qr 型,此改变多于急性发作时出现,病情缓解后转为 rS 型);②V_1 导联 R 波增大呈 qR、R 或 Rs 型,$Rv_1 > 1.0mV$,$Rv_1 + Sv_5 > 1.05mV$,V_1 导联 R/S<1,V_5 导联 R/S≤ 1;③V_1 导联呈右束支阻滞图形 rsR′型;④aVR 导联 R/Q 或 R/S≥ 1。

3. 电轴右偏$\geq +90°$。有时电轴显著右偏可达右上象限(多在$-90° \sim -120°$),标准肢体导联出现 $S_1S_2S_3$ 图形。少数患者电轴左偏($-30° \sim -90°$)称为假性电轴左偏。

4. 肢体导联 QRS 低电压。

5. 常伴有心律失常 如房性早搏、室性早搏、房性心动过速、心房颤动,完全性或不完全性右束支传导阻滞等。

(三) 鉴别诊断

慢性肺心病心电图因 $V_1 \sim V_3$ 导联 QRS 波群呈 QS 型,可能被误诊为前间壁心肌梗死;而"假性电轴左偏"可能被误诊为左前分支阻滞。

1. 前间壁心肌梗死 慢性肺心病与前间壁心肌梗死不同点为:①前者降低一个肋间描记 $V_1 \sim V_3$ 导联,可能出现 rS 型,而后者存在 Q 波区,降低一个肋间描记 $V_1 \sim V_3$ 导联,仍呈

QS 型或 Qr 型；②前者 $V_1 \sim V_3$ 导联 ST 段下移，而后者 $V_1 \sim V_3$ 导联 ST 段呈弓背向上抬高；③前者 V_4 导联很少出现异常 Q 波，后者 V_4 导联可能出现异常 Q 波；④前者 $V_1 \sim V_3$ 导联 QS 型持续时间短暂，病情缓解后可转呈 rS 型，后者 QS 型持续时间较长，数月至数年不变；⑤前者可出现"肺型 P 波"，QRS 电轴右偏等，而后者多无此改变。

2. 左前分支阻滞　左前分支阻滞与慢性肺心病均可出现电轴左偏，但两者 QRS 向量环终末向量方向明显不同，前者位于左上方，而后者位于右上方（反映右室流出道肥大），投影在 I 导联负极一侧产生 S 波，因而引起 $S_1 S_2 S_3$ 等一系列心电图改变。两者的鉴别，见表 4-1。

表 4-1　左前分支阻滞与假性电轴左偏的鉴别

	左前分支阻滞	假性电轴左偏
QRS 电轴	$-30° \sim -90°$	多在 $-60° \sim -120°$
S_{II}/S_{III}	<1	>1
R_{aVR}/R_{aVL}	<1	>1
I 导联出现 S 波	I 导联不出现 S 波（除非合并右束支阻滞）	常出现 $S_1 S_2 S_3$
P 电轴	多在正常范围	常在 +80° 左右
肺型 P 波	无	常见
QRS 低电压	无	常见
临床资料	多有冠心病、心肌病等	多有肺气肿、肺心病

自发性气胸

胸膜腔是不含气体的密闭的潜在性腔隙。当气体进入胸膜腔造成积气状态时称为气胸。气胸可分为自发性、外伤性和医源性三类。自发性气胸是呼吸系统常见急症。气胸发生后，由于胸膜腔内突然出现大量的空气，两侧胸膜腔压力突然发生改变，使心脏在胸腔中的位置发生改变；再者，由于大量气体包绕在心脏周围，造成心电向胸壁传导电阻增加。故而可使心电图出现以下改变：

1. 电轴多呈现右偏。部分患者肢体导联出现 $S_1 S_2 S_3$ 图形，此可能与心尖向后转位有关。

2. 左侧气胸时，左胸（$V_4 \sim V_6$）导联 QRS 波群电压突然显著降低（图 4-4）。如取左侧卧位心脏与胸壁靠近后，QRS 波群电压可恢复正常。

3. 心脏与胸壁的距离可随呼吸忽近忽远，从而可使 QRS 波群电压发生忽高忽低的改变。

4. 个别病例气胸侧导联 R 波可消失呈 rS 或 QS 型，酷似急性心肌梗死，但无 ST 段异常抬高。

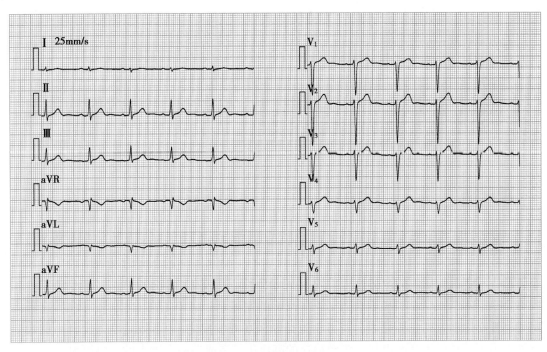

图 4-4　左侧气胸心电图

甲状腺功能亢进

甲状腺功能亢进症(简称**甲亢**),是指甲状腺腺体本身产生甲状腺激素过多而引起的甲状腺毒症。甲状腺功能亢进症时,过多的甲状腺激素导致交感神经兴奋性增高、新陈代谢加速,对心血管及全身多系统均可产生影响。其中约有 90% 的患者有心脏方面的症状。心电图上可出现多种快速性心律失常,尤以持续存在的窦性心动过速最常见。

心电图表现:

1. 持续的窦性心动过速,且心动过速的频率与甲状腺功能亢进症的严重程度呈正比。

2. 部分患者出现房性心律失常。如房性早搏、房性心动过速或心房颤动。

3. 少数患者出现右束支传导阻滞或房室传导阻滞。

4. 甲状腺功能亢进症长期存在,可引起甲亢性心脏病。心电图可出现右心室肥大、左心室肥大或全心肥大。

甲状腺功能减退

甲状腺功能减退症(简称**甲减**),是由各种原因导致的低甲状腺激素血症。其病理特征是黏多糖在组织和皮肤堆积,表现为黏液性水肿,亦可引起心肌纤维发生黏液性水肿。早在 1918 年 Zondex 就报道过甲状腺功能减退损害心脏。约 70% ~ 80% 甲状腺功能减退的患者有心血管病变,约 50% 的患者可出现比较有特征的心电图改变。

甲状腺功能减退症时,由于甲状腺分泌不足,甲状腺激素水平过低使全身代谢水平低下,反映在心血管系统可因心肌内儿茶酚胺受体减少,心肌对儿茶酚胺的敏感性降低,可出现心动过缓、气短、血压偏低等症状与体征。黏液性物质沉积于心脏,可引起心电图各波的电压降低。

心电图表现:

1. 窦性心动过缓。

2. P波、QRS波群电压降低。

3. T波低平或倒置,但不伴有ST段变化。Wood提出,窦性心动过缓、QRS波群低电压、T波低平或倒置三者都具备即可诊断黏液性水肿。

4. 少数病例出现PR间期或QRS波群时间延长。

糖尿病

糖尿病是由于胰岛素分泌绝对或相对不足引起的疾病,常出现心血管、肾、眼及神经系统并发症,其中心血管并发症已成为糖尿病死亡的主要原因。冠心病的发病率为非糖尿病患者的3～4倍,糖尿病的全部死因中约30%是急性心肌梗死。糖尿病伴发的急性心肌梗死中有24%～42%为无痛性或轻痛性,因为32%的糖尿病患者有心脏自主神经改变,这可能是无痛性心肌梗死的主要原因。高血压也是糖尿病并发症之一,多数是因伴发肾小球病变继而发展至肾功能不全所引起。未经治疗的高血压是造成左心室肥大的主要原因。

心电图表现:

1. 窦性心动过速　主要是因迷走神经损害所致。

2. 窦性心动过缓　糖尿病晚期,交感神经也受损时可出现明显的频率固定的心动过缓。

3. QT间期延长　由于自主神经调节障碍致心肌复极异常而造成QT间期延长。

4. ST-T改变　由多种因素造成的心肌缺血缺氧所致。

5. 心律失常　当病变累及传导系统时可引起各种心律失常,如房室传导阻滞、束支传导阻滞、房性早搏、室性早搏等。

6. 心肌梗死　常为无痛性。

7. 左心室肥大　多出现于糖尿病晚期。

脑血管意外

颅内病变特别是脑血管意外常可引起比较特异的心电图表现,称为脑血管意外型(cerebrovascular accidents pattern,CVA型)。1947年,Byer首先发现蛛网膜下腔出血患者的心电图出现高大的T波及QT间期延长,以后不少学者发现除蛛网膜下腔出血外,脑实质出血、头颅外伤、神经外科手术操作及颅内感染均可引起CVA型心电图改变,但发生频度不同,其中以蛛网膜下腔出血最多见。

CVA型心电图改变的发生机制迄今尚不十分明确,曾有学者怀疑可能是由合并的心肌缺血和心肌梗死所致。但是,具有此种心电图改变者心肌酶多无明显升高。动物实验直接刺激交感神经连接部位,如中脑、下丘脑等可引起类似的心电图改变。右侧颈部根治术后患者也可出现类似的心电图改变,推测与交感神经损伤有关。因此,CVA型心电图改变的可能机制是,颅内病变引起下丘脑一过性缺血或损伤,改变了自主神经张力,引起心肌损伤或功能性改变,从而导致了心脏复极过程的变化。

一、心电图表现

1. T波改变 多数 CVA 型患者出现巨大宽深倒置 T 波(图4-5)。临床上将心电图三个以上导联出现的幅度>10mm(1mV)的倒置 T 波称为巨大倒置 T 波(多表现在 $V_3 \sim V_6$ 导联,也可出现在肢体导联)。2001 年美国哈佛医学院 Hurst·JW 教授将出现在脑血管意外患者的这一形态特异的巨人倒置 T 波命名为 **Niagara 瀑布样 T 波**。相反,亦有少数 CVA 型患者 T 波表现为直立高大(图4-6)。其 T 波改变多于发病数小时内出现,一般持续数天后自行消失。

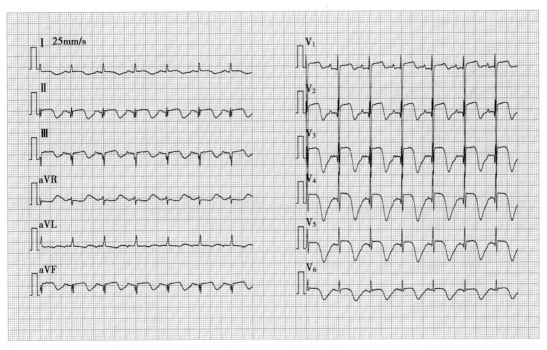

图4-5 Niagara 瀑布样 T 波(蛛网膜下腔出血)
图中可见巨大倒置 Q 波。此外可见异常 Q 波(下壁及前壁导联)、ST 段抬高,QT 间期延长,酷似急性心肌梗死,然冠脉造影示仅回旋支狭窄30%

2. U波增大 U波振幅增大,可直立也可倒置,常与其前 T 波相融合。

3. QT 间期延长 QT 间期和 QTc 均呈明显延长,后者常>0.50 秒。

4. 少数患者出现病理性 Q 波及 ST 段抬高 酷似急性心肌梗死(图4-5)。多见于蛛网膜下腔出血。

二、鉴别诊断

(一) 急性心肌梗死

CVA 型心电图改变有时与急性心肌梗死心电图十分相似(图4-5),有时又可同时合并急性心肌梗死,后者多有 CK-MB 同工酶升高,临床上不难识别。CVA 型与急性心肌梗死的心电图鉴别,见表4-2。

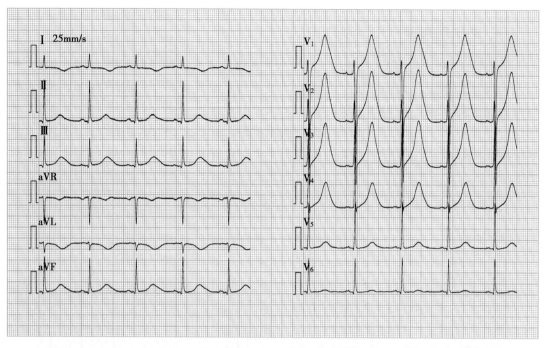

图 4-6　蛛网膜下腔出血所致的直立高大 T 波

表 4-2　CVA 型与急性心肌梗死心电图的鉴别

	CVA 型	急性心肌梗死
T 波倒置导联	分布广泛	局限于数个相关的导联
T 波形态	巨大、双肢可不对称	呈典型冠状 T 波
QT 间期	明显延长	轻度延长
U 波	明显	一般不明显
CK-MB 同工酶	升高罕见	几乎均升高

（二）电解质代谢失常

CVA 型 T 波倒置者类似低钾血症,T 波高大直立者又类似高钾血症。

1. 低钾血症　低钾血症 T 波倒置较浅,仅见于部分导联,另有某些血钾明显降低者可见下移的 ST 段与 TU 融合波形成一横卧 S 形,与 CVA 型明显不同。

2. 高钾血症　高钾血症 T 波高耸,基底部较窄,QT 间期正常或缩短;而 CVA 型 T 波基底部宽阔,QT 间期明显延长。

电解质紊乱的心电图

在人体体液中,电解质浓度和其平衡是维持生命的基础。当体液中电解质紊乱(electrolytes disturbance)时,心肌细胞外液的电解质浓度发生变化,并导致细胞内外离子的分布发生变化,进而可引起心电图发生改变。电解质紊乱所引起的心电图异常主要表现为心室肌的复极异常和心律失常。

在各种电解质中,血钾浓度的改变对心肌细胞影响最明显,所致的心电图改变特异性也较高。血钙浓度变化引起心电图改变的特异性较差,而血镁、血钠也可引起心电图发生改变,但无特异性。不过,有时因受其他因素的影响,如同时存在多种电解质紊乱或存在影响心电图改变的其他因素,则会使心电图表现与血清中电解质改变不完全一致。

高钾血症

钾是人体内最重要的电解质之一,临床上血钾对心脏的影响最为明显。正常情况下体内98%的钾存在细胞内,细胞外液含钾极微,一般血清浓度反映的是细胞外钾浓度。正常血清钾浓度为3.5~5.5mmol/L,当血清钾浓度>5.5mmol/L时即为高钾血症,心电图上即可出现反应。

(一) 发生机制

血钾增高对心肌细胞的动作电位发生两方面的影响:其一是细胞膜对钾离子的通透性增加,使动作电位3相坡度陡峻时间缩短(图4-7);另一影响是静息状态下细胞膜内电位升高,膜内外电位差减小。这是由于细胞内外钾的浓度差减少所致。高钾血症心电图表现与血钾浓度密切相关(图4-8):

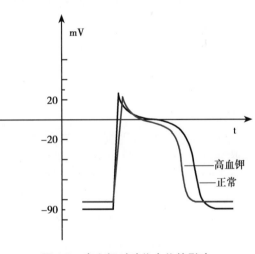

图4-7 高血钾对动作电位的影响

● 当细胞外钾浓度升高超过5.5mmol/L时,心肌细胞复极期对钾离子的通透性增加,动作电位3相坡度变陡时间缩短,使整个动作电位时程缩短,主要引起心电图T波出现直立高耸、双肢对称、基底部变窄、QT间期缩短的"帐篷状T波"改变。

● 当血钾浓度升高超过6.5mmol/L时,心肌细胞静息膜电位升高,造成动作电位的0相上升速度减慢,使激动传导速度减慢,此时心电图表现除T波高耸外,还可出现QRS波群时间增宽、PR间期延长、ST段下移。且由于QRS时间增宽QT间期也相应延长。

- 当血钾浓度升高超过 7.0mmol/L 时,QRS 波群进一步增宽,PR 及 QT 间期进一步延长。由于心房肌传导受到抑制,P 波振幅降低,时间延长。

- 当血钾超过 8.5mmol/L 时,心房肌丧失兴奋性,心电图上 P 波消失;此时窦房结可能受到抑制,也可能仍在发放冲动,发出的冲动不能激动心房但能循结间束传入心室,形成**窦-室传导心律**。

- 当血钾浓度进一步升高达到 10mmol/L 以上时,QRS 波群越来越宽大,甚至与 T 波融合呈正弦波状曲线,致使在同一时间内心肌除极与复极参差并存,最后因发生室颤或停搏而死亡。

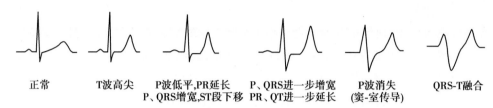

| 正常 | T波高尖 | P波低平,PR延长 P、QRS增宽,ST段下移 | P、QRS进一步增宽 PR、QT进一步延长 | P波消失 (窦-室传导) | QRS-T融合 |

图 4-8　不同水平高血钾引起心电图改变的示意图

　　应该指出,实际的血钾浓度有时并不一定与上述所举的心电图完全吻合,这是因为血清钾反映的是细胞外液的钾浓度,而心电图改变主要取决于心肌细胞内的钾含量。此外还可能与患者尚存在其他电解质紊乱及影响心电图变化的其他因素有关。

(二) 心电图表现

　　1. T 波高尖,升降支对称基底狭窄,ST 段与 T 波有明确的分界点即所谓**帐篷状 T 波**,以胸前导联尤为明显(图 4-9)。即使原有 T 波倒置,当高血钾时也可转为直立。

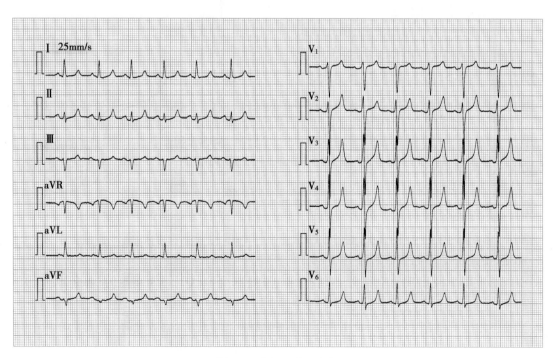

图 4-9　高钾血症心电图
患者血钾 6.25mmol/L,心电图出现帐篷状 T 波

2. QRS 波群中 R 波降低,S 波变深,而时间增宽。

3. P 波减小,甚至消失。

4. ST 段下降。

5. 当血钾超过 8.5mmol/L 时,可出现窦-室传导心律(图 4-10)。

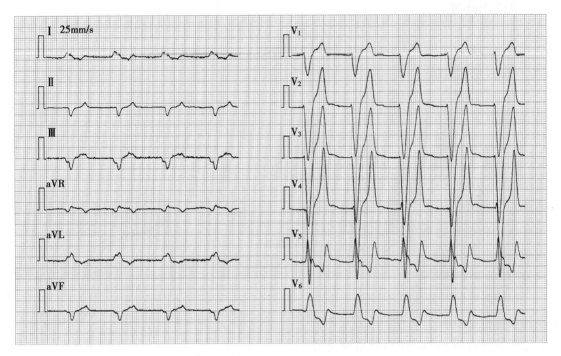

图 4-10　高钾血症,窦-室传导(血钾 7.9mmol/L)

6. 可出现窦性心动过缓、窦性心律不齐、窦性静止、房内及室内阻滞、房室阻滞、交界性心动过速、室性心动过速、心室自主心律、心室颤动等心律失常。

(三) 鉴别诊断

单独依据 T 波高尖诊断高血钾并不可靠。心电图上出现直立高耸的 T 波除可见于高钾血症外,还可见于心动过缓、脑血管意外、左室舒张期负荷过重、心内膜下心肌缺血及神经精神异常等情况。对其鉴别,一是应注意 T 波形态是否为典型的帐篷状 T 波,再者更需结合患者临床情况分析判断。此时 QTc 对鉴别诊断有一定帮助,因为在高血钾时 QTc 缩短,而其他情况 QTc 正常或延长。但在慢性肾衰竭患者出现高血钾伴低血钙时,也可表现为 QT 间期延长,此 QT 间期延长主要是由于低血钙导致 ST 段延长所致。

高血钾时 QRS 波群宽大畸形与预激综合征或束支阻滞的鉴别:预激综合征 QRS 波群初始部有"δ"波,而高血钾 QRS 波群呈均匀增宽。左束支阻滞时 V₅、V₆ 导联无宽大的 S 波,而在高血钾时多有宽大的 S 波;右束支阻滞时 V₅、V₆ 导联无宽大的 R 波,而在高血钾则可出现。

(四) 临床意义

人体摄入的钾盐经代谢后 80% 以上由肾脏排泄,故任何原因所致的急慢性肾功能减退或衰竭导致的尿量减少,是造成血钾过高最主要的原因。此外,高血钾还可见于溶血性疾病、输血过多、大面积烧伤、挤压伤综合征、急性胰腺炎、急性严重中毒、酸中毒、肾上腺皮质功能不全等。高血钾比低血钾少见,但一旦发生预后较为严重,如处理不及时常危及生命,应引起临床高度警惕。

低钾血症

当血清钾浓度低于3.5mmol/L,即为低钾血症。

(一)发生机制

当细胞外钾离子浓度降低时,细胞膜对钾的通透性减小,细胞内外钾离子浓度差更加显著,因而静息膜电位降低,膜内外电位差增大,但一般不超过-90mV。由于动作电位3相钾离子逸出减慢,致使复极坡度变缓,动作电位时程延长(图4-11)。这一作用对普肯耶纤维较心室肌明显,故普肯耶纤维动作电位时程延长超过心室肌。反映在心电图上表现为T波低平、U波增高及QT间期延长。

血钾降低时可使起搏细胞舒张期自动除极化速度加速,且可使非起搏细胞即心室肌具有起搏功能。所以低血钾可导致异位起搏点自律性增高,出现各种主动性异位心律,如早搏、阵发性心动过速,严重时可出现室扑或室颤。

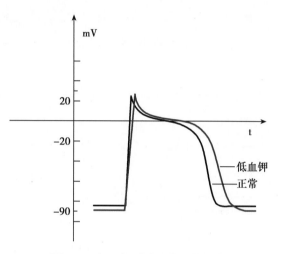

图4-11 低血钾对动作电位的影响

(二)心电图表现

1. U波增高,其振幅>0.1mV。有时U波与T波等高呈**驼峰状**(图4-12、4-13),有时U波的高度超过T波。以胸前导联和Ⅱ、Ⅲ、aVF导联明显。

2. T波低平、切迹、平坦或倒置。

3. TU部分或完全融合。

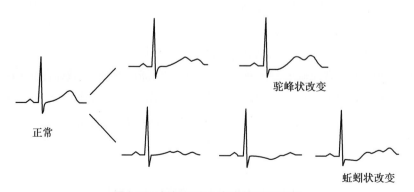

图4-12 低钾血症心电图的不同改变

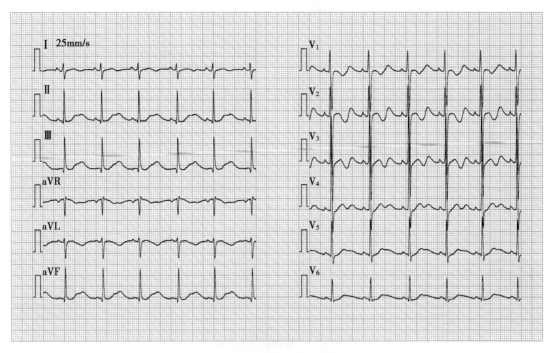

图 4-13　低钾血症心电图

患者男性,25 岁,血钾 2.5mmol/L。心电图显示:Ⅱ、Ⅲ、aVF、V₁ ~ V₆ 导联 U 波明显增高,其中Ⅱ、Ⅲ、aVF、V₅、V₆ 导联 TU 融合,V₄ 导联 TU 等高呈驼峰状改变

4. ST 段下垂型下移≥0.05mV。有时下垂型下移的 ST 段与有切迹的 T 波及直立明显的 U 波形成弯弯曲曲的线段,形似蚯蚓,称为**蚯蚓状改变**。

5. QT 间期明显延长。

6. 可出现各种心律失常,如窦性心动过速、早搏尤其室性早搏、房性心动过速、单形性或尖端扭转型室性心动过速等(图 5-61)。

TU 融合使 QT 间期不易精确测量,易将 QU 间期误以为 QT 间期。此时可选 aVL 导联测量 QT 间期,因为 aVL 导联 U 波一般较低,T 波与 U 波易于区别。也可以测量 V₂ 或 V₃ 导联,因为这些导联 U 波常常特别高,有助于 T 波和 U 波的区别。

（三）临床意义

长期食欲减退、摄食减少,或由于呕吐及反复使用利尿剂可导致低血钾。此外,长期腹泻、肠瘘、胃或肠管引流、洗胃、长期应用葡萄糖液或激素,及周期性瘫痪、肾上腺皮质功能亢进、原发性醛固酮增多症等疾患也可发生低血钾。

高钙血症

钙离子主要存在于细胞外液,细胞内含量很少。正常人血清钙浓度一般为 2.25 ~ 2.75mmol/L。血清钙的高低主要对心肌细胞动作电位 2 相的时程产生影响,从而影响心肌细胞的复极过程。当血清钙浓度超过 3mmol/L 时,称为高钙血症。高血钙时,动作电位 2 相缩短,动作电位总时程亦缩短。反映在心电图上可有如下表现(图 4-14):

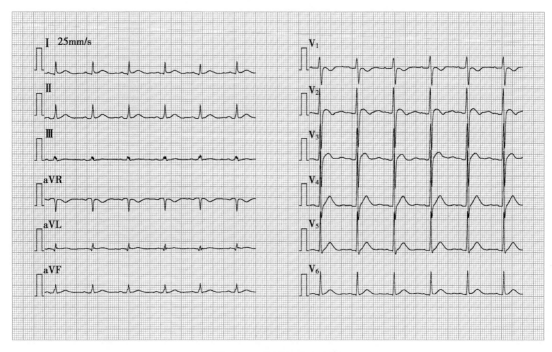

图 4-14　高钙血症心电图

1. ST 段缩短或消失。

2. QT 间期缩短，常伴有明显 U 波。

3. T 波低平或倒置　一般而言，单纯高血钙对 T 波影响不大，但如伴有心脏肥大、心肌病变、严重贫血或合并其他电解质紊乱时则可出现 T 波改变。

4. 严重高血钙时可出现 PR 间期、QRS 波群时间的延长。

5. 心律失常　出现早搏、阵发性心动过速、窦房阻滞、房室阻滞等心律失常。

临床上高血钙常见于甲状旁腺功能亢进、骨转移性癌、多发性骨髓瘤、肾上腺皮质功能亢进、垂体嗜碱细胞腺瘤及肢端肥大症等。

低钙血症

血清钙浓度低于 1.75mmol/L 时称为低钙血症。临床上低血钙较高血钙多见。低血钙对心肌动作电位的影响和高血钙相反，使其 2 相延长，从而使动作电位总时程延长，心电图上亦呈现与高血钙相反的改变（图 4-15）。

1. ST 段平直延长。

2. QT 间期延长。

3. T 波一般正常，当血钙严重降低时，T 波出现平坦甚至倒置。

低钙血症若合并高钾血症，可见延长的 ST 段后出现高尖的 T 波（图 4-16）；若合并低钾血症则可出现 T 波低平、U 波增高。

临床上低血钙常见于慢性肾衰竭、肾小管性酸中毒、甲状旁腺功能减退、甲状腺部分切除术后、急性胰腺炎、骨质疏松症、肝性脑病、严重呕吐、长期腹泻或钙盐摄食过少等。

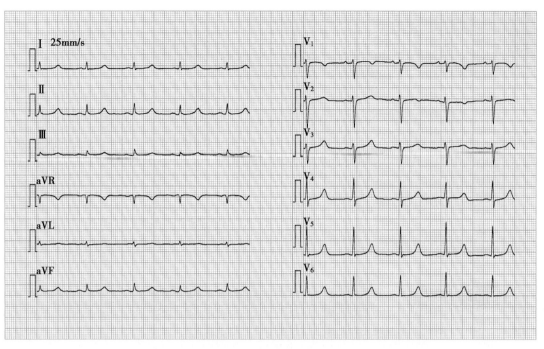

图 4-15 低钙血症心电图

图中显示：Ⅰ、Ⅱ、Ⅲ、aVF、V₅、V₆ 导联 ST 段平直延长，QT 间期延长

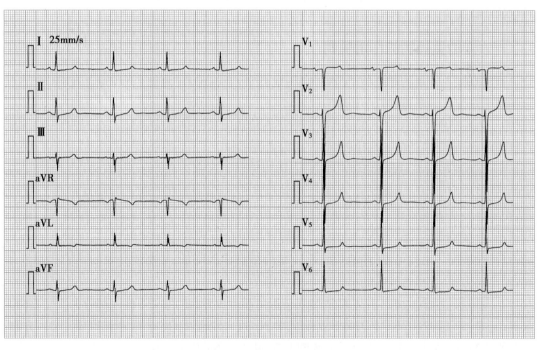

图 4-16 低血钙合并高血钾

药物对心电图的影响

临床上某些药物尤其是心血管药物,在使用过程中,不论是治疗剂量还是用药过量,均可影响心肌的除极和复极过程,从而引起心电图改变。有时这些药物对心肌影响及毒性作用,在心电图上的表现要早于临床药物毒性作用的出现。因此,心电图检查对临床用药的监测及毒副作用的诊断具有很重要意义。

对心肌有一定影响的常用药物有洋地黄、奎尼丁、胺碘酮、阿托品、苯妥英钠、吐根素及锑剂等,其中以强心苷及抗心律失常药物对心肌影响最为突出且重要,本文仅介绍洋地黄、奎尼丁、胺碘酮对心电图的影响。

洋地黄类药物

洋地黄应用于临床已逾200年历史,至今仍不失为治疗心力衰竭和控制某些室上性异位心律的重要药物。由于洋地黄的治疗剂量与中毒剂量十分接近,因此临床上洋地黄过量或中毒十分常见。治疗剂量时主要引起心电图 ST-T 异常改变,在过量中毒时则可引起各种严重的心律失常。

一、洋地黄药物的作用机制

目前临床上常用的洋地黄类药物包括:地高辛、毛花苷 C(西地兰)和毒毛花苷 K 等,其影响心电图变化主要通过以下机制:

1. 对迷走神经的作用 洋地黄类药物可直接和间接地使迷走神经兴奋,释放出较多的乙酰胆碱,影响窦房结使其自律性降低,减慢窦性心律。

2. 对心肌细胞自律性的影响 其对起搏传导系统各部位作用不同:对慢反应细胞如窦房结,通过抑制窦房结 4 相除极,使窦房结频率减慢;对具有起搏性能的快反应细胞,如心房肌、交界区及普肯耶纤维,洋地黄通过抑制心肌细胞膜 Na^+-K^+-ATP 酶系统,抑制 Na^+-K^+ 泵的活动,造成细胞内 Na^+ 增多,K^+ 减少,使静息膜电位升高接近于阈电位,从而使兴奋性增加,自律性增高。由此可见,洋地黄既能使窦房结自律性降低,又能使异位起搏点自律性增高,而出现房性、交界性或室性早搏或心动过速。

3. 对除极过程的影响 一方面,洋地黄使静息膜电位升高的结果可使一部分失活性微粒进入 Na^+ 通道,从而抑制了 Na^+ 通道的开放程度,使 Na^+ 进入细胞内速度减慢,数量减少。另一方面,洋地黄对 Na^+-K^+ 泵的抑制,使膜内 Na^+ 浓度上升,减少了 Na^+ 内流的梯度。该两因素均使动作电位 0 相上升速度减慢,上升幅度降低,从而使心肌的传导性减低,传导速度减慢。此对房室交界区抑制作用较其他部位更为明显,通过延长其有效不应期,引起不同程度的房室传导阻滞。

4. 对复极过程的影响 一方面,洋地黄抑制 Na^+-K^+ 泵的活动抑制了 K^+ 的主动转运,使细胞外 K^+ 浓度增高,从而使膜对 K^+ 的通透性增加。另一方面,细胞内增多的 Na^+ 可促进

Na^+-Ca^{2+}交换,加速 Ca^{2+} 的内流。以上两个因素使心肌细胞动作电位的 2 相和 3 相的时程缩短,进而使整个动作电位时程也随之缩短。在心电图上表现为 QT 间期缩短。此外,洋地黄所致的复极速度加快,使得心室除极尚未完全结束,即有一部分内膜下心肌从内膜向外膜复极,除极与复极发生轻度重叠,或使部分心壁的复极方向和正常相反,在心电图上常常形成特征性的 **ST-T 鱼钩状改变**。

二、洋地黄治疗剂量时的心电图改变

洋地黄对心电图的影响主要有:
1. ST 段下斜型下移。
2. T 波低平、双向或倒置。
3. QT 间期缩短。
4. U 波振幅增高。

应用洋地黄后,最初的心电图表现大多为 T 波振幅降低和 QT 间期缩短,随着 ST 段出现下斜型下移导致 T 波负正双向或倒置。下斜型的 ST 段略向下凸(或描述为凹面向上),ST 段与 T 波之间没有分界点(两者融合)。倒置的 T 波前肢缓慢下降、后肢快速上升。其 ST-T 改变的形似鱼钩状的形态故被称为"ST-T 鱼钩状改变"(图 4-17)。

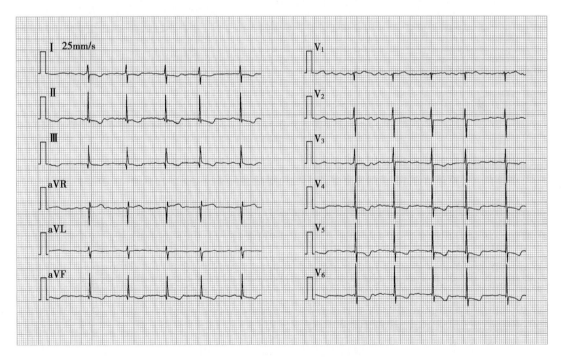

图 4-17　心房颤动,ST-T 鱼钩状改变

上述心电图改变仅为服用了洋地黄药物的标志,称为**洋地黄效应**,并不提示洋地黄中毒,更不是停用洋地黄的指标。洋地黄效应的 ST-T 改变程度与用药剂量不一定成比例,个体差异性很大,有些患者已经出现恶心、呕吐及心律失常等中毒表现,心电图还未出现"洋地黄效应"。另一方面,心室肥大、心肌缺血、其他药物及电解质紊乱引起的 ST-T 改变有时与洋地黄影响很难区别。因此,在临床心电图诊断工作中,遇到 ST-T 改变时,应注意了解患者是否服用过洋地黄,以免错误诊断。

三、洋地黄中毒时的心电图改变

洋地黄中毒患者可以有胃肠道症状和神经系统症状,但出现心律失常是洋地黄中毒的主要表现。洋地黄中毒所致的心律失常可谓五花八门各种各样。可为单一的心律失常,也可以是两种以上的心律失常同时存在,其中以早搏最为常见。

1. 室性心律失常　①室性早搏:室性早搏为洋地黄中毒最常见且最早出现的心律失常。室性早搏可为单源性、多源性或多形性,且常呈二联律(图 4-18)。如患者用药前无早搏,在用药过程中出现了多源性室性早搏或室早二联律,为洋地黄中毒的证据。②室性心动过速:常为洋地黄中毒的晚期表现。可呈短暂性或持续性,可出现平时少见的双向性室性心动过速(图 5-62)。③心室颤动:为洋地黄中毒的晚期表现,病死率极高。

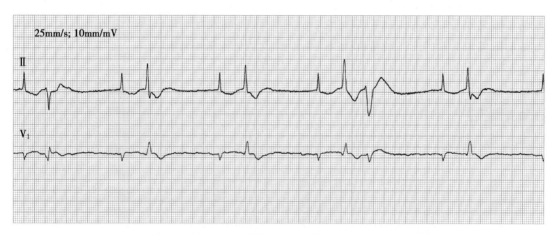

图 4-18　心房颤动合并三度房室阻滞,交界性逸搏-室性早搏(多形性)**二联律**(部分成对出现)

2. 房性心律失常　房性早搏伴 PR 间期延长、房性心动过速伴房室阻滞,这是因洋地黄在增加心房肌自律性的同时,又抑制了房室传导的缘故。心房扑动、颤动相对较少见。

3. 交界性心律失常　交界性逸搏及逸搏心律,非阵发性交界性心动过速伴房室脱节,心房颤动合并加速性交界性逸搏心律。后者对诊断洋地黄中毒具有较高的特异性。

4. 房室传导阻滞　洋地黄中毒可引起不同程度的房室阻滞(图 4-18、4-19)。出现二度或三度房室阻滞是洋地黄严重中毒的表现。

5. 窦性心律失常　由于洋地黄对迷走神经的兴奋作用,它可抑制窦房结的兴奋性,加重窦房传导障碍。因此洋地黄中毒时可出现显著的窦性心动过缓、窦房阻滞或窦性停搏。

需要指出的是,洋地黄中毒引起的各种心律失常没有一种是洋地黄过量的绝对特征,其表现与心脏本身或其他原因所致的心律失常并无什么特别不同之处。因此不能单纯根据心电图表现诊断洋地黄中毒,而应结合临床综合判断。

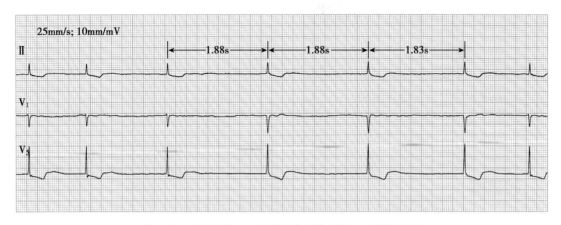

图 4-19　心房颤动,交界性逸搏心律,提示二度房室阻滞

这是一份心房颤动伴心室率过缓心电图。图中心室率缓慢,第 3~6 个 RR 间期长达 1.8s 以上且基本匀齐,其 QRS 形态(V_1 导联)与其他 QRS 略异,考虑为二度房室阻滞、交界性逸搏心律。患者女性,77 岁,因心功能不全服用地高辛两个月余(心电图可见 ST-T 呈鱼钩样改变),近日少尿、胸闷、乏力。此二度房室阻滞可能系肾功能不全导致洋地黄中毒引起

奎尼丁

奎尼丁属 I_A 类抗心律失常药物。用于抑制异常自律性的心律失常及控制由折返引起的房性和室性早搏、心房扑动、心房颤动以及室性心动过速等。

一、奎尼丁的作用机制

1. 奎尼丁通过与细胞膜上钠通道蛋白质相结合,抑制 Na^+ 内流,降低 4 相缓慢除极的速率和提高阈电位,从而降低异位起搏点的自律性。

2. 减缓心房、心室、普肯耶纤维等动作电位 0 相的上升速率和幅度,减慢激动的传导速度。

3. 延长动作电位 3 相时间,使有效不应期延长,有利于消除折返激动,并使 QT 间期延长。

二、奎尼丁治疗剂量时的心电图改变

1. QT 间期延长。

2. T 波低平或倒置。

3. ST 段下移及延长。

4. U 波增高。

5. P 波、QRS 波群稍增宽(用药过程中,QRS 波群时间不应超过原来的 25%,如达到 50% 应立即停药)。

三、奎尼丁中毒时的心电图改变

1. QT 间期明显延长。
2. QRS 波群时间明显延长。
3. 各种程度的房室传导阻滞。
4. 窦性心动过缓、窦房阻滞或窦性停搏。
5. 各种室性心律失常,严重时发生扭转型室性心动过速甚至心室颤动。

胺碘酮

胺碘酮属Ⅲ类抗心律失常药物,临床广泛应用于转复心房颤动,防止反复发作以及终止室性心动过速等。其主要电生理作用是通过阻滞动作电位 2、3 相钾离子外流,延长动作电位时间及有效不应期,推迟复极。其对心脏整个传导系统都有抑制作用,包括旁道正向传导的抑制作用。其对心电图的影响主要有:

1. 心率减慢。可使基础心率降低约 10% ~ 15% 。
2. T 波振幅降低或呈双峰状,U 波常有增高。
3. QT 间期延长。

第五章
心 律 失 常

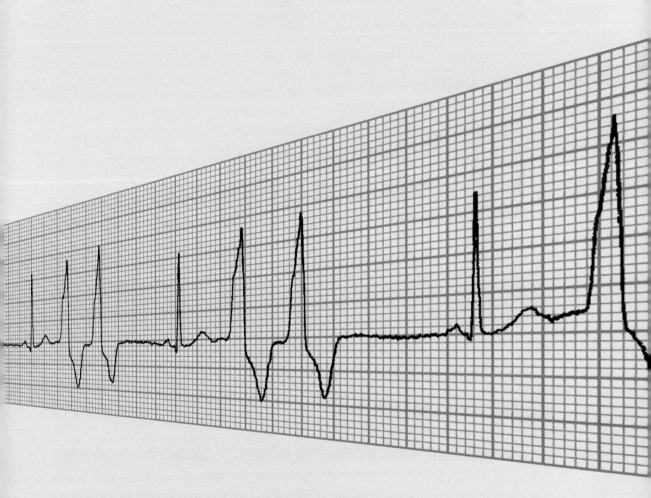

心律失常的心电学基础

心律失常的概念与分类

一、概念

正常人心脏的电活动起自窦房结。窦房结按一定频率且规律地发出冲动,并经心脏特殊传导系统传导至心房和心室,使之顺序激动。**心律失常**(cardiac arrhythmia)是指心脏冲动的起源部位、频率、节律、传导速度或激动次序发生异常。

二、分类

心律失常种类很多,按其发生原理分为:

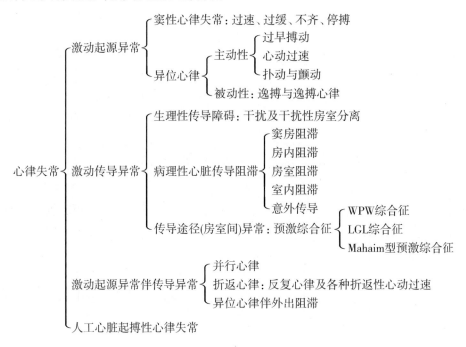

心肌细胞的电生理特性

心肌细胞生理特性包括自律性、兴奋性、传导性与收缩性。心肌细胞分为工作心肌细胞和心脏特殊传导系统两类,前者构成心脏的主体,其主要性能是收缩性,但无自律性;后者是由特殊分化的心肌纤维组成,具有独特的自律性,而无收缩性。兴奋性和传导性是两者共有的特性。自律性、兴奋性和传导性是以细胞生物电活动为基础,因此又称为心肌细胞**电生理特性**。

心肌细胞的电生理特性与心律失常密切相关。所以在学习心律失常心电图前,有必要先复习一下心肌细胞的电生理特性。

一、自律性

自律性全称为自动节律性,是指心肌细胞在没有外来刺激的情况下能自动地、规律地产生兴奋及发放冲动的性能。具有自律性的细胞称为**自律细胞**,无自律性的工作心肌细胞称为**非自律细胞**。

自动节律产生的原理是:自律细胞膜电位在动作电位 4 相(舒张期)不稳定,能自动地发生缓慢除极,当除极达到阈电位时便引起新的动作电位,即产生冲动(图 5-1)。自律性的高低主要取决于舒张期自动除极的速度,此外还与最大舒张期膜电位水平及阈电位的高低有关(图 5-2)。

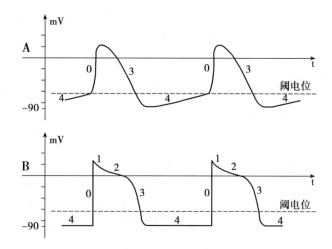

图 5-1　自律细胞与非自律细胞动作电位的比较
A. 窦房结自律细胞的动作电位;B. 心室肌非自律细胞的动作电位

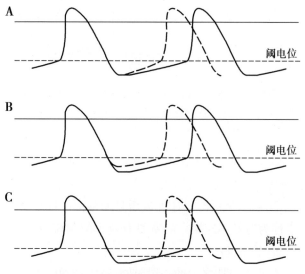

图 5-2　影响自律性的三个因素
A、B、C 分别是 4 相除极速度快慢、最大舒张期膜电位水平高低及阈电位高低三个因素对自律性的影响

心脏特殊传导系统由自律细胞组成,各部位都有自律性,但其自律性的高低有所不同。正常情况下以窦房结的自律性为最高,产生并发出激动的频率约为 60～100 次/分;房室交界区次之,约 40～60 次/分;希氏束以下仅 20～40 次/分。心脏的激动总是由自律性高的起搏点所控制。因此,窦房结节律成为正常心脏的主导节律。传导系统其他部位的自律性处于"潜在"状态,仅作为**潜在起搏点**或备用起搏点。

二、兴奋性

又称应激性。兴奋是指细胞受外来刺激或由内在变化而发生膜除极化现象。兴奋性是指心肌细胞对一定强度的刺激发生兴奋(也称应答性反应)即产生动作电位的性能。正常情况下,窦房结是通过本身内在变化产生兴奋,心脏的其他部位则是受到窦房结发出的兴奋作为刺激而发生兴奋。

兴奋性高低是以引起兴奋的最小刺激(阈刺激)来衡量:阈刺激强度越大,表示兴奋性越低;阈刺激强度越小,表示兴奋性越高。在一次兴奋开始至下一次兴奋开始的一个心动周期中,心肌细胞的兴奋性会出现规律性的时相变化,它包括:绝对不应期,有效不应期,相对不应期,易颤期,超常期和非不应期(图 5-3)。

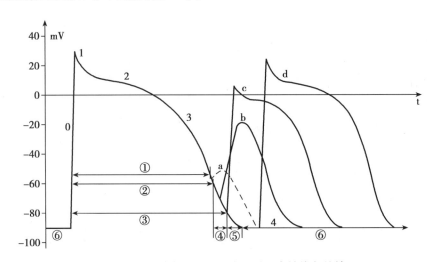

图 5-3　心肌细胞复极至不同水平时兴奋性恢复的情况
①绝对不应期;②有效不应期;③总不应期;④相对不应期;⑤超常期;⑥非不应期。a、b、c、d 是不同时期刺激引起的不同反应

1. 绝对不应期和有效不应期　心肌开始除极后在一段时间内用强于阈值 1000 倍的刺激也不能引起反应,称为绝对不应期,历时约 200 毫秒。在其后的一小段时间内(约 10 毫秒),强刺激可以产生局部兴奋,但因除极速度极慢且振幅很小且不能扩布到邻近细胞,此时期与绝对不应期合起来称为有效不应期。心室肌有效不应期相当于心电图中 QRS 波群、ST 段及 T 波升支前段的位置(图 5-4)。

2. 相对不应期　为有效不应期之后的一段时间,持续约 50～100 毫秒,相当于动作电位恢复至 -60～-80mV 期间。在此期间,兴奋性逐渐恢复,但较强刺激才能引起激动,且除极化速度和幅度均较正常低,激动向周围传导的速度亦较慢或易发生递减传导,其产生动作电

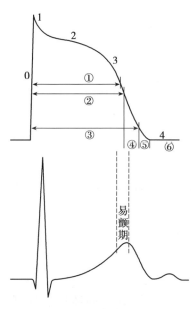

图 5-4 心肌细胞兴奋性与心电图的关系

位的时程和不应期较短。心室肌相对不应期相当于心电图 T 波顶峰和 T 波降支处。

3. 易颤期 又称易损期。在绝对不应期的终末阶段至相对不应期的最初阶段，心肌细胞的兴奋性已开始恢复，但各部分心肌恢复的不一致，其兴奋性和传导速度存在显著差异，此时若受到一适当强度的刺激，可发生多处的单向阻滞和折返激动而引起颤动，故这段时期称为易颤期。**心室易颤期**相当于心电图上 T 波顶峰偏前约 30 毫秒这段时间，无论是内源性早搏或外源性电刺激（如起搏脉冲刺激），如落在心室易颤期，可诱发室性心动过速或心室颤动。**心房易颤期**相当于心电图上 R 波的降支和 S 波内。适当的刺激出现于此，易引起心房颤动。

4. 超常期 在相对不应期之后，相当于从 -80mV 到复极完毕的一段时间。在此时期，跨膜电位逐渐恢复正常，但仍小于静息电位，而与阈电位水平较接近，用稍低于阈值的刺激也能激发动作电位的产生，表明兴奋性高于正常，故称为超常期。此后心肌细胞兴奋性恢复到正常水平。心室肌超常期相当于心电图上 TU 连接处。

5. 非不应期 指复极完毕，膜电位恢复至正常静息水平，兴奋性也恢复正常，这段时间称为非不应期，又称为**应激期**。

三、传导性

一处心肌兴奋时能自动地向周围扩布称为心肌的传导性。兴奋不但可以沿细胞膜传播至整个心肌细胞，还可以通过闰盘传递到另一个心肌细胞。

正常情况下，窦房结发出的冲动通过心房肌和结间束扩布到右心房及左心房，同时向下传导至房室交界区，再经希氏束、左右束支及普肯耶纤维网，将冲动传至左右心室心内膜下心肌细胞，引起整个心室发生自心内膜向心外膜的除极。

激动沿细胞膜的传播速度可作为衡量传导性高低的指标。心脏传导系统各部位传导性存在较大差异：①希氏束、束支及普肯耶纤维传导速度最快（4000mm/s），这对于保持左右心室的同步除极与收缩具有重要意义；②房室结传导最慢（20～200mm/s），兴奋在房室交界区的传导延搁亦具有重要的意义：在心室收缩前，心房能收缩完毕（不至于产生房室收缩重叠的现象），从而使心室具有足够的充盈血量，保证心室高效率射血。

心律失常的发生机制

心律失常的发生机制有三种类型：激动起源异常，激动传导异常，激动起源及传导均异常。

一、激动起源异常

（一）自律性异常

1. 窦房结发放激动的频率异常　如窦性心动过速、窦性心动过缓。

2. 心脏起搏点转移　即控制心脏的起搏点从窦房结转移到窦房结以外。正常情况下，心脏特殊传导系统中以窦房结自律性为最高，其他部位（异位起搏点或低位起搏点或潜在起搏点）的自律性较低。低位起搏点每次在形成激动之前，便被窦房结传来的激动所激动，其自律性被掩盖而不能显现，故窦房结节律成为控制心脏的主导节律。在以下两种情况下异位起搏点将得以显现：①异位起搏点自律性异常增高，抢在窦性激动到来之前产生并发放冲动，表现出主动性的异位激动：如早搏、心动过速、扑动和颤动等；②窦房结不能正常地发放激动（发放激动的频率减慢或停止发放激动）或发出的激动下传受阻，低位起搏点则会因为较长时间没被兴奋而按照自身形成冲动的周期被动地产生并发出激动，形成被动性的异位激动或节律，此在心电图上称为**逸搏**或**逸搏心律**。

3. 异常自律性　正常情况下心脏的工作细胞不具有自律性，但是在病理状态下（如炎症、缺血、药物、电解质紊乱等），可引起这些心肌细胞出现舒张期自动除极而成为异位起搏点。

（二）触发活动

触发活动（triggered activity）本质上是"自律性异常"，它是心房、心室及心室内传导组织在动作电位后产生除极活动，又称为**后除极**。若后除极的振幅增高达到阈电位，便可引起再次兴奋，形成触发活动。按后除极发生的时期，可分为早期后除极和延迟后除极两类。前者指后除极发生在动作电位的 3 相，后者指发生在动作电位的 4 相。正常情况下，不论是早期后除极还是延迟后除极，均为低振幅的电活动，远达不到阈电位，故不产生兴奋。而在病理情况下，如低血钾、低氧血症、高儿茶酚胺血症、洋地黄中毒等可使后除极电位增高，达到阈电位而发生扩布性激动，引起过早搏动，如连续发生则导致心动过速（图 5-5）。

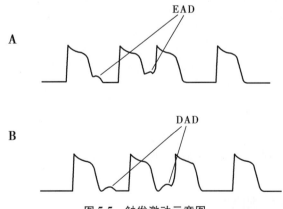

图 5-5　触发激动示意图

A. 早期后除极引起的触发激动；B. 延迟后除极引起的触发激动

EAD：早期后除极；DAD：延迟后除极

二、激动传导异常

(一)传导障碍

传导障碍(conductive disturbance)是指激动向前传导过程中发生传导延缓或中断。传导障碍是心律失常的重要机制之一。传导障碍分为生理性传导障碍和病理性传导阻滞两类:

1. 生理性传导障碍 如果激动较早地到达心脏某一部位,该处心肌尚处于相对不应期或有效不应期,受此影响该激动经此传导则会出现传导减慢或中断现象(干扰现象的一种形式)。生理性传导障碍是机体保护性机制之一,本身无病理意义,但可使心电图表现复杂化。常见的生理性传导障碍有干扰、脱节及隐匿性传导。

干扰与脱节 正常的心肌细胞在一次兴奋后具有较长的不应期,因而对于两个相近的激动,前一激动产生的不应期易影响后面激动的形成和传导,这种现象称为干扰或干扰现象。常见的干扰现象有:房性早搏的代偿间歇不完全、房性早搏伴发的 P'R 间期延长、房性早搏未下传、室内差异性传导等。若心脏两个独立的起搏点并行地产生激动,各自控制一部分心肌,在心脏某一部位两者相遇而产生连续的干扰,称为干扰性脱节简称脱节。根据脱节的程度可将干扰性脱节分为完全性干扰性脱节和不完全性干扰性脱节。根据干扰发生的部位可分为干扰性房性脱节、干扰性房室脱节、干扰性房室交界区内脱节和干扰性室内脱节四类,其中以干扰性房室脱节最常见。然而,**房室脱节**(又称**房室分离**)除可由干扰导致外(图 5-58、5-78、5-101),还可由病理性阻滞引起,后者称为阻滞性房室脱节(图 5-131、5-134、5-137 ~ 5-140)。干扰所致的心电图改变,有时与病理性传导阻滞表现相似,故需注意鉴别。

隐匿性传导 是指任一激动在到达心脏传导系统某一部位时,因受不应期影响而发生传导受阻,未能引起远端心肌组织的兴奋而形成 P 波或 QRS 波群,但它途经的传导组织产生了动作电位亦产生了新的不应期,可对下一次激动的传导产生影响,或通过重整次一级起搏点的起搏周期,对其激动的形成产生影响。隐匿性传导本身不能从心电图上直接显现,但可通过它对下一次激动的影响,获得间接的诊断依据,从而推断隐匿性传导的存在。

隐匿性传导可发生在传导系统的任何部位,其中房室交界区是最常见的发生部位(图 5-6)。隐匿性传导的方向与正常窦性激动传导方向相同者称为前向性隐匿性传导,与正常传导方向相反者称为逆向性隐匿性传导(图 5-23、5-35)。房颤时的心室律绝对不齐、房扑 2:1房室传导时的 RR 长短交替现象都是房室交界区隐匿性传导的结果。另外,图 5-125 也是房室交界区隐匿性传导一例。

2. 病理性传导阻滞 又称为心脏传导阻滞,指各种病因引起的(除外生理性干扰)激动传导延迟或阻断。其多数是由于传导组织的相对不应期和(或)有效不应期病理性延长所为,少数可为传导系统的某一组织结构的中断或先天畸形所导致。

传导阻滞可发生在传导系统的任何部位,阻滞可以是双向的,也可以是单向的。如果只允许激动沿一个方向传导,对相反方向传来的激动完全不许通过,称为**单向传导**或**单向阻滞**。

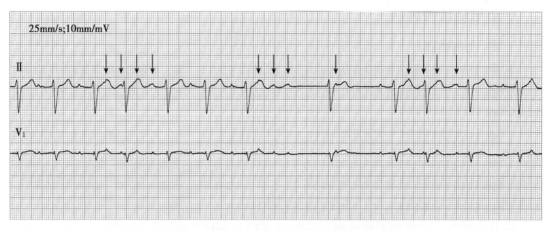

图5-6 房性早搏在房室交界区产生的前向性隐匿性传导

图中箭头下方可见提前出现的房性P'波,其中第7个P'波已远离其前QRS波群,本该处于应激期可以下传的,但因第6个P'波在房室交界区产生了前向隐匿性传导,导致第7个P'波下传受阻

(二)传导途径异常

正常情况下,房室传导系统是心脏房室间电激动唯一的传导通道。在某些异常(先天的)情况下,房室间除有正常的传导系统外,还存在异常的传导途径(旁路),激动经此传导可导致心室肌除极时间、顺序发生异常,或形成异常心律。心电图上传导途径异常主要表现为预激综合征。

三、激动起源和传导异常

(一)折返激动

折返激动亦称折返,是指激动在兴奋了某部位心肌组织沿一条途径传出后,经过一定时间又从另一条途径返回原处,再次兴奋同一心肌组织。折返是各种快速性心律失常最常见也是最重要的发生机制,如各种阵发性心动过速、心房扑动或颤动、心室扑动或颤动,其发生机制都是折返激动所致。

折返是由于局部心肌纤维传导障碍所引起,其可发生于心脏的任何部位,如窦房结、心房、房室交界区及心室(图5-7)。形成折返激动须具备以下三个条件:①存在两个或多个解

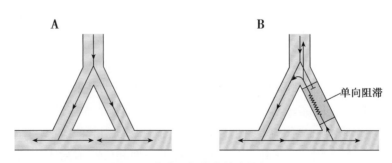

图5-7 普肯耶纤维末梢内的折返

A. 正常普肯耶纤维末梢内冲动传导速度相同,不形成折返;B. 一侧径路出现单向阻滞,冲动沿另一侧径路下传,迂回到单向阻滞区逆向缓慢传导至原处时,该处若脱离不应期则能再次兴奋同一心肌组织,形成折返激动

剖上或功能上相互分离的径路,传导性与不应性各不相同,其两端相互连接形成一个闭合的环路。此是形成折返激动的基础。②环路中一条径路发生前向传导的单向阻滞。单向阻滞是形成环行折返的又一基本条件。③另一径路传导缓慢。这样激动在返回时,原来激动的组织才可能脱离不应期再次兴奋。或者说,激动在环路上循环一周的时间需长于折返环路上任何部位的不应期,此是激动在环路上顺利完成一次折返的保证。如果仅发生一次折返,则形成一次折返性早搏;如果折返连续循环,则形成折返性心动过速。

(二) 并行心律

并行心律是一种典型的激动起源和传导均异常的心律失常,并行心律是指心脏内同时有两个起搏点并存,一个起搏点通常为窦房结,另一个为异位起搏点。在异位起搏点周围存在着完全性传入阻滞,因而不受窦性激动的侵入,使得两个起搏点能按自身的节律发放冲动,两者竞争性地激动心房或心室。因异位起搏点的周围同时还可有传出阻滞,故异位起搏点产生的激动常常不能向外传出。此外,异位起搏点发出的冲动有时会因落入窦性激动的不应期之中而被干扰——不能显现。由于上述两种原因,使得异位起搏点发出的激动多以零星早搏的形式出现,若异位起搏点周围的传出阻滞消失,异位起搏点则可连续地发出冲动形成并行心律性心动过速。关于并行心律更详细的解释参见"并行心律"章节。

心律失常的分析方法

在临床上,心电图检查是诊断心律失常最重要的一项无创伤性检查技术,其对心律失常的诊断价值目前尚没有其他方法能够取代。

一、心律失常分析要点

1. 寻找 P 波。寻找 P 波是分析心律失常的关键,尤其是辨认出窦性 P 波,并找出 PP 之间的规律。对于窦性 P 波而言,一般在 II、V_1 导联最为清楚。这是因为窦性 P 波多数在 II 导联表现得相对高大清晰,而在 V_1 导联常呈正负双向,形态独特。所以说,II、V_1 导联是寻找和分析窦性 P 波的最佳导联。

2. 分析 P 波与 QRS 波群的关系。分析两者的关系即是分析心室激动是否为心房激动下传,正常下传的激动,PR 间期在一定的时限范围内并在同一导联保持恒定。

3. 分析 QRS 波群形态、频率及规律。

4. 根据以上的分析确立主导心律。确立主导心律就是找出占多数、同一性质、呈一定规律性的激动,以此为基础再去分析和辨别其他激动。

二、分析心律失常时其他应注意的问题

1. 寻找 P 波是分析判别心律失常的关键,但有时 P 波矮小,或表现似是而非,或因心动过速或伴有其他心律失常而不易识别。分析时应注意:与 QRS 波群相关的 P 波,其 PR 间期通常固定,因此对表现不清楚的 P 波应注意同一导联中各个搏动 PR 间期的表现,且应观察在 12 导联同步记录中每一导联在同一时刻的表现。此外,可通过调大心电图机增益放大

"P"波,以便分析。若仍不能满意显示,可选用S_5导联或食管内导联记录。

12导同步记录心电图对确立激动(无论是心房激动还是心室激动)的起源有很大的帮助,但12导同步记录心电图常规记录时间比较短。对持续时间较短暂的心律失常(如偶发早搏)及呈周期性表现但时间跨度较长的心律失常,按常规记录往往难以发现问题,此时应选用"手动"记录方式适当加长记录时间,尤其是记录P波清晰的Ⅱ、V_1导联。

2. 在分析心律失常中,需注意识别技术误差引起的假心律失常,例如:电极板与皮肤接触不良或肌电干扰可产生的"P""F""f"波;肢体移动可产生类似早搏的"QRS"波。

3. 原则上能用一种心律失常解释的心电图不必用两种或更多的心律失常来解释,即以所谓"一元论"解释。如在明确有室性早搏的心电图上,还存在类似房早伴差传抑或室早的图形,则统一考虑成室早为妥。

4. 对同一种心电图表现可以用多种方案进行解释时,应根据其发生率高低决定取舍。例如,对一个既可考虑是室性早搏也可以考虑为交界性早搏伴室内差异传导的提前发生且宽大畸形的QRS波群,由于前者的发生率远高于后者,故应诊断为室性早搏。但心电图诊断也应顾及临床治疗的安全,如某些难以鉴别的宽QRS心动过速,可能是室速,也可能为快速房颤伴束支阻滞或室上速伴室内差异性传导,那么,为防止耽误重大疾病的及时治疗则首先考虑室速,其他诊断待排。

5. 详细询问患者病史,既往有无类似心律失常发作,有无进行过心电图检查及近期用药情况。若有以往描记的心电图,一定要仔细阅读和比较。

三、梯形图的应用

梯形图是用来分析心电图各波之间的关系和阐明心律失常发生机制的图解方法,是分析复杂心律失常的常用方法。它一方面可以帮助你条理清晰地分析复杂的心律失常,一方面又可将你对心律失常的理解直观地表达出来,使人易于理解。

梯形图的绘制是在需要分析的心电图的下方画数条横线构成数行,分别代表窦房结(S)、窦房交界区(S-A)、心房(A)、房室交界区(A-V)和心室(V),另配以适当的符号,例如:加黑圆点表示激动的起源;垂线代表激动的开始(绘制时需对准P波及QRS波群的起点);斜线代表激动传导所经历的时间,右下斜线代表激动前向传导,右上斜线代表激动逆向传导;"⊥"表示前向传导受阻,"⊤"表示逆向传导受阻等。梯形图分为三行(四条横线)与五行(六条横线)梯形图两种。不同的心律失常采用不同的梯形图表达,大多数心律失常一般用三行梯形图就可以满足(图5-8),对要表示窦房结区域电活动情况时需用五行梯形图。

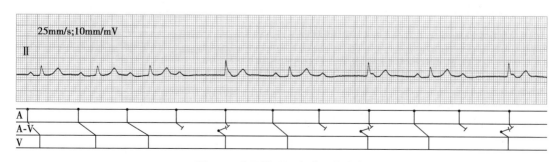

图5-8　应用梯形图表达心律失常

窦性心律失常

正常人心脏起搏点位于窦房结,由窦房结发出冲动所形成的心脏节律称为窦性心律。窦性心律包括正常的窦性心律和窦性心律失常。正常成人窦性心律的心电图(第2章已作叙述)在一定的范围内波动,超出该范围的窦性心律称为窦性心律失常。窦性心律失常包括:窦性心动过速、窦性心动过缓、窦性心律不齐、窦性停搏及窦房阻滞(窦房阻滞内容置于传导阻滞章节中作详述)。无论何种窦性心律失常,心电图都应肯定地表明,激动是来自于窦房结的,即:P波在 Ⅰ、Ⅱ、aVF、V₄ ~ V₆ 导联直立,aVR 导联倒置。

窦性心律的频率在清醒和安静的状态下为 60 ~ 100 次/分。低于 60 次/分称为窦性心动过缓,高于 100 次/分称为窦性心动过速。但判定是否正常应考虑到机体活动程度:低达40 次/分的心率可见于睡眠中;高达 200 次/分的心率可见于运动中;锻炼有素的运动员休息时可为 30 次/分。正常窦性节律并非绝对规律,因为自主神经系统在交感神经与副交感神经之间的平衡在不断变化。失去正常心率变化可能存在自主神经或心脏的不正常。

窦性心动过速

窦性心动过速时窦性激动点多位于窦房结头部,心房除极产生的心电向量主要指向下方,使 Ⅱ、Ⅲ、aVF 导联 P 波多数较平时高大。有时在 P 波增高的同时,Ta 波也随之增大,使PR 段向下倾斜,并且 Ta 波可延伸到 QRS 波群与 ST 段的连接处,使之呈 J 点型 ST 段下移。窦性心动过速时常伴有 T 波改变,多见于女性青年,这多与交感神经兴奋有关,待心率降低或服用普萘洛尔后,T 波可恢复正常(图5-9)。

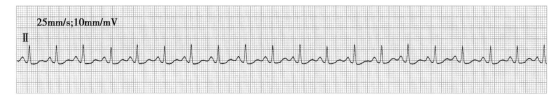

图 5-9　窦性心动过速(心率 110 次/分)

【心电图特征】

1. 窦性 P 波。

2. P 波频率>100 次/分。

临床意义

窦性心动过速可以是人体生理性反应,也可以是病理性反应的表现。大多数情况是由于迷走神经张力减弱或交感神经张力增高的结果。情绪激动,精神紧张,过量吸烟、饮酒、喝浓茶或咖啡时可引起一过性窦性心动过速。持续性窦性心动过速多见于某些疾病,如发热、贫血、缺氧、感染、出血、休克、甲状腺功能亢进症、心肌炎、缩窄性心包炎、充血性心衰等。某些药物如阿托品、麻黄碱、氨茶碱、肾上腺素等也可引起窦性心动过速。

窦性心动过缓

传统上规定,成人窦性心律的频率小于 60 次/分时称为窦性心动过缓(图 5-10)。但近年来大样本健康人群调查发现,约 15% 正常人静息心率低于 60 次/分,尤其是男性。因此,有不少国内外学者建议将正常人窦性心动过缓的诊断标准改为 50 次/分。窦性心动过缓多由迷走神经张力增高引起,心率多不稳定,心电图常伴有窦性心律不齐,严重窦性心动过缓时可产生逸搏(图 5-11)。若窦性频率小于 40 次/分,应疑有 2∶1 窦房阻滞的可能。

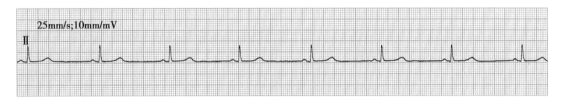

图 5-10　窦性心动过缓(心率 45 次/分)

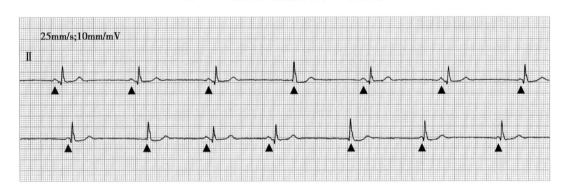

图 5-11　窦性心动过缓伴不齐,交界性逸搏及逸搏心律

该图是一份连续记录 20s Ⅱ 导联的心电图,图中"▲"上方为窦性 P 波出现的位置,其中部分下传心室(第 1～3、5、6、10、11)呈窦性搏动,部分 P 波与交界性 QRS(逸搏)同时或几乎同时出现(第 4、7～9、12～14),形成"等律性房室分离"

【心电图特征】

1. 窦性 P 波。

2. P 波频率<60 次/分,<45 次/分为严重的窦性心动过缓。

3. 常伴有窦性心律不齐,有时可出现逸搏、逸搏心律及干扰性房室脱节。

临床意义

窦性心动过缓多数见于正常人,尤其多见于喜爱体育活动的人群或在睡眠中,亦常见于老年人。病理性窦性心动过缓多见于病态窦房结综合征、急性下壁心肌梗死、甲状腺功能减退、颅内压增高、阻塞性黄疸、高血钾等。某些药物如普萘洛尔、洋地黄、麻醉药等亦可引起窦性心动过缓。

窦性心律不齐

正常窦性心律存在一定程度的不匀齐,这是因为交感神经与副交感神经之间的平衡在不断地变化,使窦房结发出的冲动不均匀所致。窦性心律不齐不过是这种不匀齐较多数正常人更为明显。故窦性心律不齐多属正常变异。

【心电图特征】

1. 窦性 P 波。

2. 在记录长度≤10 秒的心电图中,PP 间距相差>0.12 秒。

有些作者是以"在同一导联上 PP 间距相差>0.12 秒",或"在同一幅心电图中 PP 间距相差>0.16 秒"作为窦性心律不齐的诊断标准,无时间长度限定。但在临床实际工作中可以发现,心电图记录的长度与心律不齐出现的几率有一定关系:记录时间短时无心律不齐,而延长记录时常可表现出心律不齐。故对心律不齐的诊断应结合心电图的记录长度。按其表现形式的不同,窦性心律不齐有以下几种类型:

1. 呼吸性窦性心律不齐　窦性心律不齐与呼吸有关,吸气时(交感神经兴奋)心率加快,呼气时(迷走神经张力增强)心率减慢,呈周期性变化。屏气时心律不齐消失(图 5-12)。在窦性心律不齐中以呼吸性窦性心律不齐最常见,临床上常见于青少年,随着年龄的增长逐渐变得不明显。

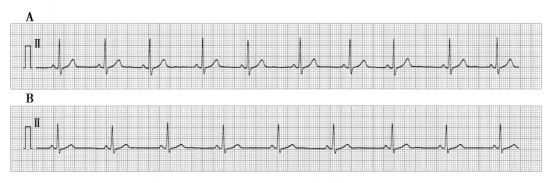

图 5-12　呼吸性窦性心律不齐
A 和 B 为同一患者的心电图。A 是自然状态下描记的心电图,示窦性心律不齐;B 是屏住呼吸后描记的心电图,心律不齐消失

2. 非呼吸性窦性心律不齐　窦性心律不齐与呼吸无关,屏气时心律不齐依然存在。多见于老年人、有心脏疾患及脑血管病患者,偶可见于正常人。

3. 室性时相性窦性心律不齐　常见于二、三度房室传导阻滞或早波前后。表现为夹有 QRS 波群的 PP 间距短于不夹有 QRS 波群的 PP 间距,两者相差>0.02 秒(图 5-13)。其机制尚不清楚,可能与心室收缩,窦房结供血得以改善有关。

4. 窦房结游走性窦性心律不齐　窦性激动的起搏点不固定,而是在窦房结头—体—尾之间来回游走。此种窦性心律不齐与迷走神经张力波动有关:迷走神经张力降低时,起搏点位于窦房结头部心率较快;迷走神经张力增高时,起搏点游走至窦房结尾部心率变慢。

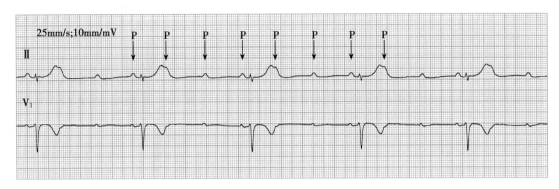

图5-13 室性时相性窦性心律不齐(3:1房室阻滞)

心电图表现为:随起搏点由窦房结头部游走至窦房结尾部,心率由快逐渐变慢,PP间距相差>0.12秒,P波(Ⅱ导联)的形态亦由直立逐渐转为低平或平坦(图2-5),但不会倒置。

窦房结游走性窦性心律不齐多属于生理现象,见于正常人,少数由洋地黄过量引起。

窦性停搏

又称**窦性静止**。指由于某种原因导致窦房结在一段时间内停止发放冲动,使心房或整个心脏暂停活动。此时低位起搏点常"保护性的"发出激动,表现出逸搏或逸搏心律(图5-14)。

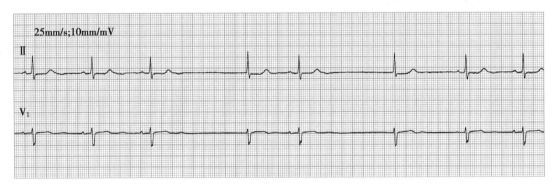

图5-14 窦性停搏,交界性逸搏

【心电图特征】

1. 在规律的窦性节律中,突然出现一个长间歇(一个长 PP 间距)。

2. 长 PP 间距与正常的窦性 PP 间距不成倍数关系。

3. 长间歇后常出现逸搏或逸搏心律。

临床意义

窦性停搏多见于各种病因所致的窦房结功能低下,也见于迷走神经张力过高、颈动脉窦过敏、急性心肌梗死、急性心肌炎、高血钾以及药物(洋地黄、奎尼丁)作用等。

如果窦性停搏过久,又无其他起搏点代替窦房结发出激动,心脏较长时间停止排血,则可引起晕厥或阿-斯综合征甚至猝死。

过早搏动

概述

一、概念

过早搏动(premature beat)简称**早搏**,又称**期前收缩**,是指由窦房结以外的异位起搏点提前发出的激动。

二、分类

按照异位激动的起源,过早搏动可分为房性、交界性和室性三种;依早搏提前的程度,可分为舒张早期、中期及晚期早搏。

三、配对间期与代偿间歇

无论起源何处的早搏,心电图大多表现出以下特征:①提前产生激动;②提前的激动替代了一次正常的窦性搏动,在其后出现一个较(正常心动周期)长的间歇,似乎是对之前较短间期的代偿,故称为**代偿间歇**。早搏与其前面窦性心搏之间的时距称为**联律间期**或**配对间期**(图5-15)。

代偿间歇有完全性和不完全性两种:包含早搏的PP间期小于基本窦性PP间距的2倍,称为不完全性代偿间歇;包含早搏的PP间期等于或大于基本窦性PP间距的2倍,称为完全性代偿间歇。代偿间歇是否完全取决于早搏是否侵入窦房结,使窦房结发生**节律重整**。心房异位起搏点因距离窦房结较近,提前产生的房性激动常逆传侵入窦房结,使其提前激动(打乱窦房结节律的

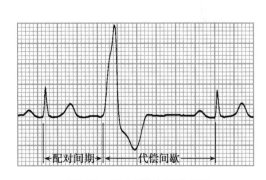

图5-15 配对间期与代偿间歇

基本周期),并使窦房结以此为基准重新安排下一次冲动的产生与发放,此被称为窦性周期重建(或窦性节律重整)。因而房性早搏的联律间期(小于窦性周期)与代偿间歇(约等于窦性周期)之和小于窦性周期2倍,代偿间歇不完全(图5-16)。交界性和室性早搏因其起搏点距窦房结较远而不易侵入窦房结,窦房结始终按照其自身形成冲动的周期产生并发放冲动,故而包含早搏的PP间期(早搏前后两个窦性激动之间的时距)自然是窦性周期的2倍,代偿间歇完全(图5-17)。

有少数窦性心率较缓且提前明显的早搏,没影响窦性激动下传心室,而是插在两次正常的窦性心搏之间,其后无代偿间歇,故称为**插入性早搏**或**间位性早搏**。

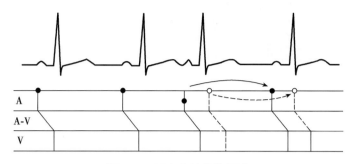

图 5-16 不完全性代偿间歇

包含早搏的 PP 间期小于窦性周期两倍,虚线表示原本窦性所处的位置

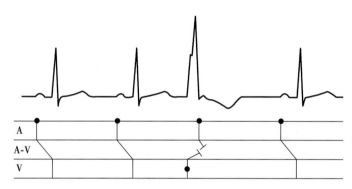

图 5-17 完全性代偿间歇

早搏前后的 PP 间期等于窦性周期两倍

房性早搏

由心房内异位起搏点提前发出的激动称为房性早搏。

除极顺序决定除极波的形态。由心房内异位起搏点发出的激动首先除极心房,其使心房除极的顺序与窦性激动不同,因此所形成的(房性)P 波在形态上与窦性 P 波不相同(图 5-18),为作区别,用 P′波表示。

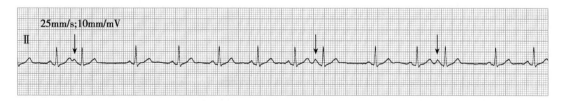

图 5-18 房性早搏

提前发出房性激动在兴奋心房的同时经希-普氏系统下传心室。随提早程度的不同,房性激动下传心室有多种不同的表现(图 5-19):①多数情况下,提前的 P′波后继以形态与窦性心搏相同的 QRS 波群;②有些房性早搏发生过早,当激动到达房室交界区时,交界区尚处于前一次激动的相对不应期,受此影响激动经交界区传导速度减慢,时间延长,导致心电图

出现**干扰性 P′R 间期延长**;③若早搏提前得更早,交界区处于有效不应期,则可造成该房性激动下传心室受阻,心电图上表现为提前的 P′波后无下传的 QRS 波群,此被称为**未下传的房性早搏**;④有时提前的房性激动传至心室时,心室内传导组织有部分尚未脱离不应期,则可导致其支配的心肌推迟除极,使心室除极顺序发生改变,从而造成 QRS 波群形态增宽变形,此被称为**室内差异性传导**。

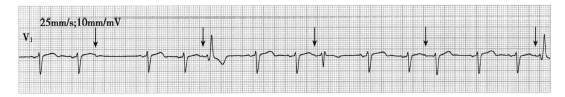

图 5-19 房性早搏(三联律)呈多种表现形式

图中箭头下方可见提前出现的房性 P′波:其中第 1 个是未下传的房性早搏;第 2、3、5 个为房早伴室内差异性传导,因差传程度的不同,第 2、5 个差传 QRS 呈完右图形,第 3 个差传呈不完右图形;第 4 个房早伴有干扰性 P′R 间期延长,延迟到达心室的激动脱离了不应期,故使下传的 QRS 波群呈正常形态

发生室内差异性传导的 QRS 形态多数呈右束支阻滞图形(占内差异性传导总数的85% ~ 90%)。这是因为右束支不应期通常比左束支长,提早明显的室上性激动抵达心室时易落入右束支不应期,如此,激动沿左束支下传先除极左心室,再除极右心室,心室除极顺序与右束支阻滞时相同,故由此形成的 QRS 波群形态相同于右束支阻滞的 QRS 形态(图 5-19、5-25)。不过,亦有少数室内差异性传导的 QRS 形态呈左束支阻滞图形或其他形态(图 5-20、5-26)。

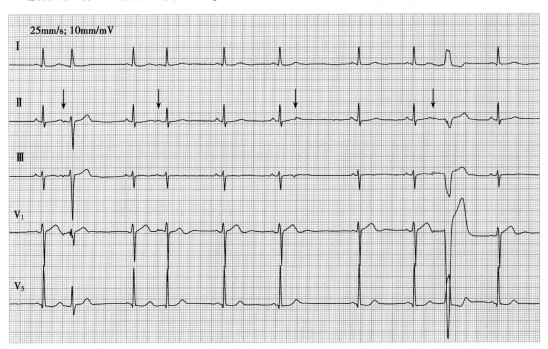

图 5-20 房性早搏(多源性)伴室内差异传导

图中可见 4 个提前的房性 P′波(箭头所指),P′波有两种形态且配对间期不等为多源性。其中第 2 个 P′波后继以形态正常的 QRS 波群;第 3 个 P′波后无下传的 QRS 波群;第 1、4 个 P′波后继以宽大畸形的 QRS 波群即房早伴室内差异性传导,其中第 4 个呈右束支阻滞图形,第 1 个呈左前分支阻滞图形

【心电图特征】

1. 提前出现 P′波,其形态与窦性 P 波不同。

2. P′波后多数继以形态时限正常的 QRS 波群;少数 P′波后继以宽大畸形的 QRS 波群;另有少数 P′波后无 QRS 波群。

3. P′R 间期≥0.12 秒。有些提早明显的房性早搏与正常窦性激动相比 P′R 间期出现延长。

4. 代偿间歇多数不完全。

交界性早搏

由位于房室交界区异位起搏点提前发出的激动称为交界性早搏。

提前出现的交界性激动可同时向上和向下双向传导。向下前传,激动心室产生 QRS 波群,其使心室激动的除极顺序与窦性下传的激动几近相同,因此所形成的 QRS 波群形态与窦性 QRS 相似。向上逆传,激动心房产生**逆行 P′波**(P′$_{Ⅱ、Ⅲ、aVF}$倒置,P′$_{aVR}$直立)。逆行 P′波因激动逆传和前传的速度不同,可出现于 QRS 波群之前(图 5-21A)或 QRS 之后(图 5-21B)或重于其中。

向上逆传的 P′波可侵入窦房结,使窦性节律重整,产生不完全性代偿间歇;有些交界性激动受房室结内单向阻滞的影响不能逆传心房,或交界性激动传至窦房结前窦房结已发出冲动,则窦房结不受影响而产生完全性代偿间歇;不能逆传心房的交界性激动,常在交界性 QRS 波群之后出现无关的窦性 P 波(图 5-21C),该窦性激动多数与交界性早搏相距过近,下传心室的过程中遭遇交界性激动所致的有效不应期而发生下传受阻,倘若脱离其有效不应期(极罕见),窦性 P 波则下传心室,使交界性早搏呈插入性(图 5-21D),其后无代偿间歇;若

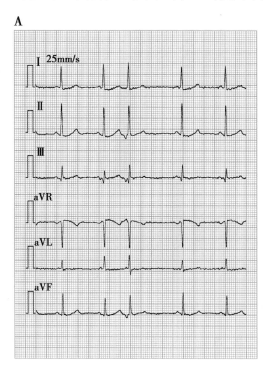
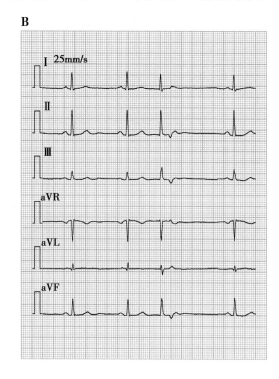

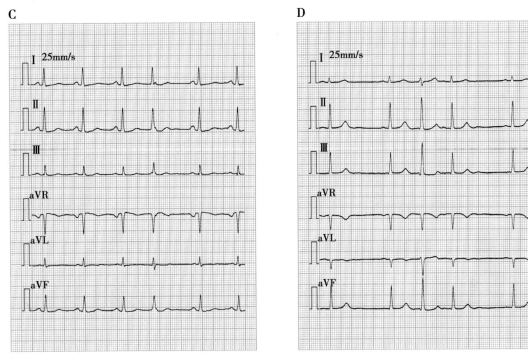

图 5-21　交界性早搏的不同表现

交界性早搏于舒张晚期出现,则可在 QRS 波群之前见到无关的窦性 P 波,PR 间期小于窦性下传的 PR 间期。

【心电图特征】

1. 提前出现 QRS 波群,其形态多数与窦性 QRS 波群相似,少数伴室内差异性传导而表现为宽大畸形(图 5-107)。

2. 提前的 QRS 波群前后,P 波有以下三种情况:①无 P 波。②有逆行 P′波,逆行 P′波若出现在 QRS 波群之前,P′R 间期<0.12 秒;逆行 P′波若出现在 QRS 波群之后,RP′间期<0.20 秒。③在 QRS 波群之前或之后见有无关的窦性 P 波。

3. 代偿间歇多数完全,少数为不完全性代偿间歇。插入性交界性早搏无代偿间歇。

室性早搏

由心室内异位起搏点提前发出的激动称为室性早搏。

室性激动 QRS 波群的特征主要表现为形态畸形和时间增宽,这是由于:起源于心室一侧(异位起搏点)的激动先使该侧心室发生除极,与此同时激动经室间隔传至心室另一侧,使之稍后除极。如此,左右心室除极变得不同步,除极顺序发生改变和除极时间延长,引起 QRS 波群形态发生改变和时间增宽;激动在室内是经心室肌传导,其传导速度远低于心脏传导组织,也使心室除极时间延长,导致 QRS 波群时间增宽。室性 QRS 波群增宽畸形程度与起搏点在心室所处位置有关:起搏点离束支分叉越近,QRS 形态越接近正常;起搏点离束支分叉越远,QRS 宽大畸形越明显。心室除极的异常还引起继发性的复极异常,使室性激动的

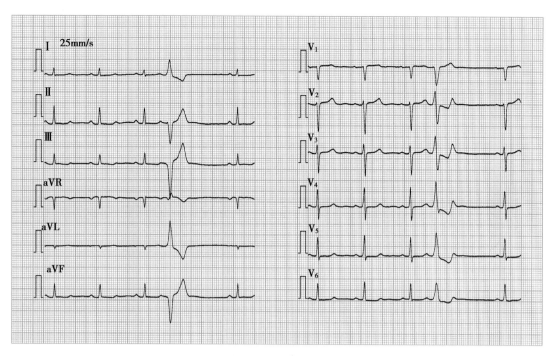

图 5-22　室性早搏

ST 段及 T 波大多与 QRS 主波呈反向改变(图 5-22)。

　　室性早搏很少能逆行传至心房及窦房结,打乱窦性激动的规律发放,因此室性早搏后多表现为完全性代偿间歇。规律发放的窦性 P 波随室性早搏提前早晚程度的不同,可出现在室性 QRS 波群的前面、后面或隐藏于其中。出现在 QRS 波群之后窦性 P 波,多数因与其前窦性激动相距过近(图 5-29B、5-33、5-36),受其有效不应期影响而不能下传心室,少数脱离有效不应期下传心室,使室性早搏插在两次正常窦性心搏之间,称为插入性室性早搏,其后无代偿间歇(图 5-23);舒张晚期出现的室性早搏,可于 QRS 波群之前见有窦性 P 波,该 P 波多因未能下传心室而成“无关”P 波(PR 间期小于窦性心搏的 PR 间期),如果室性早搏发生得更晚,则可能在激动心室的同时(尚未完全控制整个心室),窦性激动亦传至心室,两者各自激动一部分心室肌,共同完成一次心室除极,心电图上形成所谓**室性融合波**:QRS-T 形态介于窦性 QRS-T 与室性 QRS-T 两者之间(图 5-24、5-37、5-109)。

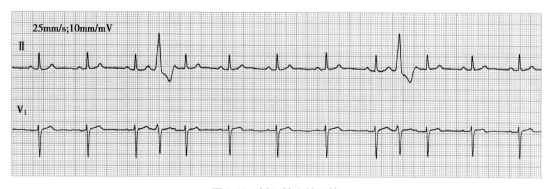

图 5-23　插入性室性早搏

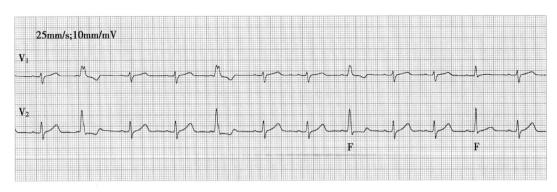

图 5-24　舒张晚期室性早搏(三联律)**,室性融合波**(F)

【心电图特征】

1. 提前出现宽大畸形的 QRS 波群,时限≥0.12 秒,其后伴有继发性的 ST-T 改变。

2. 其前无 P 波。有时在其前或其后可见无关的窦性 P 波,极少情况下在其后见有逆行 P′波,RP′间期<0.20 秒(图 5-39)。

3. 代偿间歇绝大多数为完全性,插入性室性早搏无代偿间歇。

三种早搏的比较与鉴别

上述三种早搏起源不同,各有各的特点,心电图一般不难分辨。但有时有些早搏表现得不典型或伴有其他改变而使其难以辨认。分析窦性 P 波,寻找异位 P′波是辨别异位激动起源的关键。

对于房性早搏,心电图最主要特点是提前出现房性异位 P′波,只要发现并确定有提前的 P′波,不论其后是否继有 QRS 波群,也不论其后 QRS 波群形态是否正常,都应诊断为房性早搏(图 5-19、5-20、5-25、5-26)。有些提前明显的 P′波与前面激动的 T 波相重叠而表现不清,这时则需要仔细观察早搏之前的 T 波:和同一导联其他(RR 匀齐情况下的)窦性 T 波比较,并仔细观察 12 导联同步记录中其他导联同一时刻 T 波的表现。观察其 T 波形态有无出现错折、切迹、波峰增高或变尖等,以明确是否有 P′波存在于其中。如有时心电图上突然出现长 RR 间期,其起因可能是未下传的房性早搏所致,也可能是由房室阻滞、窦房阻滞或窦性停搏所引起,此时分析长 RR 间期前部的 T 波,仔细观察有无 P′波隐藏于其中就显得尤为重要,若确定有 P′波,长 RR 间期即由未下传的房性早搏所为(图 5-27)。

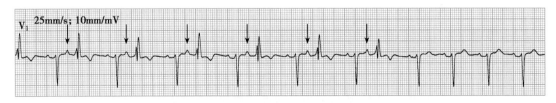

图 5-25　房性早搏二联律,室内差异传导

图中呈二联律的早搏,其 QRS 波群宽大畸形,易误认为室性早搏二联律,但仔细观察可发现其前 T 波中均埋藏有提前的房性 P′波(箭头所指),故为房性早搏伴室内差异性传导

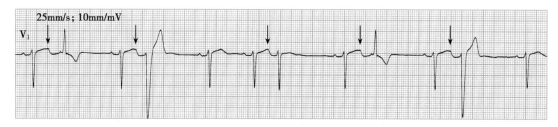

图 5-26　酷似多形室早的房性早搏

图中早搏的 QRS 波群有多种形态,但其前都有房性 P′波(箭头所指),故该早搏都是房性早搏,QRS 宽大畸形是室内差异性传导所致。只是图中的室内差异性传导有些呈右束支阻滞图形,有些呈左束支阻滞图形

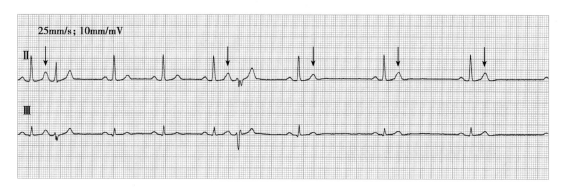

图 5-27　房性早搏二联律

图中箭头所指的 T 波中都埋藏有提前的发生的房性 P′波,其后有的继以形态正常的 QRS 波群,有的继以形态畸形的 QRS 波群(室内差异性传导),有的无下传的 QRS 波。这份图识别其 P′波很重要,以单纯的窦性 T 波(图中的第 3、4 个)为参比对象,仔细观察与其他各 T 波形态的差异。此外,长 RR 间期与含有早搏的窦性 RR 相等,也支持长 RR 中含有未下传房性早搏的判断

对于交界性早搏,心电图最主要特点是提前出现 QRS 波群,其形态多与窦性 QRS 波群相似。若有逆行 P′波,且逆行 P′波出现在 QRS 波群之后,交界性早搏是确定的(图 5-21B)。而对出现在 QRS 波群之前的逆行 P′波,除可见于交界性早搏外还可见于起源于心房下部的房性早搏。一般而言,两者的鉴别是:交界性早搏的 P′R 间期<0. 12 秒,代偿间歇多数完全(图 5-21A);而房性早搏的 P′R 间期>0. 12 秒,其后多为不完全性代偿间歇(图 5-28)。不过交界性早搏若同时伴有前传迟缓,其 P′R 间期也可超出 0. 12 秒。此外,QRS 波群形态有时对鉴别两种不同性质的激动亦有所帮助:房性激动若不发生室内差异性传导,其 QRS 波群形态与窦性 QRS 形态相同;而交界性 QRS 波群形态常常与窦性 QRS 存在一定的差异(图 5-21)。然而,某些前无相关 P 波的交界性早搏,QRS 形态改变比较明显或伴有室内差异性传导,其心电图表现与室性早搏类同,两者常常难以鉴别,如图 5-36。

对于室性早搏,心电图最主要特点是提前出现宽大畸形的 QRS 波群,心电图较易辨认。其前无 P 波或无相关 P 波是其另一重要特点。因此对提前出现宽大畸形的 QRS 波群也应留意其前有无相关 P′波,如果有,则应考虑是房性早搏伴室内差异性传导而非室性早搏(图 5-26)。

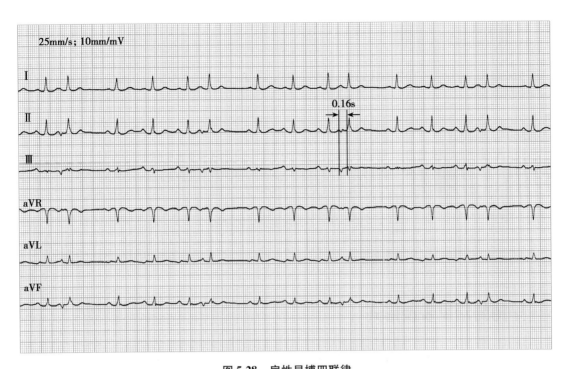

图 5-28 房性早搏四联律
提前的 P′波呈逆行 P′波,但 P′R 间期>0.12s,代偿间歇不完全,故考虑为房性早搏

早搏的产生机制

早搏的产生机制有多种学说,包括折返激动、异位起搏点自律性增高、触发活动及并行心律。其中折返激动是目前公认和最常见的产生机制。根据早搏的配对间期和早搏之间的关系可大致判断某些早搏的形成机制(表 5-1 及图 5-29),但这需要在同一导联心电图上有两个或多个(同一性质的)早搏出现,否则难以发现其规律和判定其形成机制。

表 5-1 早搏的心电图表现与发生机制	
心电图表现	**机制**
早搏与其前正常激动之间的配对间期完全相等(图 5-29A)	折返
早搏与其前正常激动之间没有固定的配对间期,但早搏与早搏之间有固定的间期或存在倍数关系(图 5-29B)	并行心律
早搏与其前正常激动之间的配对间期不完全相等,早搏之间亦无固定的间期	折返或自律性增高或多种机制并存

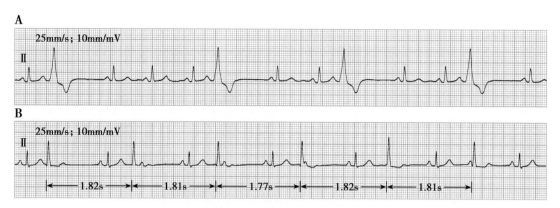

图 5-29　不同机制产生的早搏

以上是不同患者的心电图。图 A. 早搏的配对间期始终相等,早搏之间无任何关系,早搏系由折返引起;图 B. 早搏的配对间期各不相等,早搏之间存在固定的(约 1.80s)间期,为并行心律型早搏

早搏的常见表现形式

(一) 单源性与多源性早搏

单源性房性早搏　指起源于同一异位起搏点的房性早搏,在心电图上表现为同一导联 P′波形态相同且联律间期也相等(图 5-18)。

多源性房性早搏　指由两个或多个异位起搏点发出的房性早搏,表现为同一导联上 P′波形态各异,联律间期也不相同(图 5-20)。

单源性室性早搏　指起源于同一异位起搏点的室性早搏,心电图上表现为同一导联中早搏的形态相同且联律间期固定,提示早搏是由前一激动折返所致,且折返途径、时间相同。

多源性室性早搏　指起源于两个或多个心室异位起搏点发出的室性早搏,心电图上表现为同一导联中出现提前的、形态不同且联律间期各不相等的室性 QRS 波群(图 5-30、5-42B)。多源性室性早搏常见于器质性心脏病、电解质紊乱及药物中毒的患者。

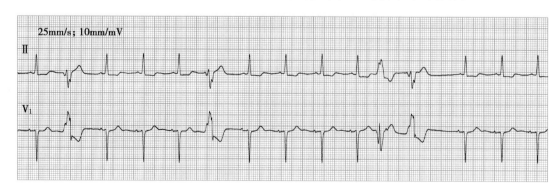

图 5-30　多源性室性早搏

图中共有 4 个室性早搏,来自于两个心室起搏点。其中第 1、2、4 个 QRS 波群形态相同,第 3 个 QRS 呈另一种形态,两种不同形态 QRS 具有不等的配对间期

多形性室性早搏 指同一导联中联律间期相等,但 QRS 波群形态不一的室性早搏(图 5-31)。其产生机制尚未完全阐明,可能为以下几种情况之一:①仍由折返机制引起,但折返的径路不同;②折返时间相同的多源性室性早搏;③单源性室性早搏伴室内差异性传导;④单源性舒张晚期室性早搏伴不同程度的心室融合。多形性室性早搏的临床意义与多源性室性早搏相似。

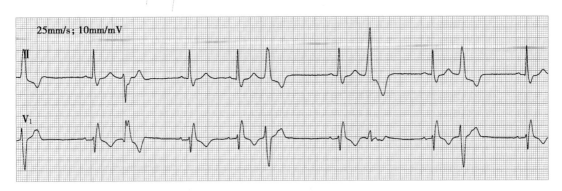

图 5-31 多形性室性早搏

图中室性早搏有三种形态,不同形态室早的配对间期相等。该图窦性 QRS 存在有完全性右束支阻滞

(二) 早搏的频度与联律

偶发性早搏 指早搏每分钟发生的次数≤5 次。

频发性早搏 指早搏每分钟发生的次数>5 次。

窦性心搏与早搏成组出现,称为联律。如每一个窦性心搏之后出现一个早搏,两个一组,连续三组以上,称为早搏**二联律**;每两个窦性心搏之后出现一个早搏,三个一组,连续三组以上,称为早搏**三联律**,以此类推。有时,在窦性心搏之后连续出现两个早搏称为**连发**,又称为成对性早搏。若表现为每一个窦性心搏之后连续出现两个早搏,三个一组,连续三组以上,也称为三联律,并有人称此为"真正的三联律"(图 5-32)。若每两个窦性激动后出现成对性早搏,并连续三组以上,亦称为早搏四连律。

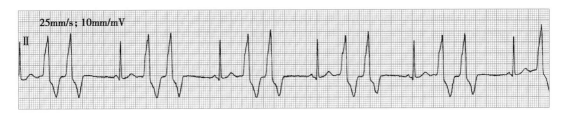

图 5-32 成对出现的室性早搏

二联律法则 指联律间期固定的某些早搏(包括房性、交界性及室性)容易出现在较长的心动周期之后,且一旦出现,早搏后较长的代偿间歇又促使下一个早搏的发生,如此重复形成早搏二联律(图 5-27、5-33)。二联律法则又称长短周期现象。其可能的机制是,长心动周期后心房肌、心室肌的不应期延长,不同部位心肌不应期延长的不均衡,使不应期离散度加大,进而容易形成折返而再次发生早搏。凡有可能发生较长心动周期情况的,都有可能引发上述现象,如显著的窦性心律不齐、二度窦房阻滞及房室阻滞后的长间歇及心房颤动的长

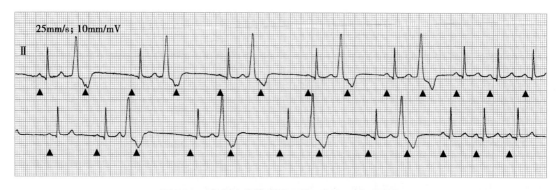

图5-33　窦房结内游走性心律,室性早搏二联律

图为连续记录20s Ⅱ导联的心电图。图中"▲"上方可见间距不等的窦性P波,其P波波幅呈渐低→渐高→渐低→渐高的变化,并可见当PP(或RR)间距延长时室性早搏出现,当PP间距变短时室早消失

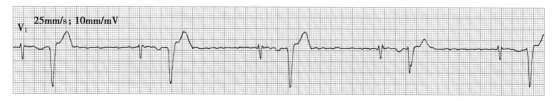

图5-34　房颤伴三度房室阻滞,交界性逸搏-室性早搏二联律

周期等(图5-34)。近年来研究发现,某些恶性心律失常的发生亦与二联律法则相关。

　　然而,并非所有的早搏都遵守二联律法则,其中遵守二联律法则的早搏称作**继发性早搏**,不遵守二联律法则的早搏称为**原发性早搏**。一般说来,原发性早搏多表现为不规则的单独出现,呈二联律的继发性早搏常由原发性早搏所引发。

（三）插入性早搏

　　提前发生的早搏,多数替代了一次窦性心搏,不增加心脏搏动次数。而插入性早搏是指插入在两次正常窦性搏动之间的早搏,其后无代偿间歇,它的出现额外增加了心脏搏动次数,因此又称为**期外收缩**。插入性早搏多在早搏提早明显并且窦性节律较缓的情况下容易形成。插入性早搏以室性早搏最常见。插入性早搏虽没有取代其后的窦性搏动,但依然可对其下传心室产生干扰(隐匿性传导):窦性激动在交界区若遇早搏所致的相对不应期,则会引起干扰性PR间期延长(图5-23、5-35);若下传至心室,心室尚未完全脱离不应期,则会出现心室内差异性传导。

（四）QRS波形正常化的室性早搏

　　除极顺序决定除极波的形态。室性激动(早搏或逸搏)因心室除极顺序的改变,致QRS波群形态宽大畸形。有些室性早搏的QRS宽大畸形不明显,形态接近正常或者比窦性QRS"更正常",恰是其心室除极顺序近乎正常的缘故。主要表现有:①早搏起源于室间隔上部(位于希氏束分叉附近),异位起搏点距左、右束支距离大致相等,其发出的激动基本上(和室上性激动一样)同时经左、右束支下传心室,由此形成的QRS波形与窦性QRS波形基本相同。该类室早有时难与交界性早搏鉴别(图5-36)。②窦性心律伴一侧

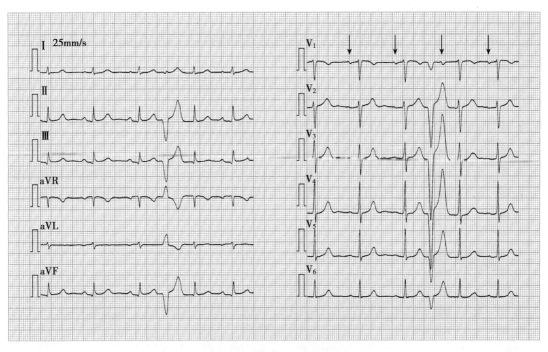

图 5-35　间位性室性早搏

图中室性早搏之后的激动,其前有无 P 波在多数导联难以辨认,唯 V_1 导联可见清晰的 PP 匀齐的窦性 P 波(箭头所指),故该室性早搏为插入在两次正常窦性搏动之间的插入性室早,其后窦性的 PR 间期延长是由早搏逆向隐匿性传导所致

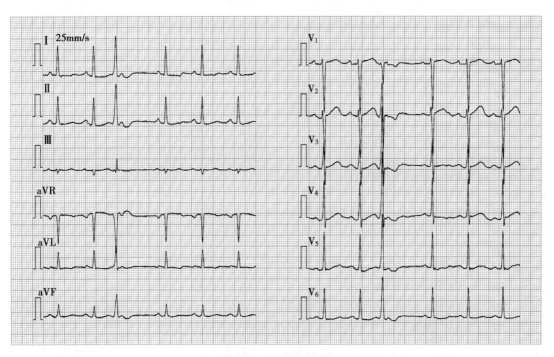

图 5-36　高位室性早搏

图中各导联第 3 个 QRS 波群提前发生,形态轻度宽大,其后亦有轻度的 ST-T 改变,倾向考虑起源于室间隔上部的室性早搏

束支阻滞或预激综合征时,窦性 QRS 波形宽大畸形,而起源于室间隔上部的室性早搏,其 QRS 波形却近似正常。前者是因为异位起搏点处在阻滞区下方,后者是因为异位激动不再经过旁道,两者均是由左、右束支(近乎)同步下传心室所致。③室性融合波形态正常化:在窦性心律伴一侧束支阻滞的心电图中,如果异位起搏点位于阻滞束支的同侧(阻滞区下方),并于舒张晚期发出冲动,那么此激动在除极该侧心室的同时,窦性激动沿对侧束支下传且除极对侧心室,由此形成室性融合波。这时,两侧心室几乎同步除极,心室除极顺序接近正常,故使融合波的 QRS 形态趋向正常,此即所谓室性融合波形态"正常化"。若两者完全同步,心室除极顺序正常,融合波的 QRS 形态则完全"正常";若室性激动稍提前,融合波形态则接近室性 QRS;若室性激动稍滞后,融合波形态则接近窦性 QRS(伴该侧束支阻滞)(图 5-37)。

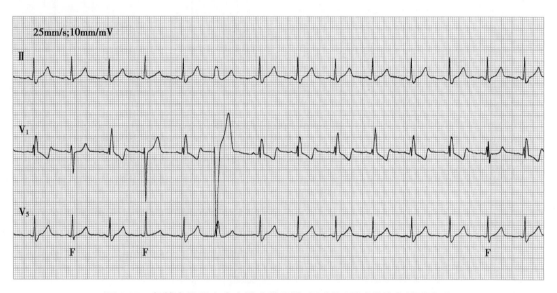

图 5-37 起搏点位于右束支的室性早搏,形态"正常化"的室性融合波

图中窦性心律时即存在完全性右束支传导阻滞。第 2、4、6、13 个激动为室性早搏,其中第 6 个室早提早较明显,其前无 P 波,QRS 形态呈完全性左束支阻滞图形,说明室早的激动起源于右束支(阻滞区下方);第 4 个室早提前较晚,其前可见窦性 P 波但 PR 间期较短,QRS 形态介于室性 QRS 和窦性 QRS 之间为室性融合波,其图形接近室早形态(不完左),说明室性激动控制大部分心室;第 2 个室早提前更晚,其前可见窦性 P 波且 PR 间期基本正常,QRS 呈正常形态,说明室性激动与窦性激动分别或同步除极左、右心室,心室除极顺序正常,形成形态"正常"的室性融合波;第 13 个 QRS 时间不提前,其前有窦性 P 波且 PR 间期正常,其 QRS 形态接近窦性 QRS 图形(不完右),说明窦性激动控制大部分心室

(五) RonT 型室性早搏

指室性早搏发生较早,出现在前一次心搏的 T 波之上(落在 T 波顶峰或前支或后支,图 3-38),称为 **RonT 现象**。由于 T 波顶峰前 0.03 秒附近为心室易损期,故出现这种现象被认为是一种危险信号,特别是发生在急性心肌梗死之后易诱发室性心动过速或心室颤动。但在无器质性心脏病的普通人群中出现 RonT 现象的室性早搏,未证实有发生猝死的高度危险性。

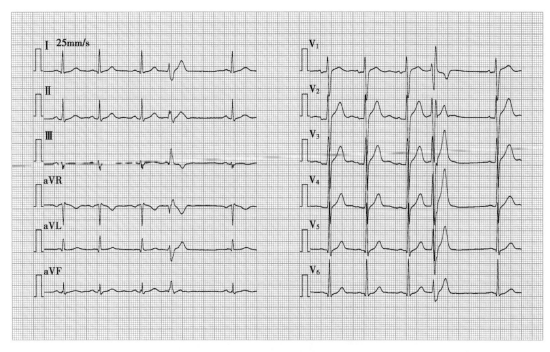

图 5-38　起搏点位于左束支主干的室性早搏

早搏的定位诊断

（一）房性早搏

根据房性 P′波在不同导联的形态，可大致判断房性早搏的起源部位：若异位起搏点靠近窦房结，P′波的形态则近似窦性 P 波；反之离窦房结愈远，P′波形态的改变则愈明显；若 Ⅰ、aVL、V_5、V_6 导联 P′波倒置，提示激动起源于左心房；若房性起搏点位于心房下部或房室交界区附近时，P′波则成"逆行性"：Ⅱ、Ⅲ、aVF 导联倒置，aVR 导联直立。此与交界性 P′波不易区别，尽管没有任何实验数据的支持，人们仍习惯地认为，P′R 间期≥0.12 秒考虑是来自心房的，而<0.12 秒考虑为起源于交界区的。

（二）室性早搏

同理，根据室性早搏 QRS 波群在不同导联的形态，可大致判断室性早搏的起源部位：

- 早搏起源于右束支近端，波形呈完全性左束支阻滞图形（图 5-37）；起源于右心室壁心肌，波形类似完全性左束支阻滞图形（图 5-22）。这是因为：异位起搏点位于右束支，提前发出的冲动使其所支配的右心室先除极，左心室后除极，心室除极顺序与左束支阻滞时相同，由此形成的 QRS 波群形态则呈完全性左束支阻滞图形。

- 早搏起源于左束支主干，波形呈完全性右束支阻滞图形（图 5-38），该情况有时难与交界性早搏伴室内差异性传导相鉴别；起源于左心室壁心肌，波形类似完全性右束支阻滞图形。

- 早搏起源于左前分支，波形呈右束支阻滞加左后分支阻滞图形。

- 早搏起源于左后分支，波形呈右束支阻滞加左前分支阻滞图形（图 5-39）。

- 早搏起源于心室前壁，$V_1 \sim V_6$ 导联室性 QRS 主波均向下（图 5-35）。

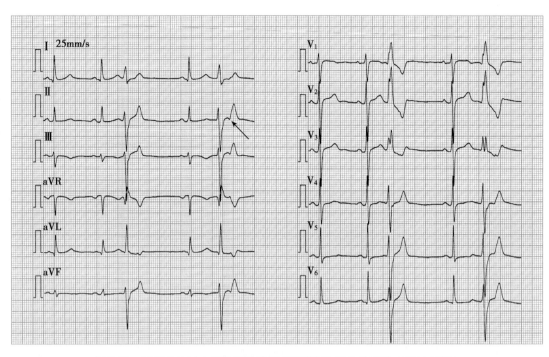

图5-39 起搏点位于左后分支的室性早搏(箭头指的是逆传心房的 P′波)

- 早搏起源于左室后壁,V_1~V_6导联室性 QRS 主波均向上。
- 早搏起源于左室侧壁,V_1~V_3导联室性 QRS 主波向上,V_5、V_6导联主波向下。
- 早搏起源于心底部,Ⅱ、Ⅲ、aVF 导联室性 QRS 主波向上。若起源于右心室流出道,除Ⅱ、Ⅲ、aVF 导联 QRS 主波均向上外,胸导联类似左束支阻滞图形(图5-40)。

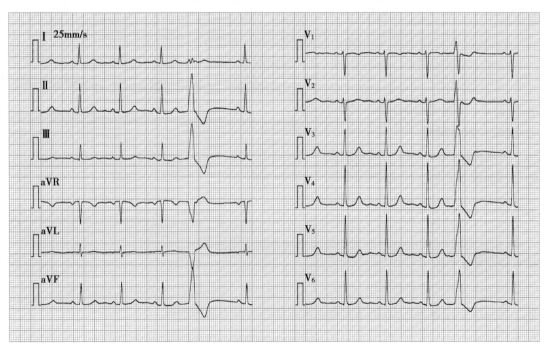

图5-40 起源于右室流出道的室性早搏

● 早搏起源于心尖部,Ⅱ、Ⅲ、aVF 导联室性 QRS 主波向下(图 5-35)。

● 早搏起源于室间隔上部,波形与同导联窦性 QRS-T 基本相同(图 5-36)。

左心室受累多出现左心室早搏,右心室受累多出现右心室早搏。起源于右心室的早搏多见于正常人,起源于左心室的早搏多见于器质性心脏病患者。根据室性早搏 QRS 波群形态推测异位起搏点的起源部位,对估计心室受损部位、为折返性室性早搏及室性心动过速的射频消融治疗提供参考,具有一定的临床意义。

早搏后心电图改变

早搏后心电图改变又称早搏后继发性改变。早搏后心电图改变主要为:①在早搏后第一个心搏(有时是若干个心搏,一般为窦性)心电图的某一部分发生异常改变:P 波形态变形,PR 间期缩短(≤0.12 秒),QRS 波群形态改变或原有的束支传导阻滞消失,ST 段下移,T 波增高、降低或倒置(图 5-41),U 波增高或倒置等;②基本心律发生变化:如早搏暂时抑制了窦房结,使窦性频率变慢或窦性心律不齐,或出现逸搏、逸搏性心律等。

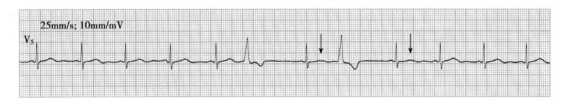

图 5-41　室性早搏后 T 波改变(箭头所指)

早搏的临床意义

早搏是临床上最常见的心律失常。在人的一生中自觉和不自觉地都会出现过早搏动,动态心电图连续 24 小时心电图记录,证实受检者几乎 90% 正常各年龄组均可见到偶发的早搏。或者说,多数人出现的早搏是"良性"的,即功能性的,只有约 10% 的人出现的早搏是由器质性心脏病所引起的,即病理性的。休息或安静状态下发生的早搏多系迷走神经紧张所致,一般为功能性的。运动后出现或明显增多的早搏,系交感神经张力增高的结果,多为器质性心肌损害的证据,或由于冠脉供血不足,在运动后心肌供血更差,因而出现早搏。在使用洋地黄、奎尼丁、吐根碱、锑剂过程中发生的早搏,多为药物中毒的表现,须及时停药。

在临床各类型早搏中,以室性早搏最常见,房性早搏次之,交界性早搏少见。

(一) 房性早搏

偶发的房性早搏多见于正常健康人,然而频发的、成对的及多源性的房性早搏多见于器质性心脏病患者。心电图上同时有心房肥大或房内传导阻滞的改变时,房性早搏几乎 100% 是器质性的。临床上房性早搏主要见于心肌炎、心肌病、冠心病、风湿性心瓣膜病、肺源性心脏病、甲状腺功能亢进等,并常是快速房性心律失常的先兆。

(二) 交界性早搏

偶发的交界性早搏多见于健康人,频发、连发的交界性早搏多发生于器质性心脏病患者,如心肌炎、心肌病、冠心病、风湿性心瓣膜病等。

(三) 室性早搏

偶发的室性早搏,一般无重要临床意义,健康人 24 小时动态心电图检测,约有 50% 的人可发生室性早搏,并在饮酒、情绪激动或过度劳累后易于出现。频发、成对的、多源及多形性室性早搏多发生于器质性心脏病患者。病理性室性早搏中,冠心病、心肌梗死、心肌炎、心肌病、高血压性心脏病、任何类型心脏病并发充血性心力衰竭、电解质紊乱及药物中毒是其常见病因。

根据室性早搏 QRS 波群的形态特征,可大致鉴别该早搏是功能性的还是病理性的(图 5-42)。①QRS波群时间:室早的 QRS 波群时间取决于异位起搏点在心室的位置。但如果心肌本身无病变,则无论起搏点在何处,QRS 波群时间均不应超过 0.16 秒。特宽的 QRS 波群提示起搏点位置低或心肌严重受累(图 5-30、5-42B),多由器质性心脏病所为。若室早的 QRS 波群形态和时间接近正常,提示起搏点在心室传导系统的高位,多见于年轻人或无器质性心脏病病史者。②QRS 波群振幅:各导联最高振幅<10mm 或低于同导联窦性 QRS 波幅的室性早搏,多见于器质性心脏病者。早搏的 QRS 振幅>20mm 者,多属功能性室早。③Schamroth根据室早 QRS 波群形态结合 ST-T 改变提出了鉴别功能性抑或器质性室性早搏

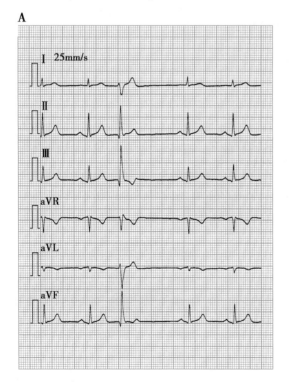
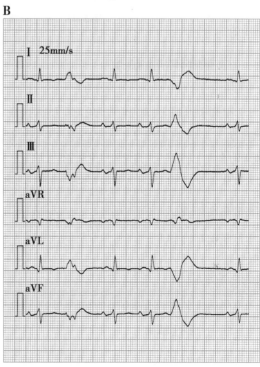

图 5-42 功能性室早与病理性室早的比较
A. 功能性室早;B. 病理性室早(多源、特宽)

的方法(表 5-2)。

表 5-2 功能性室性早搏和器质性室性早搏的比较

心电图表现	功能性室早	器质性室早
1. QRS 波群		
振幅	≥20mm	<10mm
时间	<0.14s	>0.14s
切迹	无	常见
2. ST 段等电位线	ST 段起始部无等电位线	有
3. T 波	不对称,与 QRS 主波反向	对称高尖,与 QRS 主波同向

Lown 在 1970 年和 Wolf 在 1971 年提出了室性早搏的分级系统:根据室性早搏的频繁程度、形态和出现的形式将其分为以下 6 级(表 5-3):

表 5-3 室性早搏 Lown 分级法

分级	心电图表现	分级	心电图表现
0	无室性早搏	4A	成对的室性早搏,反复出现
1	偶发,<30 次/小时或<1 次/分钟	4B	连续 3 个或 3 个以上室性早搏,反复出现
2	频发,>30 次/小时或>6 次/分钟	5	RonT 型室性早搏
3	多形性及多源性室性早搏		

上述分级中,室性早搏的级别越高,预后越差,猝死的危险性越大。近年来的研究资料表明,Lown 分级的高级别室性早搏不一定是病理性的,在一些健康人中也可出现,其危险性也有待于进一步确定。尽管存在争议,Lown 分级对急性冠状动脉综合征患者室性早搏危险性的评估具有一定的实用价值。

(四) 早搏对某些疾病的诊断作用

● 二尖瓣病变、冠心病、甲状腺功能亢进的房性早搏频发出现,常是心房颤动的先兆。

● 房内传导阻滞伴有联律间期较长的房性早搏,可能是冠心病的早期表现。

● 出现于 U 波之后的房性早搏仍伴有明显的 P′R 间期延长或未下传心室者,提示房室交界区不应期有病理性延长。

● 出现于 U 波之后的房性早搏下传心室呈一侧束支阻滞图形或分支阻滞图形,提示束支或分支不应期病理性延长。

● 由室性早搏诊断心肌梗死:心肌梗死时室性早搏的 QRS 形态有时也受影响而出现梗死的改变。在某些病例中室性早搏的改变比窦性心搏更明显,更具诊断价值。但是自室性早搏诊断心肌梗死须符合以下条件:①室性 QRS 波群主波必须向上,若主波向下呈 QS 或 rS 型则不能作出诊断;②不能根据面向或趋向心腔的导联(如 aVR、V_1),而只能由面向心外膜的导联来作出诊断。其心电图表现为:①主波向上的室性 QRS 波群先出现一向下的 q 波,不论 q 波大小如何(可呈 qR、qRR′、QR 等型),均提示心肌梗死(图 5-43);②室性早搏的 ST 段呈损伤型抬高;③T 波尖锐,双肢对称。

- 特宽型的室性早搏,即室性早搏的 QRS 时间≥0.16 秒,表明心室内有弥漫性传导障碍(图 5-42B)。
- 早搏诱发反复搏动,说明房室结存在双径路或多径路。
- 早搏诱发心动过速,又能终止心动过速者,提示心动过速的发生机制是由折返所致。早搏诱发前传型房室折返性心动过速,可诊断隐匿旁道的存在。
- 早搏后第一个心搏的束支阻滞消失,说明该束支并没有完全阻断。
- 应用洋地黄治疗过程中出现室性早搏二联律或真三联律,是洋地黄中毒的表现。
- 急性心肌梗死溶栓治疗后出现频发室性早搏,是冠状动脉再通的指标之一。

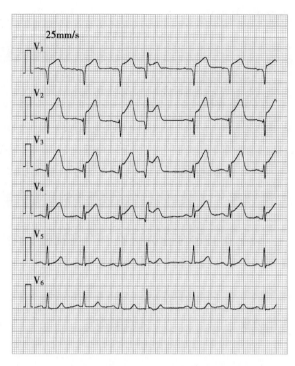

图 5-43　室性早搏揭示心肌梗死(急性前间壁心梗)

- 早搏后 ST-T 改变被认为与运动试验出现的 ST-T 改变有类似的临床意义,可作为诊断"隐性"冠状动脉供血不足的重要依据,称为"穷人的运动试验"。

异位性心动过速

概述

一、概念

由窦房结以外异位起搏点连续发出激动所形成的心脏节律称为异位心律,异位性心动过速则为一种主动性的频率快速的异位心律。

二、机制

异位性心动过速的产生机制有:折返激动、异位起搏点自律性增高和触发活动。其中,折返激动是最常见的发生机制。

三、分类

● 按心动过速发作方式 分为阵发性与非阵发性。

阵发性心动过速 又称早搏性心动过速。当一系列(3 个以上)早搏以较高频率连续发生时,即可称为阵发性心动过速。临床上具有突然发生、突然终止的特点。

非阵发性心动过速 连续出现异位激动的频率比逸搏心律快,较阵发性心动过速慢,常与窦性心律的频率相接近。临床上表现为逐渐发生、缓慢终止的特点。为区别于阵发性心动过速,故名为"非阵发性"心动过速。

● 按其持续时间 分为短阵性与持续性。持续性心动过速指异位激动连续出现,持续时间>30 秒者。短阵性心动过速又称为非持续性心动过速,指异位激动仅出现若干个或持续时间<30 秒者。

● 按其发生机制 分为折返性、自律性增高性和触发活动性。

● 按心动过速患者有无器质性心脏病 分为病理性和特发性。前者指由器质性心脏病导致的心动过速,后者指发生于无器质性心脏病的心动过速。

● 按其起源部位 ①分为房性、交界性和室性;②将起源于希氏束分叉以上的心动过速称为室上性心动过速;将起源于希氏束分叉以下的心动过速称为室性心动过速。

● 按 QRS 波群的时间宽度 分为窄 QRS 波群心动过速与宽 QRS 波群心动过速。

阵发性室上性心动过速

阵发性室上性心动过速(paroxysmal supraventricular tachycardia,PSVT)简称室上速,泛指起源于心室以上或途径不局限于心室的一切快速心律,包括:房室折返性心动过速、房室结折返性心动过速、窦房结折返性心动过速、房性及交界性心动过速、心房扑动及颤动等。如不伴有室内差异性传导或束支阻滞或经旁路传入心室,心动过速的 QRS 波群时间不增宽而表现为窄 QRS 波群心动过速。

折返激动是阵发性室上性心动过速的主要发生机制,自律性增强占少数,理论上还可能有触发活动机制,但目前未获证实。折返机制的共同点是早搏刺激可以诱发也可以终止心动过速。折返途径包括房室折返、房室结折返、窦房结折返、心房内折返等。

各类型室上性心动过速发病率相差很大,其中以房室折返性心动过速和房室结折返性心动过速两者最多见,约占总数的90%,其余房性心动过速、窦房结折返性心动过速等不及10%。

一、房室折返性心动过速

正常人,房室结—希氏束是房室之间唯一电激动传导通路,其周围的房室环具有绝缘功能。而在某些先天发育异常者,在房室之间还存在异常的直接连接房室心肌的传导通路(Kent束),称为**房室旁路**或**预激旁路**。房室旁路的存在为激动在房室之间形成折返创造了条件。心房、正常房室传导系统、心室及房室旁路构成了一个大的房室折返环路,一个适时的激动可在该环路上持续折返,形成房室折返性心动过速(atrioventricular reentrant tachycardia,AVRT)。在阵发性室上性心动过速中,房室折返性心动过速是最常见类型之一,约占总数的50%。

(一) 产生机制

房室旁路可分为显性房室旁路、隐匿性房室旁路和慢传导房室旁路。①显性房室旁路:房室旁路具有双向传导功能,在平时窦性心律时可表现有预激波。旁路引起的折返性心动过速,按折返方向的不同可分为顺向型和逆向型两个类型。前者指激动沿正常房室传导系统下传心室,经房室旁路逆传心房,心电图表现为无预激波的窄 QRS 波群心动过速(图5-44A);后者正好相反,激动由旁路前传,经房室传导系统逆传,心电图表现为有预激波的宽QRS 心动过速(图5-44B)。②隐匿性房室旁路:房室旁路没有前传功能,只有逆传功能。隐匿性旁路只参与顺向型房室折返性心动过速。在平时窦性心律及发作心动过速时,激动均由心脏正常房室传导系统下传心室,心电图均表现为无预激波的 QRS 波群。③慢传导房室旁路:其旁路是具有递减传导功能的隐匿性房室慢旁路。

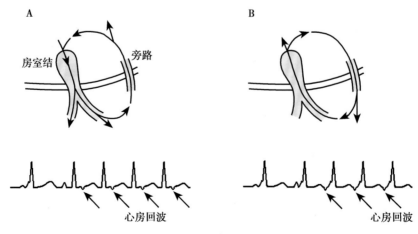

图5-44　房室折返性心动过速的形成机制(显性房室旁路)

与正常房室传导系统相比,旁路的传导速度快,但不应期长。心动过速的发生常常是由一个早搏引起,房早、室早都可以诱发。一个适时的房早到来时,旁路仍处于前次激动后的有效不应期而发生前传单向阻滞,激动只能经房室传导系统下传心室,再经旁路逆传激动心房,形成房室之间的折返。室早发生时,激动可经旁路逆传心房,再经房室传导系统下传心室,形成房室间的折返。由此可以看出,房室折返性心动过速(或其他类型折返性心动过速)的发生需具备折返的三个条件:有两条传导速度和不应期不同的通路;其中一条发生单向阻滞;另一条传导相对缓慢。激动经传导缓慢的通路前传,经前传单向阻滞的通路逆传,连续折返形成折返性心动过速。

(二) 心电图表现

1. 顺向型房室折返性心动过速　该型折返激动由房室结前传,因此心室除极正常,表现为窄 QRS 波群心动过速。顺向型是房室折返性心动过速中最主要类型,约占全部房室折返性心动过速的90%。参与折返的房室旁路绝大多数为隐匿性房室旁路,由显性房室旁路引起的少见。

顺向型房室折返性心动过速可由适时的房性早搏、室性早搏诱发,诱发心动过速的房性早搏 P'R 间期正常。多数情况下心动过速心电图中无 P 波呈现,此是因为逆传 P'波与 QRS 波群重叠而未能显现,少数情况可于 QRS 波群之后见有逆行 P'波(图 5-45),RP'间期<P'R间期,这是由于从心室逆传至心房的速度快于从心房前传至心室的速度。房室之间呈 1:1 传导关系,不应出现房室阻滞的心室漏搏,因为正常的房室传导是折返所必需。若有房室阻滞或房室分离则是排除房室折返性心动过速的有力证据。心动过速的 QRS 波群形态正常,当伴有束支阻滞(约半数病例)时,QRS 波群宽大畸形。若伴发束支阻滞的同时出现心率减

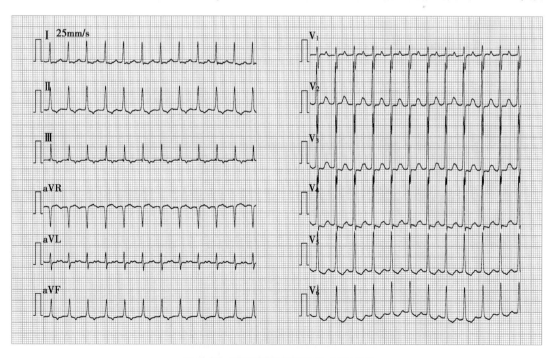

图 5-45　顺向型房室折返性心动过速
图中Ⅱ、Ⅲ、aVF 导联 QRS 波群之后见有逆行 P'波,RP'<P'R,RP'间期>0.07s

慢,提示该心动过速为房室折返性心动过速,并可初步判断旁路和阻滞的束支为同一侧。这是因为折返周期短于束支不应期,因而出现了束支功能性阻滞,此时激动由对侧束支下传心室,使折返环长度延长,折返时间延长,导致心动过速的频率减慢,并使 RP′间期延长。

【心电图特征】

(1) 频率在 150~250 次/分,节律规整。

(2) 有时可于 QRS 波群之后见有逆行 P′波,RP′间期<P′R 间期,RP′间期>0.07 秒。

(3) P′波与 QRS 波群之间始终呈 1:1 的传导关系。

(4) 大多数 QRS 波群形态时间正常。当伴有束支阻滞时,QRS 波群宽大。若伴有旁道同侧束支功能性阻滞,心动过速频率减慢,RP′间期延长;若出现旁道对侧的束支功能性阻滞,心率及 RP′间期则不出现变化。

(5) 可出现 QRS 波群电交替现象,心动过速频率越快,电交替发生率越高。

(6) 窦性心律时,可出现预激综合征改变(显性旁路),也可正常(隐匿性旁路)。

2. 逆向型房室折返性心动过速 折返激动沿房室旁路前传至心室,从房室传导系统逆传回心房,心电图表现为宽 QRS 波群心动过速。该型约占房室折返性心动过速的10%,临床多由电生理检查所诱发,亦可由适时的房室结近端的房性早搏引起:当提早的激动下传遇到房室结不应期时,只能沿旁路前传心室,由此引起逆向型的房室折返性心动过速。该型 QRS 波群宽大畸形多呈完全性心室预激图形(图 5-46),需结合临床与室性心动过速鉴别。

【心电图特征】

(1) QRS 波群宽大,起始部可见预激波。

(2) 频率为 150~250 次/分,节律规整。

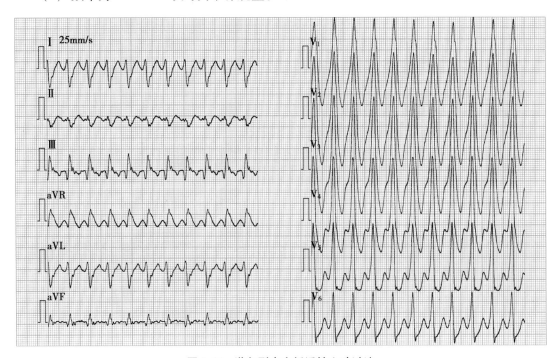

图 5-46 逆向型房室折返性心动过速

（3）P′波不易辨认。如能辨别逆行 P′波,则 RP′间期>P′R 间期,且 P′波与 QRS 波群始终保持 1∶1 的传导关系。

（4）窦性心律时,QRS 波群多数呈预激综合征心电图改变,少数可以正常。

（三）临床意义

房室折返性心动过速是典型预激综合征的重要临床表现。可见于任何年龄,年轻者更多一些,男性多于女性。年轻患者多不伴有器质性心脏病,年长患者可以伴有各种器质性心脏病。

二、房室结折返性心动过速

房室结在部分人群中存在传导速度和不应期截然不同的两条传导通路,表现为房室结出现纵向的功能性分离,即**房室结双径路**。激动在双径路之间持续折返形成的心动过速称为房室结折返性心动过速(atrioventricular nodal reentrant tachycardia, AVNRT),其占阵发性室上性心动过速总数的 40% 左右。

（一）产生机制

房室结双径路,一条传导速度快而不应期长,称为快径路(又称 β 通道);另一条径路传导速度慢而不应期短,称为慢径路(又称 α 通道)。快慢径路的两端有共同通道,组成了一个完整的环路(图 5-47)。该折返环部分包含在房室结内,另有其他传导组织参与其折返环的形成。多数情况下,快径路位于房室结内,而慢径路的心房插入点位于 Koch 三角内,这一区域位于下腔静脉口、冠状静脉窦口和三尖瓣环之间。

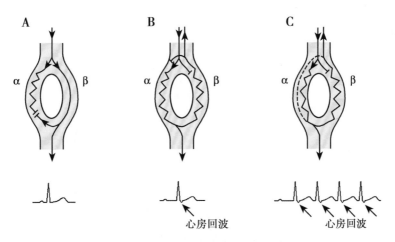

图 5-47　房室结折返性心动过速的形成机制

正常情况下,窦性激动沿快慢径路同时下传,但由于快径传导速度快,先到达希氏束,故正常的窦性激动由快径路下传心室。在激动传至慢径路远端时,激动可从慢径路远端向上逆传,与沿慢径缓慢下传的激动相遇而使激动传导中止(图 5-47A)。

当某个下传的激动提前到来(如房性早搏)时,由于快径路不应期长,尚处在前次激动后的有效不应期中,激动只能沿已脱离不应期的慢径路缓慢下传心室,引起一个较长的 P′R 间期。如果下传的激动经至快径路远端时,快径路脱离了不应期,则激动在向下传入心室的同时可经快径路逆传心房。当该激动逆传至慢径路近端时,如果慢径路尚未脱离不应期,则不能再次激动慢径而中止,心电图仅表现出经慢径下传的 QRS 波群之后伴有一个逆行 P′波(图 5-47B);如果慢径路能够较快地脱离不应期,那么激动在逆传心房的同时又能再次经慢径路下传,形成折返。持续地折返便导致房室结折返性心动过速的发作(图 5-47C)。此即临床常见的慢快型房室结折返性心动过速。

另有一种少见的类型,其快径路不应期比慢径路不应期短,折返激动从快径路下传,由慢径路逆传,从而产生快慢型房室结折返性心动过速。

(二) 心电图表现

1. 慢快型   激动折返由慢径路前传,快径路逆传。该型是房室结折返性心动过速中最主要类型,约占房室结折返性心动过速的 90%。心动过速常由适时的房性早搏诱发,诱发心动过速的房性早搏有 P′R 间期延长(图 5-48)。

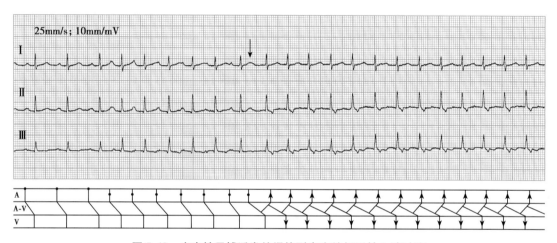

图 5-48   由房性早搏诱发的慢快型房室结折返性心动过速
图中前 3 个窦性激动和之后 6 个提前的房性激动是经快径路下传心室,第 7 个房性激动(箭头所指)提前明显,遇快径处于不应期改由慢径下传,致 P′R 间期突然延长,并由此诱发房室结折返性心动过速的发生

【心电图特征】
(1) 频率多为 160 ~ 200 次/分,节律规整。

(2) 多数情况下无 P 波,少数情况可于 QRS 波群之后见有逆行 P′波(Ⅱ、Ⅲ、aVF 导联倒置,aVR 导联直立),其中有些病例的逆行 P′波出现在 QRS 波群的 J 点处,在Ⅱ、Ⅲ、aVF 导联形成一个假性 s 波或在 V₁ 导联形成一个假性 r′波(图 5-49),极少病例的逆行 P′波出现在 QRS 波群的起始部,在Ⅱ、Ⅲ、aVF 导联形成一个假性 q 波。

(3) RP′间期<P′R 间期,RP′间期≤0. 07 秒。

(4) QRS 波群形态时间正常,在合并室内差异性传导或原有束支阻滞的情况下,QRS 波群宽大。少数患者可出现 QRS 波群电交替现象。

(5) 窦性心律时,少数患者可出现长短两种 PR 间期,两者相差≥0. 06 秒(图 5-50)。

2. 快慢型   此类型慢径路不应期长于快径路不应期,激动折返由快径路前传,慢径路逆传。该型临床十分少见,约占房室结折返性心动过速的 10%。可在窦性心率加快时出现,

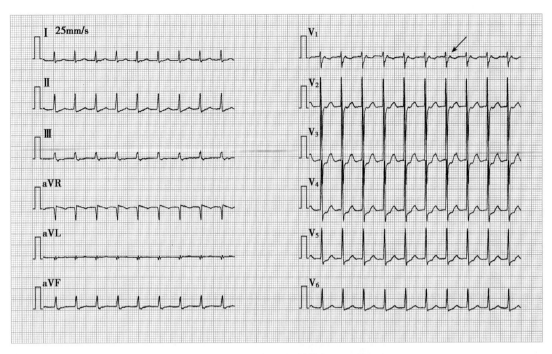

图 5-49 慢快型房室结折返性心动过速

图中 V_1 导联 QRS 波群末端可见假性 r 波（箭头所指）

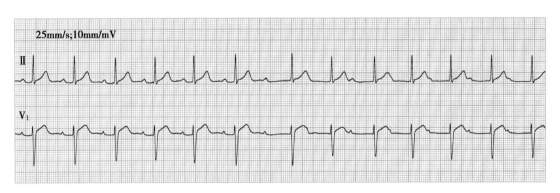

图 5-50 由快径传导转由慢径传导所致的两种 PR 间期

亦可由房性早搏或室性早搏所诱发。诱发心动过速的房性早搏无 P′R 间期延长现象。

【心电图特征】

（1）心率相对较慢，多在 100～150 次/分，节律匀齐。

（2）逆行 P′波常位于前一次激动的 T 波之后，RP′间期>P′R 间期。

（3）QRS 波群正常，如伴室内差异性传导或束支阻滞，QRS 波群宽大。

该型心动过速需与持续性交界区反复性心动过速（图 5-55）及房性心动过速等鉴别，体表心电图对此型心动过速不能确诊，需借以心内电生理检查进行鉴别。

（三）临床意义

房室结折返性心动过速多发生于中青年，以女性稍多，多见于无器质性心脏病患者，少数可由某些药物或某些疾病所致。

三、房性心动过速

房性心动过速简称为房速,是指起源于心房组织,与房室结传导无关的室上性心动过速。其发生率占全部室上性心动过速的 7% ~ 10% ,在儿童及老年人群中发生率较高。

按发生机制,房速可分为自律性房速、折返性房速、触发活动性房速;按发作方式,可分为阵发性与非阵发性房速;按发作持续时间,可分为短暂性或阵发性房速、无休止性或持续性房速;按起源部位,可分为单源性房速、多源性房速、局灶性房速。

房速 P′波的形态与窦性 P 波不同,呈何种形态取决于异位起搏点在心房所处的位置。多源性房速时,同一导联的 P′波可有三种或三种以上不同的形态。

(一) 自律性房性心动过速

自律性房性心动过速是由心房异位起搏点自律性增高,快速连续地发放冲动所引起。可以是短暂发作,也可以持续发作,并常伴有房室传导阻滞(图 5-51)。刺激迷走神经或静脉注射腺苷不能终止心动过速。

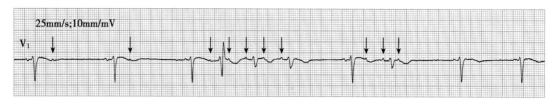

图 5-51　房早未下传、短阵房性心动过速伴 2:1 房室阻滞
图中箭头所指为提前发生 P′波,第 4 个 QRS 波群宽大畸形为房早伴室内差异性传导

【心电图特征】

1. 连续出现 3 个或 3 个以上的房性 P′波,阵发性发作,呈短阵性或持续性,历时数秒、数分钟、数小时、数天乃至十余天。每次发作时联律间期(PP′)可不固定。

2. P′波频率多为 150 ~ 200 次/分,心动过速发作时频率可呈逐渐增快的**"温醒现象"**,终止时可有逐渐减慢的**"冷却现象"**,节律多不匀齐。

3. P′R 间期>0. 12 秒。

4. 心房率过快时可伴有不同程度的房室传导阻滞。

5. QRS 波群形态时间正常,在伴室内差异性传导时,QRS 波群宽大。

临床意义　自律性房性心动过速往往有病理基础,如冠心病、急性心肌梗死、肺源性心脏病,其他可见于洋地黄中毒、低血钾等。也可见于无器质性心脏病的正常人。

(二) 心房内折返性心动过速

心房内折返性心动过速(intra-atrial reentrant tachycardia,IART)由折返机制引起,心电图表现为阵发性心动过速的特点:突发突止,节律规整(图 5-52)。

当某一区域心房肌有病变,如缺血、损伤、变性、纤维化等,可使不同部位心房肌的不应期及传导性出现明显差异(部分出现单向阻滞部分出现传导延缓),而构成折返环路。一个

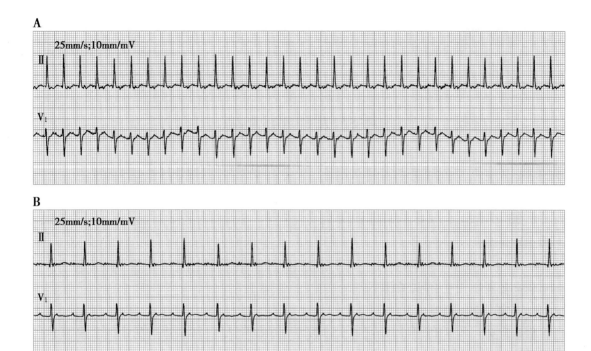

图 5-52　心房内折返性心动过速

图 A 与图 B 为同一患者不同时间记录的心电图。A. 心室率 186 次/分,节律规整,QRS 波群前无 P 波而于其末端可见 P'波,该 P'波是房性 P'波还是由交界区逆传的逆行 P'波难以断定;B. 图中 QRS 前可见 P'R 间期固定的房性 P'波,于 QRS 末端亦可见 P'波,且 P'P'规整,其间有等电位线,频率 194 次/分,故考虑为呈 2:1 比例下传心室的房性心动过速。通过图 B 可以推断图 A 为 1:1 下传心室的房性心动过速,而图 B 之所以呈 2:1 下传心室,可能是因心房率更快被交界区过滤所致

适时的激动(通常为房早)则可在该环路内发生连续折返,形成心房内折返性心动过速。刺激迷走神经或静脉注射腺苷可终止心动过速。

【心电图特征】

1. 心动过速的发作呈突发突止特点,无温醒现象。

2. 房性 P'波。P'波频率多为 160～220 次/分。节律规整。P'P'之间仍存在等电位线。

3. P'R 间期>0.12 秒。

4. 心房率过快时可伴有不同程度的房室传导阻滞。

5. QRS 波群形态时间正常,亦可伴有心室内差异性传导。

临床意义　与房室结折返性心动过速和房室折返性心动过速相比,心房内折返性心动过速多发生于器质性心脏病患者,特别是风湿性心脏病、冠心病、心肌炎等引起心房明显扩大或房内传导异常者。其他如缺血、药物中毒也可以引起。

(三) 多源性房性心动过速

多源性房性心动过速又称**紊乱性房性心动过速**,是自律性房性心动过速的一种特殊类型。其特点是 P'波有多种形态(图 5-53),意味着激动发自于心房不同的部位,故名多源性房性心动过速。多源性房性心动过速常由多源性房性早搏发展而来,半数以上转变为心房

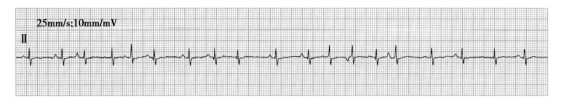

图 5-53 多源性房性心动过速

图中 P 波为房性 P′波且呈多种形态,平均频率 114 次/分,PP 间期、PR 间期及 RR 间期均不一致

颤动或心房扑动。多源性房性心动过速是一种少见而独特的快速性房性心律失常。

【心电图特征】

1. 同一导联上至少有 3 种不同形态的房性 P′波。但没有一种 P′波能被认为是主要的,即无主导起搏点。

2. 心房率在 100～250 次/分。心房率过快时可伴有不同程度的房室传导阻滞。

3. P′P′间期长短不等,节律不齐。

4. P′R 间期长短不一。

临床意义 多源性房性心动过速大多数发生于老年人中,60% 以上的病例出现于患有严重慢性阻塞性肺部疾患,其中以慢性肺源性心脏病最常见。其他可见于冠心病、洋地黄中毒、低血钾、糖尿病以及大手术后等。

四、窦房结折返性心动过速

窦房结折返性心动过速(sinoatrial node reentrant tachycardia,SANRT 或 SNRT),是指激动在窦房结内或窦房结与其邻近心房组织之间发生连续折返形成的心动过速。形成窦房结折返环的原因尚不清楚,可能是基础心脏病变引起窦房结局部组织发生变性或坏死后形成的缓慢传导区所致。窦房结折返性心动过速的心电图接近于窦性心动过速的心电图特点。适时的房性早搏可诱发或终止心动过速。刺激迷走神经可终止心动过速。

【心电图特征】

1. 心动过速与窦性心律转换时,心率有突然明显变化,即仍具有突发突止的特点(图 5-54)。

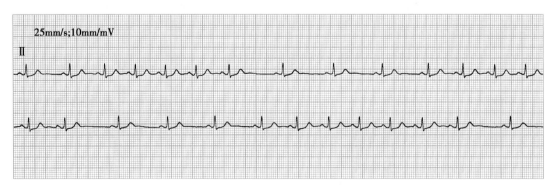

图 5-54 窦房结折返性心动过速

该图为连续记录 20s Ⅱ 导联的心电图。图中心动过速突发突止,心率快时 P 波形态与心率慢时 P 波基本相同

2. P 波形态与窦性心律时 P 波形态相同。

3. 心动过速频率多为 130～150 次/分。心律可整齐也可不整齐。

4. 心动过速终止后的间歇等于或略长于窦性周期。

临床意义 窦房结折返性心动过速发病率低,仅占室上性心动过速的 5% 左右,多发生于老年人和器质性心脏病患者,亦可见于正常人。

五、持续性交界区反复性心动过速

持续性交界区反复性心动过速(permanent junctional reciprocating tachycardia,PJRT)是一种少见的室上性心动过速,其特点为反复发作,也可转变为持续性。近年来证实,持续性交界区反复性心动过速是具有递减传导功能隐匿性房室慢旁路参与的顺向型房室折返性心动过速。心动过速时激动沿旁路逆传,由房室结前传,故呈窄 QRS 波群心动过速。其旁路无前传功能,因而窦性心律时无心室预激表现。心动过速可由窦性心动过速、房性早搏、室性早搏及交界性早搏诱发,其心电图表现需与快慢型房室结心动过速及房性心动过速相鉴别(图 5-55)。

【心电图特征】

1. 心动过速频率为 140～240 次/分。节律规整。

2. Ⅱ、Ⅲ、aVF 及 V_3～V_6 导联 P′波倒置,aVR 导联 P′波直立,RP′间期>P′R 间期。

3. QRS 波群形态时间正常。

4. 心动过速占 24 小时心搏数的绝大部分。

5. 窦性心律时 PR 间期及 QRS 波群形态均正常,无预激波。

临床意义 持续性交界区反复性心动过速多发生于儿童或青少年,患者多无明显器质

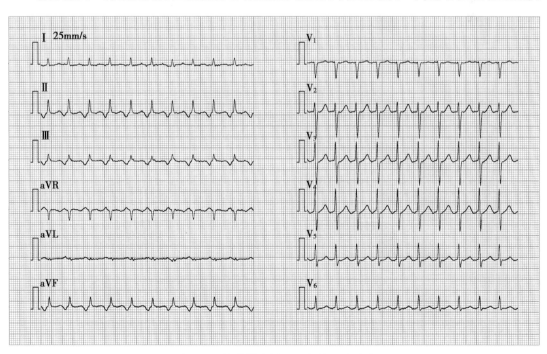

图 5-55 持续性交界区反复性心动过速

性心脏病。但由于心动过速长时间发作,部分患者可出现心功能下降甚至心动过速性心肌病。

六、阵发性室上性心动过速的鉴别诊断

临床上,明确阵发性室上性心动过速为哪种类型室上速固然很重要,但仅仅依靠心电图常常很困难。这是因为,鉴别各种类型的室上性心动过速主要依靠 P′波的表现:P′波的形态及 P′波与 QRS 波群的关系。但与心动过速有关的 P′波常常很小,且多数与波幅较大的 QRS 波群或 T 波相重叠而难以辨别或表现不清。尽管各类室上速尚有其他一些各自的心电图特点,但在临床实际记录的心电图上往往未能出现或表现得不典型。更多的情况下,仅表现出频率快速、节律规整、无 P 波、QRS 波群形态正常这样一些共同特点,对此,心电图只能笼统地冠以"阵发性室上性心动过速"。进一步地鉴别诊断,需从食管调搏或心脏电生理检查中方能得以明确。以下将易混淆的各类室上性心动过速的心电图特点制成图表,以方便对比和鉴别之用:

1. 房室结折返性心动过速与房室折返性心动过速之间的鉴别　阵发性室上性心动过速中,以顺向型房室折返性心动过速和慢快型房室结折返性心动过速两种最多见,而两者的心电图存在不少相同或相近的改变,很多情况下根据心电图表现难以将两者明确区分。北京阜外心血管病医院对以上两者心电图进行统计分析发现,12 导心电图中有五项指标对区分两种心动过速具有显著意义:①假 r′波(V$_1$ 导联);②假 s 波(Ⅱ、Ⅲ、aVF导联);③逆传 P′波;④RP 间期;⑤出现 ST 段改变。此外,V$_1$ 导联逆传 P′波的极性对区分参与房室折返性心动过速的旁路位置有帮助(图 5-56)。此外,两者的鉴别可参见表5-4。

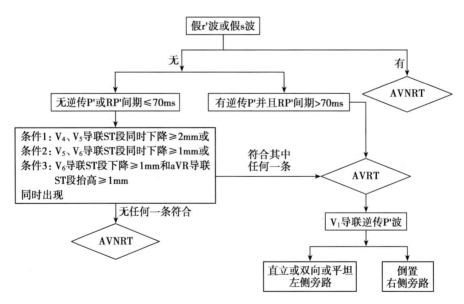

图 5-56　房室结折返性心动过速与房室折返性心动过速之间的心电图鉴别算法

表5-4 房室结折返性心动过速与房室折返性心动过速的鉴别

	房室结折返性心动过速(慢快型)	房室折返性心动过速(顺向型)
P'波与 QRS 波群的关系	P'波位于 QRS 波群之中或紧随其后 RP'间期≤0.07s	P'波位于 QRS 之后 RP'间期>0.07s
房室阻滞	可出现	不出现
伴发束支阻滞	可有,但心率不变	可有,若伴发时心率减慢提示旁路位于阻滞束支同侧
诱发心动过速的房性早搏	P'R 间期延长	无 P'R 间期延长
窦性心律时 PR 间期	正常,部分可出现长短两种的 PR 间期	正常,或 PR 间期缩短(预激综合征)

2. 其他各种室上性心动过速之间的鉴别 参见表5-5、5-6、5-7。

表5-5 房室结折返性心动过速两种类型的鉴别

	慢快型房室结折返性心动过速	快慢型房室结折返性心动过速
发生率	成人常见	儿童常见
心率	相对较快(140~240 次/分)	相对较慢(100~150 次/分)
P'波与 QRS 波群的关系	P'波位于 QRS 波群之中或紧随其后,RP'间期<P'R 间期	P'波与之前 QRS 波群相距较远,RP'间期>P'R 间期
发生原因	房性早搏	房早、室早、窦性心率加快
诱发心动过速的房早	P'R 间期延长	无 P'R 间期延长

表5-6 房室折返性心动过速两种类型的鉴别

	顺向型房室折返性心动过速	逆向型房室折返性心动过速
QRS 波群形态	正常,伴室内差异性传导时宽大	宽大,起始部可见预激波
P'波与 QRS 波群的关系	RP'间期<P'R 间期	RP'间期>P'R 间期

表5-7 房性心动过速的鉴别

	自律性房性心动过速	房内折返性心动过速	多源性房性心动过速
P'波形态	房性 P'波自始至终形态一致	诱发的房性 P'波与心动过速的 P'波形态不同	同一导联上至少有 3 种不同形态的 P'波
P'P'间期	发作时有"温醒现象"	发作时无"温醒现象"	P'P'间期长短不等
发作时联律间期	不固定	固定	不固定
外加刺激	不被诱发或终止	可被诱发或终止	不被诱发或终止

室性心动过速

室性心动过速(ventricular tachycardia,VT)简称**室速**,是指起源于希氏束分叉以下、连续出现 3 次或 3 次以上(程序刺激诱发者连续 6 次或 6 次以上)、频率>100 次/分的室性搏动。持续性的室速可导致血流动力学状态的恶化,如果得不到及时有效的处理,可导致猝死。所以说室性心动过速是一种严重的心律失常。因 QRS 波群宽大畸形,故心动过速属**宽 QRS波群心动过速**。宽 QRS 波群心动过速虽多见于室性心动过速,但也可见于室上性心动过速,其鉴别诊断具有很重要的临床意义。

室性心动过速有多种分类:根据心动过速发作机制,可分为折返性、触发活动性及自律性增高性;根据心动过速发作方式,可分为阵发性和非阵发性;根据心动过速发作时间,可分为持续性与短阵性;根据心电图 QRS 波群形态,可分为单形性、多形性及双向性;根据患者有无器质性心脏病,可分为病理性和特发性。

一、室性心动过速的发生机制

(一) 折返
折返机制是大多数室性心动过速的发生机制。普肯耶纤维或局部心室肌的传导速度及不应期存在差异,是产生折返激动的病理生理基础。由折返机制引起的室速有:单形性室速、束支折返性室速、分支性室速、心室肌内折返性室速等。

(二) 自律性增高
心室内异位起搏点自律性增高主要有两种情况:①心室内传导系统(如普肯耶纤维)的自律性增高超过主导心律;②原来没有自律性的心室肌细胞,在病理情况下转为具有自律性的慢反应细胞,其发放冲动的频率超过主导心律。由自律性增高引起的室速有:多形性室速、非阵发性室速。

(三) 触发活动
触发激动由后除极引起。临床上由洋地黄中毒引起的室速多为延迟后除极所致。

二、室性心动过速心电图基本特征

(一) QRS 波群形态
连续出现 3 个或 3 个以上宽大畸形的 QRS 波群,时间>0.12 秒。其后伴有继发性 ST-T改变(图 5-57)。

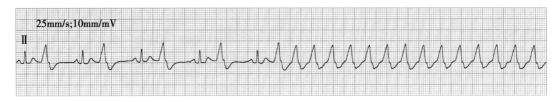

图 5-57　室性早搏二联律,阵发性室性心动过速

（二）频率

室速的频率在 100～250 次/分,多数为 140～200 次/分。频率在 60～130 次/分者,称为非阵发性室速。

（三）节律

持续性单形性室速节律较整齐,RR 间期之差一般<0.02 秒。持续性多形性室速的 RR 间期相差较大。

（四）P 波

室性 QRS 波群前无相关的 P 波。

室速的室性激动多数不能逆传心房(极少数室性 QRS 之后可见 1∶1 的逆行 P′波),窦房结仍可按自身的节律发放冲动,因而在室速的心电图中有时(约 1/4)可以见到规律出现的窦性 P 波(图 5-58、5-64),其频率慢于 QRS 波群的频率。其中多数 P 波受不应期的影响不能下传心室形成干扰性房室分离,少数恰逢应激期(非不应期)则能下传心室形成**心室夺获**(或**窦性夺获**)。所谓夺获即"抢先占领",指两个起搏点中任何一个发出的冲动抢先控制心脏的激动。若下传心室的窦性激动完全控制心室,QRS 波群形态正常,称为**完全性心室夺获**;若下传的激动抵达心室时室性激动已形成并发出,则两者各自激动心室一部分,共同完成一次心室的除极,由此产生的 QRS 形态既不像正常窦性的 QRS 波群,也不同于宽大畸形的室性 QRS,而是一个介于两者之间的"中间形态",此即所谓**室性融合波**,该心室夺获为**不完全性心室夺获**。出现房室分离、心室夺获和室性融合波对明确诊断室性心动过速具有重要价值。

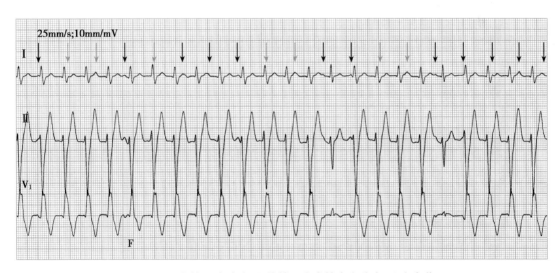

图 5-58　室性心动过速、干扰性不完全性房室分离、心室夺获
图中一系列箭头(包括黑、灰两种颜色)示下方为窦性 P 波应出现的位置。多数 QRS 波群宽大,其前无 P 波或无相关 P 波,RR 匀齐,频率 147 次/分,考虑为室速;少数(第 15、20 个)QRS 略提前出现,形态正常,其前可见与之相关的窦性 P 波,为窦性夺获;另第 6 个 QRS 时间及形态介于室性与窦性QRS 之间,为室性融合波(V₁ 较明显)。图中黑色箭头下方可见较清晰的窦性 P 波,灰色箭头下方的窦性 P 波因与室性 QRS 或 T 波重叠而辨别不清

三、临床常见室性心动过速的心电图特点

（一） 阵发性室性心动过速

阵发性室性心动过速指频率较快、具有突发突止特点的室性心动过速,其内容涵盖了除加速性室性自主心律(也称非阵发性室速)以外的下述各类型室性心动过速。

（二） 短阵性与持续性室性心动过速

按心动过速持续时间,室性心动过速分为短阵性与持续性两种。短阵性室速又称非持续性室速,指频率较快的室性 QRS-T 连续出现 3 个或 3 个以上的(通常为 3 ~ 10 个),持续时间<30 秒且常反复发作的室速(图 5-59);持续性室速指室性激动连续发生,持续时间>30 秒或达数分钟甚至数天的发作性室速。

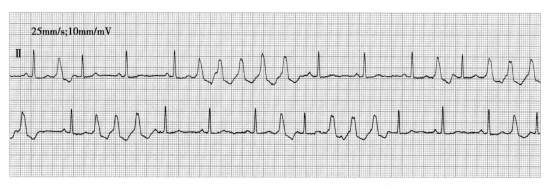

图 5-59　插入行室性早搏、频发短阵性室性心动过速

（三） 单形性室性心动过速

指室性心动过速时发作时,心电图同一导联中 QRS-T 形态只有一种。

【心电图特征】

1. QRS-T 形态始终恒定不变。

2. 频率通常为 150 ~ 200 次/分。

3. 心动过速发作可呈短阵性,也可呈持续性。

临床意义　冠心病,尤其是陈旧性心肌梗死是单形性室速的常见病因,其他还见于扩张型心肌病、致心律失常性右室心肌病、急性心肌炎、先天性心脏病术后等,某些单形性室速见于无明显器质性心脏病患者,称作特发性室速。

（四） 多形性室性心动过速

指心动过速时发作时,室性 QRS-T 形态在心电图同一导联上不断变化,且节律不规则的室速(图 5-60)。

【心电图特征】

1. 宽大畸形的 QRS-T 呈 3 种或 3 种以上形态。不同形态的 QRS-T 波形逐渐发生变化,但 QRS 主波方向基本一致。

2. RR 间期可不规则。

3. 频率较快,多>200 次/分,由极短配对间期室性早搏诱发的多形性室速频率更快,常

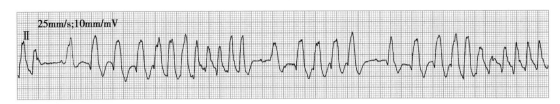

图 5-60　多形性室性心动过速

达 250 次/分,且易发展为室颤。

　　临床上多形性室速在窦性心律时 QT 间期是否延长,其治疗原则不一样。因此有学者主张以窦性心律时 QT 间期是否延长对其分类:①QT 间期正常的多形性室速,不论 QRS 形态是否符合尖端扭转型室速的特点,均称为多形性室速,其治疗原则如同一般的单形性室速;②QT 间期延长的多形性室速,不论 QRS 形态是否符合尖端扭转型室速的特点,均应称为尖端扭转型室速并按其进行治疗。

　　临床意义　多形性室速是一种凶险的恶性心律失常,常蜕变为室颤,引起晕厥,甚至猝死。临床上常见于冠心病患者,包括急性心肌缺血及心肌梗死,亦可见于心源性休克死亡前。QT 间期正常的多形性室速也可见于无器质性心脏病患者。

(五) 尖端扭转型室性心动过速

　　尖端扭转型室性心动过速(torsade de pointes,TdP)指心动过速时发作时,室性 QRS 波群的尖端围绕基线上下扭转的一种特殊类型的多形性室速(图 5-61),也是一种介于室速与室颤之间的恶性室性心律失常。

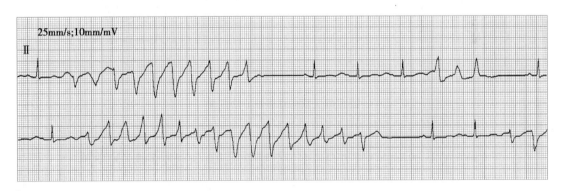

图 5-61　尖端扭转型室性心动过速

【心电图特征】

1. 一系列宽大畸形的 QRS 波群,其主波方向围绕基线发生上下改变。

2. 频率多为 200～250 次/分。

3. 基本心律中 QT 间期延长通常超过 0.5 秒,T 波和(或)U 波明显宽大。

4. 由 R on T 现象室性早搏诱发。

5. 呈短阵反复发作,持续时间数秒钟,超过 8 秒以上者,可发生晕厥或阿-斯综合征。少数发展为心室颤动。

临床意义　尖端扭转型室速在窦性心律时存在有 QT 间期延长(长 QT 综合征)。导致 QT 间期延长的病因有以下两类:①先天遗传性长 QT 综合征,该类型多呈家族性发病,常见于儿童和青年;②后天获得性长 QT 综合征,常由缓慢型心律失常、电解质紊乱、药物、饥饿、中枢神经系统损伤、二尖瓣脱垂等原因所致。

(六)双向性室性心动过速

指心动过速时发作时,心电图同一导联上 QRS 波群主波方向发生上下交替变化(图 5-62)。其改变多见于肢体导联,在其他导联大多只是 QRS 波的形态和(或)振幅的变化,类似多形性室速。

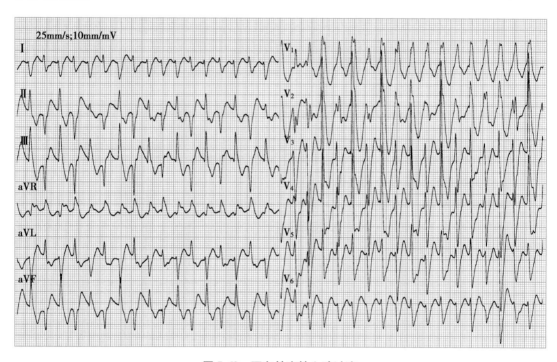

图 5-62　双向性室性心动过速

【心电图特征】

1. 宽大畸形 QRS 波群的主波方向呈上下交替变化,RR 间期规则或长短交替。

2. 频率多为 140～180 次/分。

3. V_1 导联常呈右束支阻滞图形,额面电轴交替出现左偏或右偏(常在 -60°与 +120°之间),心电图表现出右束支阻滞伴左前分支阻滞与左后分支阻滞的交替改变。

4. 患者基础心律常为心房颤动。

临床意义　双向性室性心动过速大多见于洋地黄中毒(尤其是伴低血钾者)及儿茶酚胺敏感性室速,亦可见于某些严重器质性心脏病。该类型室速临床上较少见,很容易发展为心室颤动,因此是一种严重的心律失常。

(七)特发性室性心动过速

特发性室性心动过速指发生在结构正常的心脏,即在目前的诊断技术范围内没有发现明显器质性心脏病,也没有电解质紊乱和已知的离子通道功能异常的室速。特发性室速约占全部室速的 10%。特发性室速一般为单形性室速。根据起源部位不同,特发性室速可分为右室特发性室速和左室特发性室速,其中最常见类型是起源于右心室流出道的室速和起源于左心室间隔部的室速。

右室特发性室速　主要起源于右室流出道,室速的心电图类似左束支阻滞图形:Ⅰ导联 QRS 波群振幅小,Ⅱ、Ⅲ、aVF 导联 R 波高大,胸导联表现为左束支阻滞图形(图 5-63)。

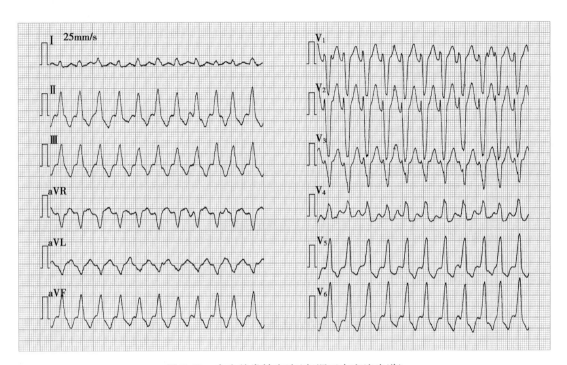

图 5-63　右室特发性室速(起源于右室流出道)

左室特发性室速　大多起源于左心室间隔面左后分支的分布区域,又称为**分支型室速**。其心电图表现为:①V_1 导联 QRS 波群呈右束支阻滞图形;②肢体导联 QRS 波群呈左前分支阻滞图形(图 5-64);③V_5、V_6 导联绝大多数呈 rS 型(R/S<1);④由于室速起源于心室的间隔部位,故 QRS 波群一般增宽不明显,时限在 0.12 秒左右。

临床意义　特发性室速多见于无心脏病史的青年人,多呈阵发性发作,发作时大多血流动力学稳定,大多数患者预后良好,但少数亦有晕厥和猝死的危险。

(八)加速性室性自主心律

加速性室性自主心律是指心室内异位起搏点自律性增高,发出激动的频率超过其固有频率,接近或快于窦性心律的一种室性心动过速,也称为非阵发性室性心动过速。其心电图特征和临床意义详见下一章节“非阵发性心动过速”。

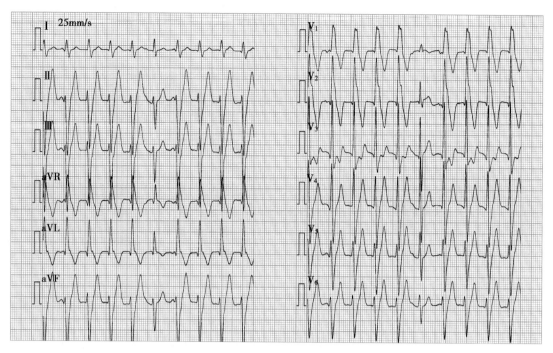

图 5-64　左室特发性室速

V₁ 导联 QRS 类似右束支阻滞图形及肢体导联呈左前分支阻滞图形,提示激动起源于左后分支分布区域。图中第 6 个 QRS 波群前有窦性 P 波,QRS 形态正常为心室夺获;第 2、7 个 QRS 前可见无关的 P 波呈房室分离

宽 QRS 波群心动过速的鉴别诊断

宽 QRS 波群心动过速是指 QRS 时间≥0.12 秒、频率>100 次/分的心动过速。它既可是室性心动过速,也可为室上性心动过速或其他类型心动过速。由于不同类型心动过速的危害性和处理方法有很大不同,因此宽 QRS 波群心动过速的鉴别诊断具有十分重要的临床意义。

对宽 QRS 波群心动过速性质的判断,通过询问病史、观察患者临床表现,尤其通过仔细分析 12 导联心电图,绝大多数可以作出正确诊断,少数需通过食管调搏或心脏电生理检查方能作出明确诊断。

一、宽 QRS 波群心动过速的主要类型

临床上,宽 QRS 波群心动过速中以室性心动过速最常见,约占全部宽 QRS 心动过速的80%,室上性心动过速约占 20%。室上性心动过速在伴有以下情况时表现为宽 QRS 心动过速:①室内差异性传导;②束支阻滞;③经房室旁路前传。因而心电图上宽 QRS 波群心动过速主要包括:

1. 室性心动过速。

2. 阵发性室上性心动过速伴室内差异性传导(广义的包括束支阻滞或其他室内阻滞)。

3. 快速房性心律失常(房颤、房扑或房速)经旁路前传或伴室内差异性传导。

4. 经旁路前传的房室折返性心动过速(即逆传型房室折返性心动过速)。

二、根据病史及临床表现对宽 QRS 波群心动过速的鉴别

通过仔细询问病史,了解每次发作的临床表现、诱因和终止方式等,对鉴别宽 QRS 波群心动过速有重要价值。患者若原本有器质性心脏病,特别是有心肌梗死、心肌病、长 QT 综合征等情况,首先要考虑为室性心动过速;若患者年轻,无器质性心脏病病史,心动过速反复发作,多提示为室上性心动过速。临床表现方面,在宽 QRS 波群心动过速发作时,若对血流动力学影响严重,血压下降,甚至有意识障碍者多为室性心动过速;若对血流动力学影响小,患者症状轻微,临床表现良好,则支持室上性心动过速。不过应注意到,临床上也有个别频率极快、持续时间较长的室上性心动过速,也可伴有较明显的血流动力学障碍,但极少出现意识丧失;另一方面亦有部分心率不太快的室速,也可无血流动力学障碍的表现。

三、根据心电图表现对宽 QRS 波群心动过速的鉴别

(一) 室性心动过速的心电图特征

鉴别宽 QRS 波群心动过速中的室速,重要的是发现能提示室速的某些心电图特征。

1. **房室分离、心室夺获和室性融合波** 如果宽 QRS 波群心动过速中出现房室分离,且心室率快于心房率,可明确诊断为室速(特异性为 100%)。但房室分离现象在室速中的出现率仅只有 20% ~50% ,因此,未发现房室分离不能排除室速。心室夺获和室性融合波也是诊断室速的可靠指标,但发生率仅 5% 左右(图 5-58、5-64)。

2. **QRS 波群的宽度** 一般 QRS 波群越宽,室速的可能性越大。呈右束支阻滞型的宽 QRS 心动过速,其 QRS 时限>0.14 秒,或呈左束支阻滞型的心动过速,其 QRS 时限>0.16 秒,高度提示为室速。但也有少数室速的 QRS 增宽不明显(0.12 ~0.14 秒),如左室特发性室速(图 5-64)。

3. **QRS 电轴** 电轴若位于-90° ~ -180°之间,很难确定是左偏还是右偏故被称为不确定电轴,有学者将其称为"无人区"电轴。如果宽 QRS 波群心动过速的电轴处于"无人区",Ⅰ、Ⅱ、Ⅲ 及 aVF 导联 QRS 波群均呈 rS 或 QS 型,绝大多数为室速(图 5-65)。

4. **胸导联 QRS 波群形态特征**

(1) 胸导联 QRS 波群呈同向性:胸导联($V_1 \sim V_6$)QRS 波群主波方向一致(均为正向或均为负向)称为同向性,若一致向下称负向同向性,若一致向上称正向同向性。在宽 QRS 波群心动过速时,如果胸导联 QRS 波群呈负向同向性(图 5-66A),可以肯定是室速;如果呈正向同向性(图 5-66B),绝大多数是室速,少数须排除经旁路(左侧)前传的房室折返性心动过速(图 5-46)。

(2) 心动过速发作时, $V_1 \sim V_6$ 导联均无 RS 波(包括 Rs、rS、RS 型)为室速;或 $V_1 \sim V_6$ 有 RS 波,但其任意某一导联 RS 时间>0.10 秒为室速(图 5-67)。**RS 时间**为自 R 波起点至 S 波最低点的时间。

(3) V_1 及 V_6 导联的 QRS 图形特征:室性心动过速时, V_1 导联 QRS 波群主波向上类似右束支阻滞图形,提示室速起源于左室; V_1 导联 QRS 主波向下,提示室速起源于右室(图 5-68)。

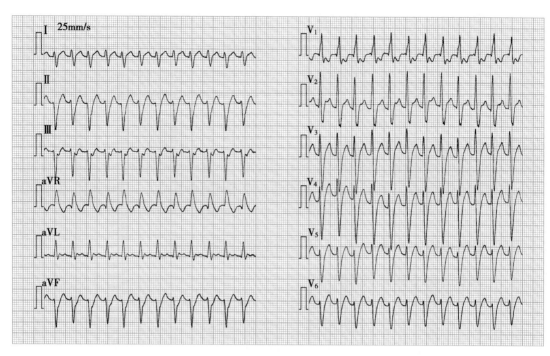

图 5-65　室性心动过速

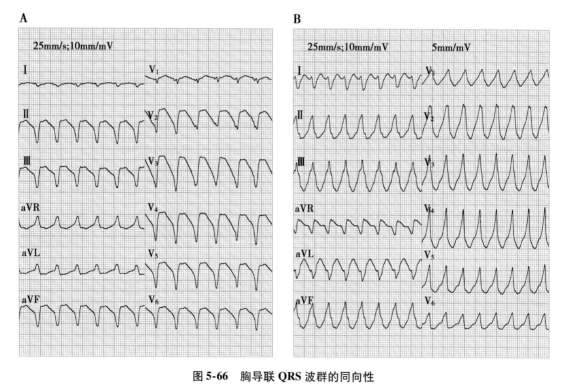

图 5-66　胸导联 QRS 波群的同向性
A. 胸导联 QRS 波群呈负向同向性；B. 胸导联 QRS 波群呈正向同向性

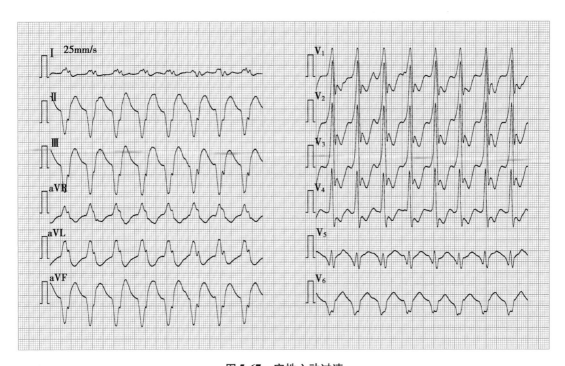

图 5-67 室性心动过速

$V_1 \sim V_4$ 导联 QRS 波群呈 RS 型，RS 时间>0.10s，V_6 呈 QS 型，QRS 波群时间 0.20s

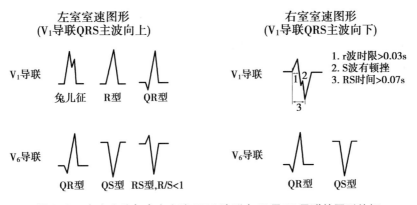

图 5-68 左室室速与右室室速 QRS 波群在 V_1 及 V_6 导联的图形特征

左室室速（右束支阻滞型）V_1 及 V_6 导联的 QRS 图形特征：①V_1 导联呈单相（呈 R 型）或双相（呈 qR、QR、Rs 型）波时，提示为室速。②兔耳征：V_1 导联呈 RsR'三相波或 M 型。若 R >R'诊断室速（特异性 100%），若 R<R'没有鉴别室速与室上速的意义。③V_6 导联呈 QR、QS 型（图 5-67）或 RS 型，后者 R/S<1 为室速（图 5-64、5-65）（特异性 100%），R/S>1 提示室上速伴室内差异性传导。

右室室速（左束支阻滞型）V_1 及 V_6 导联的 QRS 图形特征：①V_1 或 V_2 导联呈 rS 型，r 波时间>0.03 秒或 S 波降支有顿挫或 RS 时限>0.07 秒，提示为室速；②V_6 导联出现 Q 波（呈 QR 或 QS 型），提示为室速。

5. Brugada 分步诊断法　1991 年,Brugada 等根据宽 QRS 波群心动过速心电图的形态特征提出了对室速的四步鉴别诊断法。Brugada 方法主要用于鉴别室速与室上速伴心室内差异性传导。其鉴别流程,见图 5-69。

（1）全部胸导联均无 RS 波,即为室速。

（2）V_1 ~ V_6 导联有 RS 波,RS 时间>0.10 秒为室速。

（3）存在房室分离,心室率>心房率为室速。

（4）V_1 与 V_6 导联符合室速的图形:①右束支阻滞型:V_1 或 V_2 导联呈 R、QR、Rs 型或为左突耳征,V_6 导联呈 QR、QS 型或 RS 型(R/S<1)。②左束支阻滞型:V_1 导联为 rS 型时,r 时间>0.03 秒,RS 时间>0.07 秒,V_6 导联呈 QR 或 QS 型。

以上四步依次判别,任何一步成立,则不再进行下一步分析。若全部否定,则为室上性心动过速伴室内差异传导或束支阻滞。Brugada 的四步鉴别诊断法简便实用,是近年来应用较广的鉴别方法之一。

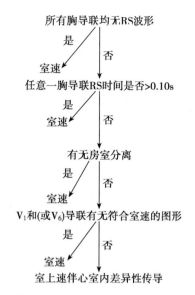

图 5-69　Brugada 四步诊断法

（二）其他宽 QRS 波群的心电图特征

其他常见宽 QRS 波群心动过速有:室上性心动过速伴室内差异性传导或伴束支阻滞、快速房颤伴束支阻滞、经房室旁路前传的快速房颤或房扑、经房室旁路前传的房室折返性心动过速等。

1. 室上性心动过速伴室内差异性传导或伴原来存在的束支阻滞　心动过速除具有室上速 RR 快速规整特点外,其宽大的 QRS 形态呈典型的右束支或左束支阻滞图形。若有以往(或之后)窦性心律的心电图对照,将有助其鉴别诊断:宽 QRS 波群心动过速发作时,QRS 波群形态与原窦性心律时 QRS 形态相同,则为室上速(图 5-70)。若窦性心律时有房性早搏伴室内差异性传导,其形态与心动过速 QRS 形态一致,则提示心动过速 QRS 的宽大为室内差异性传导。

2. 快速房颤伴束支传导阻滞　对于节律完全不规整的宽 QRS 波群心动过速,若宽大的 QRS 呈典型右束支或左束支阻滞形态改变(图 5-71、5-72),应考虑为房颤伴束支传导阻滞。其与室速的主要不同点为:①心室律极不规则;②宽大的 QRS 呈典型的束支阻滞图形。

3. 经房室旁路前传的房颤与房扑　对于节律完全不规整,且心动过速的频率>200 次/分的宽 QRS 波群心动过速,首先要考虑预激综合征合并心房颤动的可能(图 5-73)。预激综合征并发心房颤动时,心房激动(f 波)可经旁路下传心室,由于旁路的传导速度快和不应期短,对快速的心房激动缺乏"过滤"作用,故常导致心室率很快的宽 QRS 波群心动过速;心房激动亦可由旁路与房室结同时下传,造成 QRS 形态和宽度多变。其与室速的鉴别,见表 5-8。房颤时,心房激动可持续地从旁路前传,亦可间歇性地由旁路前传(图 5-74),后者需注意与短阵室速相鉴别。经旁路前传的心房扑动临床上较少见,识别出其中的 F 波是关键(图 5-75),否则易被误认为经旁路前传的房室折返性心动过速。

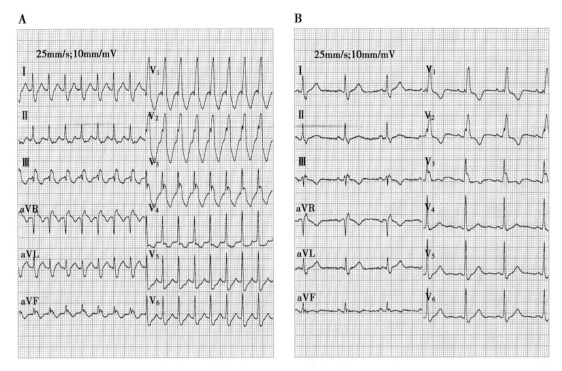

图5-70 心动过速发作时（A）与之后窦性心律时（B）心电图的比较

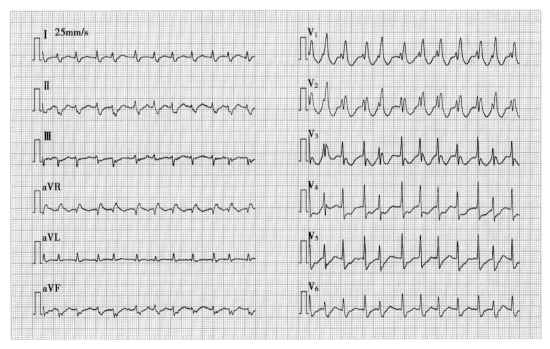

图5-71 快速房颤合并完全性右束支传导阻滞

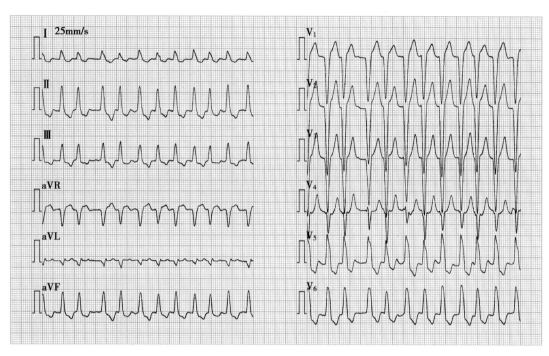

图 5-72　快速房颤合并完全性左束支传导阻滞

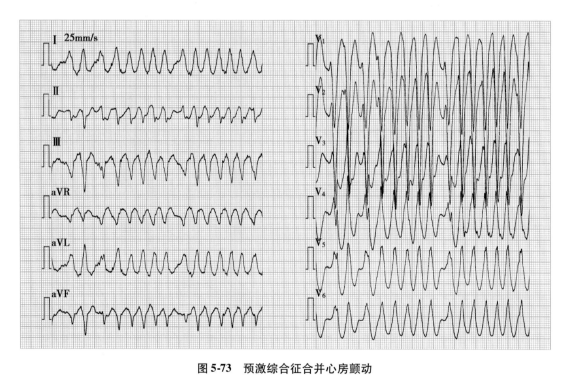

图 5-73　预激综合征合并心房颤动

该图心室率约 230 次/分,RR 绝对不齐,QRS 起始缓慢(由 δ 波所致),QRS 形态不一

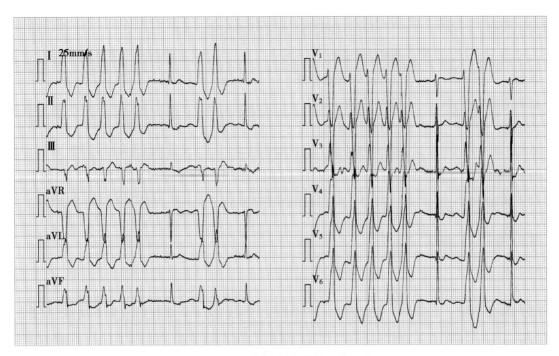

图 5-74 心房颤动,间歇性心室预激

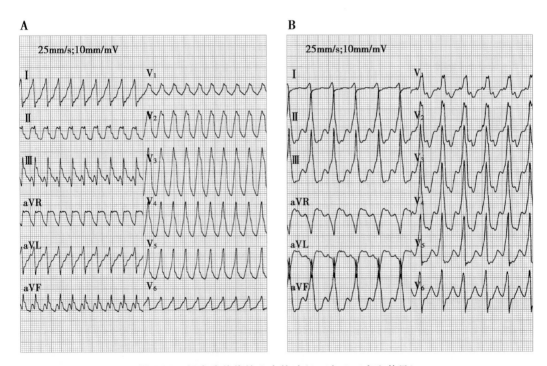

图 5-75 经旁路前传的心房扑动(1:1与2:1房室传导)

该图 A、B 为同一患者,心电图均显示宽 QRS 心动过速。图 A:频率 240 次/分,RR 匀齐,QRS 起始缓慢考虑为 δ 所致(结合患者当时的症状与血压,室速的可能性不大),有经旁路下传的室上速或经旁路下传的房扑两种可能;图 B:QRS 形态变化不大,心室率降低至 136 次/分,RR 匀齐,与图 A 相比,频率相差之大而心动过速仍在持续,故室上速的可能性不大。仔细观察发现,V_1 导联 QRS 前后可见 F 波且 FF 匀齐,与图 A 综合考虑几乎可以明确,此宽 QRS 心动过速为经旁路下传的房扑:图 A 为扑动波 1:1下传;图 B 为 2:1下传。图 B 之所以转呈 2:1下传是因为 F 波频率加快(272 次/分),FF 间期短于旁路不应期,F 波被"过滤"所致

表 5-8　预激综合征合并房颤与室速的鉴别

	室性心动过速	预激综合征合并房颤
病史	多有器质性心脏病史	多有心动过速史
心率	一般 <200 次/分	常 >200 次/分
心室律	RR 规则或基本规则	RR 极不规则
心房激动波	有时可见无关的 P 波（房室分离）	可见 f 波，尤其在 V₁ 导联
心室预激波	无	有
QRS 波群形态	一致（单行性），且与窦律时的室早形态相同	多变，旁路与房室结同时前传可产生不同宽度的 QRS 波群
窦性心律时 QRS 形态	正常	可见心室预激波

　　4. 经房室旁路前传的房室折返性心动过速　由旁路前传的房室折返性心动过速（即逆向型房室折返性心动过速）为阵发性室上速中的一种类型，其心电图既有室上速特点，又有心室预激表现：在快速匀齐的 QRS 波群起始部可见预激波（或 QRS 起始缓慢）。临床上，其与室速的鉴别常常十分困难，最有说服力的诊断依据是窦性心律时心电图有心室预激的改变（图 5-76）。另外，其与室速的鉴别，见表 5-9。

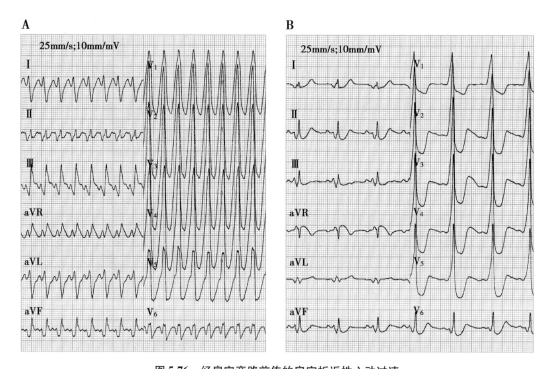

图 5-76　经房室旁路前传的房室折返性心动过速

该图 A、B 为同一患者。A. 心动过速发作时；B. 心动过速终止后窦性心律时（心室预激图形）

表 5-9 逆向型房室折返性心动过速与室速的鉴别

	室性心动过速	逆向型房室折返性心动过速
心室律	规则或基本规则	绝对规则
QRS 波群形态	$V_1 \sim V_6$ 导联 QRS 波群出现负向同向性等室速的特征改变	QRS 波群起始部可见预激波
房室分离	可出现房室分离,若呈室房逆传可为 1:1 逆传或文氏逆传	不会发生房室分离,房室之间保持 1:1 的关系
窦性心律心电图	正常	多数呈显性预激心电图改变

非阵发性心动过速

非阵发性心动过速(nonparoxysmal tachycardia)是由异位起搏点自律性轻度增高,发出冲动的频率超过窦房结而表现出的一类异位性心动过速。通常,异位心律的频率只略超过窦性心律的频率,心动过速的发作与终止多表现为逐渐发生和缓慢终止的特点,为区别于阵发性心动过速,故名为"非阵发性"心动过速,又称**加速性自主心律**。表 5-10 列举了非阵发性心动过速与阵发性心动过速的不同。

表 5-10 非阵发性心动过速与阵发性心动过速的区别

	阵发性心动过速	非阵发性心动过速
频率	较快,多为 150~250 次/分	较慢,多为 60~130 次/分
心电图表现	突发突止 发作时提前明显,终止有代偿	渐起渐止 发作时提前不明显,终止无代偿
发生机制	多为折返机制或自律性中度增高	自律性轻度增高

非阵发性心动过速是介于阵发性心动过速与逸搏心律之间的一种主动性异位心律。非阵发性心动过速和阵发性心动过速一样可表现为短阵性与持续性两种表现形式。在其频率与主导心律(通常是窦性)的频率相近时,非阵发性心动过速常以短阵形式与主导心律交替出现:当异位起搏点自律性增高发出冲动的频率超过窦性频率时,或由于窦房结自律性降低慢于异位心律时,异位心律取代窦性心律控制心脏;当异位心律的频率减慢低于窦性频率或窦性频率加速超过异位心律时,则窦性心律重新控制心脏。此在心电图上表现为两者竞争性控制心脏,形成双重性心律,并常有干扰性不完全性房室脱节、各种融合波及心室夺获的出现。

由于非阵发性心动过速发作时提前不明显,频率也不很快,故对血流动力学常无明显影响,患者自觉症状多轻微,因而又被称为"良性"的心律失常。

根据起源部位的不同,非阵发性心动过速分为房性、交界性和室性三种,其中以交界性多见,室性次之,房性最少见。相同部位起源的心动过速与过早搏动有相同的心电图基本特征。

一、非阵发性房性心动过速

又称**加速性房性自主心律**,由房内异位起搏点自律性增高引起。

【心电图特征】

1. 连续出现 3 个或 3 个以上房性 P′波,其形态与窦性 P 波不同。

2. 频率在 70～140 次/分,大多数在 100 次/分左右,节律规则。

3. P′R 间期≥0.12 秒。

4. QRS 波群形态与窦性相同。

5. 可伴有或不伴有窦律竞争。①伴有窦律竞争:窦性激动频率和房性激动的频率相近,频率快者控制心脏,时而为窦性心律,时而为房性心律(图 5-77)。在两种心律交替的过程中,因两者均无保护性传入阻滞,故可引起对方的节律重整,并常可见**房性融合波**。②不伴有窦律竞争:全帧心电图均为房性心律。

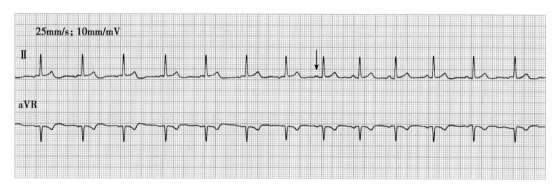

图 5-77　非阵发性房性心动过速

图中窦性激动的频率忽快忽慢:窦性频率增快时,窦性激动控制心脏;窦性频率减慢时,房性激动(第 1～8、13 个)控制心脏。箭头所指的 P′波形态,介于之前房性 P′波和之后窦性 P 波之间,为房性融合波

临床意义　非阵发性房性心动过速常见于累及心房的器质性心脏病,如风湿性心脏病、冠心病、心肌炎、慢性肺源性心脏病,亦可见于洋地黄中毒、全身感染及因迷走神经张力增高引起的窦房结自律性降低等。

二、非阵发性交界性心动过速

又称**加速性交界性自主心律**,由交界区潜在的起搏点自律性增高引起。

【心电图特征】

1. 连续出现 3 个或 3 个以上交界性 QRS 波群　形态与窦性 QRS 波群相似。

2. 频率多为 70～130 次/分。

3. QRS 波群前后　①有逆行 P′波:若出现在 QRS 波群之前,P′R 间期多数<0.12 秒;若出现在 QRS 波之后,RP′间期<0.20 秒。②无 P 波,逆行 P′波可能重叠于 QRS 波群之中,亦可能是因为存在室房逆向传导阻滞。③有无关的窦性 P 波。

4. 可伴有或不伴有窦律竞争　①伴有窦律竞争：心电图上窦性激动频率和交界性激动频率相近,频率快者控制心脏(图5-78),并常可见干扰性不完全性房室脱节、房性融合波或心室夺获；②不伴有窦律竞争：全帧心电图均为交界性心律(图5-79)。

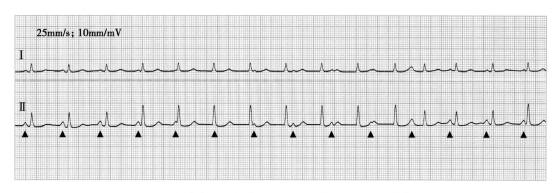

图5-78　非阵发性交界性心动过速、干扰性不完全性房室脱节

图中窦性P波规律出现("▲"所示)。第1~3个P-QRS-T为正常的窦性激动。第4~11个QRS波群略提前出现,形态比之前窦性QRS略高大,其前无相关P波,为交界性激动。第12个QRS波群提前发生,形态正常,其前有与之有关的窦性P波(重叠于其前激动的T波中),为窦性夺获,PR间期延长是受之前交界性激动相对不应期的影响。第13、14个为正常窦性激动。第15个QRS为再次提前发生的交界性激动

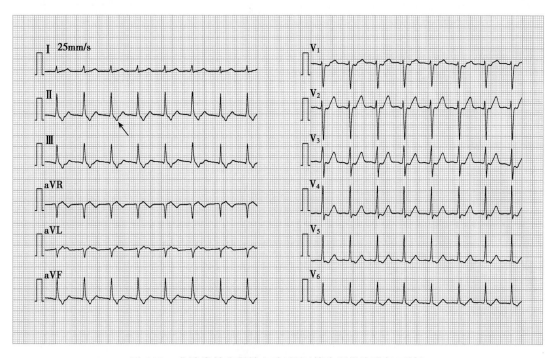

图5-79　非阵发性交界性心动过速(箭头所指为逆行P′波)

临床意义　非阵发性交界性心动过速最常见于洋地黄中毒,其他可见于下壁心肌梗死、心肌炎、急性风湿热、心瓣膜手术后等,亦偶见于正常人。

三、非阵发性室性心动过速

又称**加速性室性自主心律**、**缓慢型室性心动过速**,由室内异位起搏点自律性增高引起。

【心电图特征】

1. 连续出现 3 个或 3 个以上宽大畸形的室性 QRS-T。

2. 频率多为 60～100 次/分。

3. 其前无 P 波,有时可见无关的窦性 P 波(PR 间期<窦性心搏的 PR 间期),少数情况下在 QRS 波群之后见有室房逆传的 P′波,RP′间期<0.20 秒。

4. 可伴有或不伴有窦律竞争 ①伴有窦律竞争:心电图上窦性激动频率和室性激动的频率相近(图 5-80),频率快者控制心脏,并常可见干扰性不完全性房室脱节、心室夺获及室性融合波;②不伴有窦律竞争:全帧心电图均为室性心律(图 5-81)。

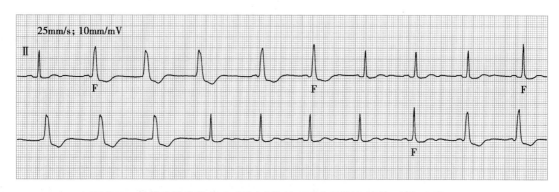

图 5-80　非阵发性室性心动过速、干扰性不完全性房室脱节、室性融合波(F)

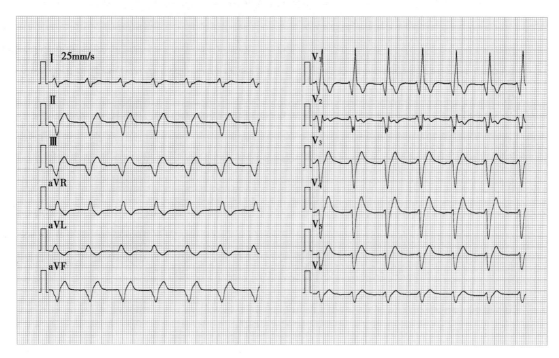

图 5-81　非阵发性室性心动过速

　　临床意义　非阵发性室性心动过速常见于器质性心脏病,如急性心肌梗死、风湿性心脏病、扩张型心肌病、急性心肌炎等。在临床急性心肌梗死溶栓治疗再灌注时常可发生,它的出现反映溶栓治疗血管的再通。

　　非阵发性室性心动过速因其频率较慢,持续时间不长,对血流动力学影响较小,故被称为是"良性"的。但有些病例存在严重的基础疾病如急性心肌梗死,"良性"的非阵发性室性心动过速也会演变为致命的室性心动过速。

扑动与颤动

扑动又称震颤,是一种快速而匀齐的节律;颤动又称纤颤,是一种频率更快但节律毫无规则的异位节律。异位节律起源于心房者,称为心房扑动与心房颤动;起源于心室者,称为心室扑动与心室颤动。

心房扑动与心房颤动

一、心房扑动

心房扑动(atrial flutter,AFL)简称**房扑**,又称**心房震颤**,其频率比房性心动过速频率更快,而较心房颤动慢,介于两者之间。房扑多为阵发性,常是窦性心律与心房颤动相互转变时的短暂现象,故临床上远较房颤少见。但亦有少数患者持续数月或数年。

发生机制　心房扑动的发生机制比较明确,即围绕解剖或功能性传导障碍区(多位于右房下腔静脉和三尖瓣环之间的"峡部")产生的大折返(图5-82)。

【心电图特征】

1. 正常 P 波消失,代之以一系列形态相同、大小一致、间距相等多呈"锯齿"样的F 波。FF 之间无等电位线。

2. F 波的频率多为 250～350 次/分。有些病例可慢至 180 次/分,有些可快达 400次/分。F 波一般不能全部下传心室,房室

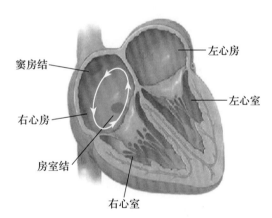

左心房

窦房结

左心室

右心房

房室结

右心室

图 5-82　心房扑动的发生机制

传导多以固定的比例如 2:1、4:1双数下传,也可以3:1、5:1或 3:2比例下传,少数呈不固定的房室传导比例(图 5-83)。

3. F 波多在 Ⅱ、Ⅲ、aVF 导联最为明显,有时在 V₁、V₃R 导联也较为清楚。

4. 心室律可匀齐也可不匀齐。因 FF 规则,若房室传导比例固定,则心室律匀齐;若房室传导比例不固定或伴文氏型传导,则即心室律不匀齐。

5. QRS 波群形态正常,出现室内差异性传导或原先有束支传导阻滞者,QRS 波群宽大畸形。

由于 F 波频率快速,房室结很难允其1:1房室传导,此为生理性干扰而非病理性房室阻滞。未经治疗的房扑,房室传导比例多为2:1,心室率常在 150 次/分左右,其 RR 快速匀齐,且由于 F 波常与 QRS 波群或 T 波相重叠不能显现,使之易误判为阵发性室上速(图 5-84)。通过增强迷走神经张力(按压颈动脉窦)降低房室传导比例,若能暴露出 F 波则有助于鉴别

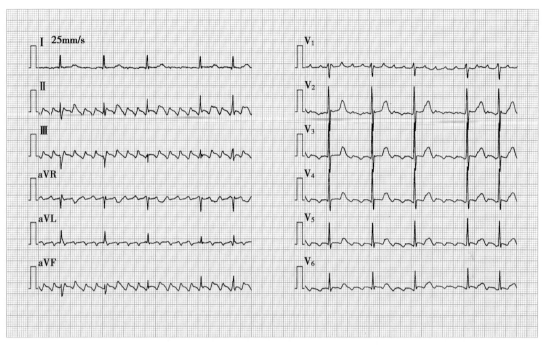

图5-83　典型心房扑动（3：1～5：1房室传导）

图中F波频率300次/分，Ⅱ、Ⅲ、aVF导联呈尖端向下的锯齿样形态，V_1导联直立 V_6 倒置

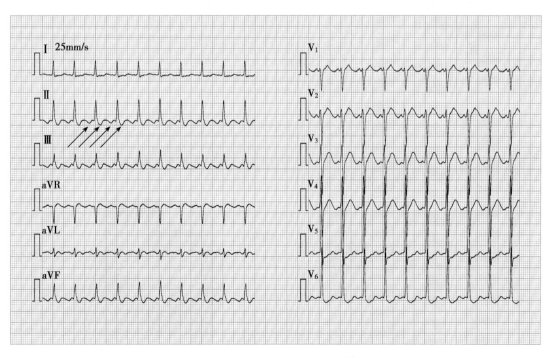

图5-84　典型心房扑动（2：1房室传导）

诊断。对于房室传导比例呈 6∶1 或比例更小的房扑,提示有病理性房室阻滞的可能,尤其在 FR 间期不等而 RR 规则时,应考虑房扑伴完全性房室传导阻滞(图 5-140)。

房扑的分型　不同时期房扑有不同的分型方法。1979 年 Wells 等提出将心房扑动分为 Ⅰ型房扑和Ⅱ型房扑。Ⅰ型房扑扑动波的频率为 240~340 次/分,可被快速心房起搏终止;Ⅱ型房扑扑动波的频率为 340~430 次/分,不能被快速心房起搏制止。1996 年 Lesh 等将房扑分为典型房扑、真正不典型房扑、手术切口或补片周围折返性房扑。2001 年 Scheinman 在 22 届 NASPE 会议上提出根据发生机制和解剖部位将房扑分为峡部依赖性房扑、非峡部依赖性房扑和左心房房扑。

目前临床上多采用典型与非典型房扑的分类方法。根据折返的方向不同可将典型房扑分为"逆钟向折返型房扑"和"顺钟向折返型房扑",前者常见(约占全部房扑的 90%),又称为常见型房扑,后者少见,又称为少见型房扑。上述两种(典型房扑)折返都经过下腔静脉口和三尖瓣环之间的峡部,因此典型房扑又称峡部依赖性房扑。其他折返不经过峡部的房扑被统称为非峡部依赖性房扑,又称为非典型房扑,折返环可位于左房或右房,包括与右心房手术瘢痕相关的房扑、环绕二尖瓣环和肺静脉的房扑等。

在心电图上,典型房扑 F 波的频率在 240~340 次/分,包括常见型房扑和少见型房扑。常见型房扑的特点是:F 波呈锯齿样扑动波,Ⅱ、Ⅲ、aVF 导联呈负向(尖端向下),V₁ 导联呈正向而 V₆ 呈负向。少见型房扑的特点是:Ⅱ、Ⅲ、aVF 导联 F 波为带切迹的正向扑动波,较圆钝或呈波浪样,凸面向上,V₁ 导联呈负向而 V₆ 呈正向。而非典型房扑,由于其折返环位置不固定,各导联 F 波的方向和形态一般无规律可循。

二、心房颤动

心房颤动(atrial fibrillation,AF)简称**房颤**,又称**心房纤颤**,是最常见的心律失常之一,其发生率仅次于窦性心律失常和过早搏动,居第三位。

(一) 发生机制与心电图表现

发生机制　心房颤动的发生机制比较复杂,至今仍未完全清楚,多数可能系多个小折返激动(此所谓多子波假说)所致(图 5-85)。近年研究发现,一部分房颤可由肺静脉内的异常电活动所触发,通过肺静脉电隔离可以治愈此类房颤。

【心电图特征】

1. 正常 P 波消失,代之以一系列形态各异、大小不同、间隔不等 f 波。其多在 V₁ 导联表现最为明显(图 5-86),其次是Ⅱ、Ⅲ、aVF 导联。

2. f 波的频率多为 350~600 次/分,最低为 300 次/分,最高可达 700 次/分。

3. 心室律绝对不齐。

4. QRS 波群形态一般正常,出现室内

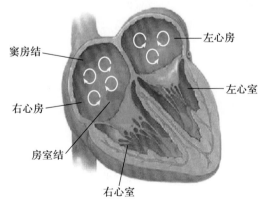

图 5-85　心房颤动的发生机制

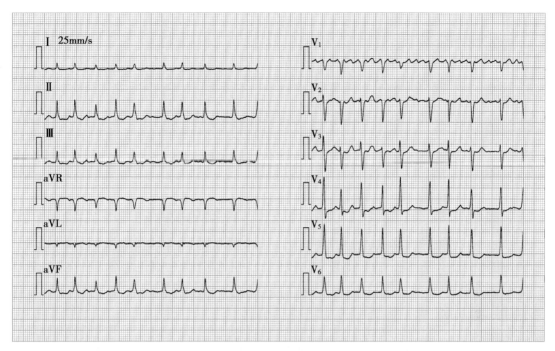

图 5-86　心房颤动

差异性传导或原先有束支传导阻滞者,QRS 波群宽大畸形。

房颤的 f 波有些表现得较粗大,在心电图许多导联都清晰可见;有些表现得纤细,甚至纤细到每个导联都难以辨认,尤其是在伴快速心室率时。此时,在排除其他心律失常后,依据 QRS 波群前无确定的 P 波及 RR 绝对不齐即可诊断心房颤动。房颤的心室律绝对不齐是因为:①f 波自身节律不齐;②频率快速的 f 波不可能全部下传心室,但其可在交界区产生隐匿性传导,对下次心房激动的下传产生不同程度的影响。

在房颤中,心室内差异性传导很常见:①常出现在两次激动相距过近时。此时,后一次激动下传至心室,传导系统某部分(多为右束支)尚处于前一次激动所形成的不应期中,造成心室除极顺序发生改变而发生室内差异性传导。②**阿斯曼现象**:通常,传导系统的不应期长短与心动周期的长度呈正比,这是由于长周期后心室复极相对缓慢。较长的心动周期产生较长的不应期,较短的心动周期产生较短的不应期。房颤时 RR 间距长短不一,使得传导系统不应期的时程也长短不同。在一个长 RR 间期之后突然出现一个短 RR 间期(即所谓**长周期短配对**),后一次激动则容易遭遇不应期而发生室内差异性传导,此即所谓阿斯曼(Ashman)现象(图 5-87)。室内差异性传导若连续出现三次以上,称为**蝉联现象**。单个室内差异性传导有时需与室性早搏相鉴别(图 5-94),连续室内差异性传导形成的蝉联现象有时则需与短阵室速进行鉴别(图 5-88、5-95)。

(二) 房颤的分型

1. 根据 f 波振幅大小分型

● 粗波型心房颤动　简称粗颤。指 V_1 导联 f 波振幅>0.1mV 的心房颤动。多见于风湿性心脏病二尖瓣狭窄、甲状腺功能亢进。对药物复律或电击复律疗效好、复发率低。

● 细波型心房颤动　简称细颤。指 V_1 导联 f 波振幅≤0.1mV 的心房颤动(图 5-91),有时 f

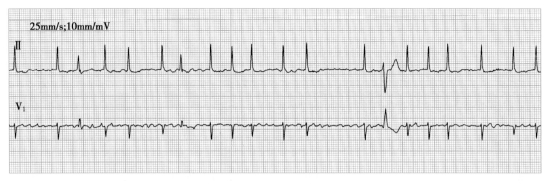

图 5-87　阿斯曼现象

图中第 14 个 QRS 波群发生在"长周期短配对"情况下,其形态宽大呈完右图形为室内差异性传导。第 3、7、个 QRS 形态略有改变(不完右图形),亦是出现在较长 RR 之后的室内差异性传导,其形态改变较轻是因为落入不应期较浅阶段的原因。图中第 10、17 个 QRS 虽与其之前 QRS 相距更短,但却未发生室内差异传导,这是因为其前第 9~10、16~17 个 RR 间期短致不应期短,激动到达心室时脱离不应期的缘故

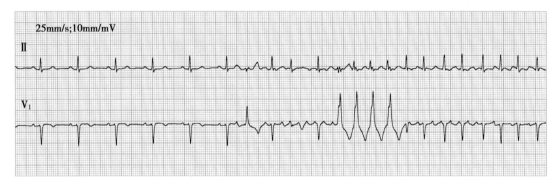

图 5-88　房颤伴室内差异性传导(蝉联现象)

该图记录到心房颤动的发作过程。其中第一个房性激动(即第 7 个 QRS 波群)形态畸形为房早伴室内差异性传导,其后窦性心律被房颤替代。第 11~14 个 QRS 连续发生室内差异性传导呈所谓蝉联现象

波纤细到难以辨认,而被误诊为其他心律失常。此型多见于冠心病及病程较久的慢性房颤。对药物复律或电击复律疗效差、复发率高。

- 扑动型心房颤动　又称为**不纯性心房扑动**。其 f 波波幅较大近似房扑的 F 波,但形态、大小不同,频率常超过 350 次/分或在房扑与房颤的临界附近(图 5-89)。

　　2. 根据发作持续时间分型

- 阵发性心房颤动　指一次以上发作但能自行终止的房颤。通常 ≤7 天,大多数 <24 小时。
- 持续性心房颤动　指连续发作 >7 天且不能自行终止,但经药物或电转复治疗可恢复为窦性心律的房颤。
- 永久性心房颤动　指用各种治疗手段均不能终止的房颤。其可以由阵发性房颤发展而来,也可以是房颤的首次表现。

　　3. 根据心室率快慢分型

- 慢率型心房颤动　心室率 ≤100 次/分的房颤。
- 快速型心房颤动　心室率在 100~180 次/分的房颤。
- 极速型心房颤动　心室率 >180 次/分的房颤(图 5-90)。

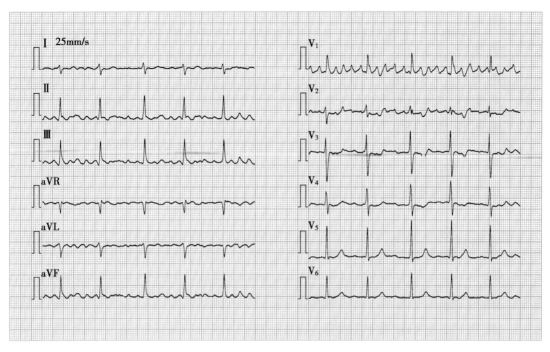

图 5-89 扑动型心房颤动

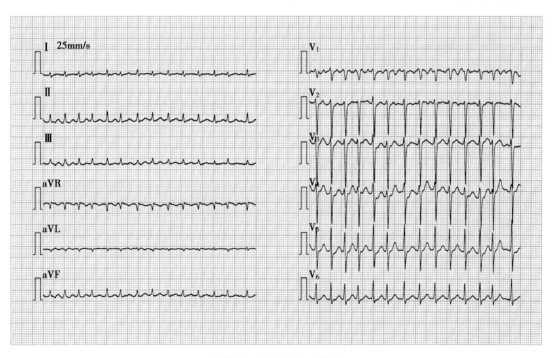

图 5-90 极速型心房颤动

三、心房颤动合并其他心律失常

1. 合并逸搏及逸搏心律 RR 间距长短不等是房颤心电图特征之一。在 RR 相距过长时,低位起搏点(尤其是交界区)长时间未被兴奋,理应自发地释放冲动形成逸搏。在基础心律为窦性心律的情况下,交界性逸搏不难辨认:形态与窦性相似的 QRS 波群在长间歇后出现,其前无相关 P 波。而在房颤时,无法由此来判定交界性逸搏,因为这些特点都是房颤自身可以有或应该有的表现。那么在房颤的心电图中,交界性逸搏如何识别成了困扰人们的一个话题,尽管有人为它制定了这样或那样的诊断标准,但都是不能确定的。只能说在较长间歇后出现的形态时间正常的 QRS 波群可能是交界性逸搏,对此心电图作出"伴有长间歇的心房颤动"描述性诊断是较为恰当的(图 5-91)。房颤时,心电图如果同时存在有以下两种情况,交界性逸搏的可能性将大大增加:①长 RR 之后的 QRS 波群形态呈室上性但与同导联其他 QRS 略有差异(图 5-92);②连续出现长 RR 间期(1.0~1.5 秒)且 RR 间距相等(图 5-93)。后者为交界性逸搏心律。

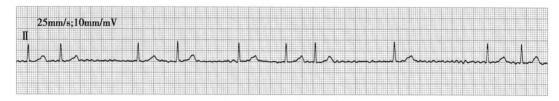

图 5-91　伴有长间歇的心房颤动(第 8~9 个 RR 间期达 1.72s)

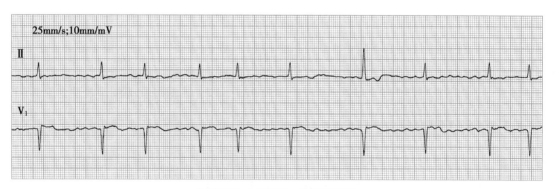

图 5-92　心房颤动,交界性逸搏

图中第 7 个 QRS 波群在长间期后出现,其形态(Ⅱ导联较明显)与其他 QRS 有差异,考虑为交界性逸搏

心房颤动合并室性逸搏及逸搏心律,由于逸搏的 QRS 波群宽大畸形,心电图易于识别。

2. 合并房室传导阻滞

(1) 合并一度房室传导阻滞:房颤时 f 波大小不等,房室传导比例不固定,fR 间期亦无一定关系,故心电图对房颤合并一度房室传导阻滞无法作出诊断。

(2) 合并二度房室传导阻滞:房颤时 RR 间期忽长忽短,RR 间期如果过长,其间是否存在心室漏搏即房颤合并二度房室传导阻滞,这是困扰人们的另一个话题。窦性心律中二度房室阻滞的诊断是依据部分 P 波后无下传的 QRS 波群。而在房颤时 P 波被 f 波取代,f 波因频率太快多数不能下传心室是生理现象。因此心房颤动时,心电图失去了二度房室阻滞的诊断依据。只是在出现长的 RR 间期时,主观地考虑在长 RR 中,可能存在因二度房室阻滞而造成的心室漏搏。既往有人提出诊断标准:心房颤动时,出现单个的 RR 间期≥1.5 秒或连续出现 1.2~1.5 秒的长 RR 间期。但国内外文献都有报道,原认为有合并二度房室阻滞者,在房颤纠正为窦性心律后,房室传导却是正常的,故认为上述诊断标准不能成立。然而,心房颤动合并二度房室阻滞也确实有可能。若房颤伴心室率缓慢,且出现 RR 相等的交界性逸搏心律或室性逸搏心律,表明心电图出现了相当长时间 f 波不下传心室的情况,这时房颤合并二度房室阻滞的可能性则大大增加了(图4-19、5-93)。尽管如此,诊断房颤合并二度房室传导阻滞应格外的慎重或仅作提示性意见,只有当其转变为窦性心律时才予明确。

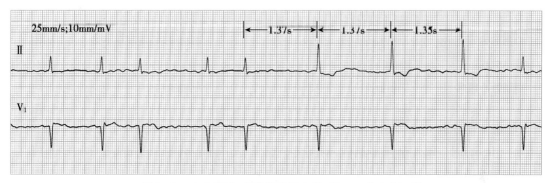

图 5-93 心房颤动,交界性逸搏心律,提示二度房室阻滞

该图与图 5-92 为同一患者。图中心室率缓慢,第 5 ~ 8 个 RR 间期约 1.37s 且 RR 匀齐,其 QRS 形态(II 导联)与其他 QRS 略异,考虑为二度房室阻滞所引起的交界性逸搏心律

(3) 合并三度房室传导阻滞:心电图对房颤合并三度房室传导阻滞的诊断是较为肯定的。此时所有的 f 波均不能下传至心室,心室被阻滞区下方潜在起搏点激动和控制。心电图表现为:在 f 波清晰的心房颤动中,心室率缓慢而节律匀齐(图5-139)。心室激动呈交界性或室性逸搏心律,前者 QRS 波群形态呈室上性,频率一般在 40 ~ 60 次/分之间;后者 QRS 波群宽大畸形,频率在 20 ~ 40 次/分之间。

3. 房颤合并其他心律失常 房颤患者可伴发其他心律失常,如交界性早搏及交界性心动过速、室性早搏及室性心动过速、不同的束支和分支阻滞以及预激综合征等。

四、鉴别诊断

1. 房扑与房颤 当房扑伴房室传导比例不固定并且 F 波不清晰时,易与房颤相混淆。而有些房颤,其 f 波波幅较粗大近似房扑 F 波,频率处在房扑与房颤的临界附近,心电图表现介于两者之间,造成鉴别困难。两者心电图特点的比较,见表5-11。

表 5-11 心房扑动与心房颤动心电图特点的比较

	心房扑动	心房颤动
心房激动	P 波消失,代以 F 波: 形态相同、大小一致、间距相等 频率 250 ~ 350 次/分 在 II 、III 、aVF 导联表现清楚	P 波消失,代以 f 波: 形态各异、大小不同、间距不等 频率 350 ~ 600 次/分 在 V₁ 导联表现清楚
心室律	匀齐(房室传导比例固定)或不齐(房室传导比例不固定)	绝对不齐

2. 房扑与房速　当房扑伴 2 : 1 房室传导时,每隔一个就有一个 F 波与 QRS 波群重叠而易于忽略(图 5-84),从而将房扑误认为房速。两者的鉴别参照,见表 5-12。

表 5-12　2 : 1 传导的心房扑动与阵发性房性心动过速的鉴别

	心房扑动(2 : 1 下传)	阵发性房性心动过速
年龄	年长者居多	年轻者居多
心房率	250 ~ 350 次/分	160 ~ 250 次/分
心房除极波	宽大的 F 波	细小的 P' 波或看不见
等电位线	无	有
器质性心脏病	多数有	多数无

3. 房颤伴室内差异传导与室性早搏　临床上,房颤时伴室内差异性传导很常见,宽大畸形的 QRS 有时与室性早搏很相似,对其鉴别常常是房颤心电图中的难题。两者的鉴别,见表 5-13 及图 5-94。

表 5-13　房颤伴室内差异性传导与室性早搏的鉴别

	室内差异传导	室性早搏
心室率	多出现于心室率较快时	多出现于心室率较慢时
提前程度	较早,但与其前 QRS 无固定的配对关系	多有固定的配对关系
前一个 RR 间期	多出现在长 RR 间期后的短周期	无一定规律
QRS 波群形态	V_1 导联绝大多数呈右束支阻滞图形,呈 3 相波;形态可不一致,提前越早畸形越明显	V_1 多数呈单相或 2 相波;形态一致,与提前程度无关
QRS 起始向量方向	大多数与正常 QRS 波群相同	大多数不相同
代偿间歇	无	大多有代偿间歇
用药情况	多发生于未用洋地黄或用量不足	多发生于洋地黄过量

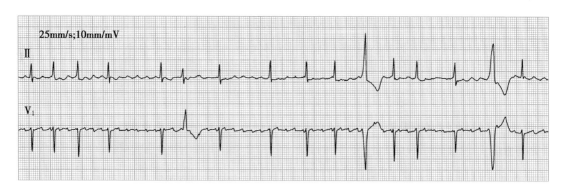

25mm/s;10mm/mV

II

V₁

图 5-94　房颤动伴室内差异性传导与室性早搏的比较

图中可见 3 个宽大畸形的 QRS 波群。其中第 6 个 QRS 波群符合"长周期短配对"且 QRS 形态呈右束支阻滞图形,故考虑为室内差异性传导;第 11、15 个 QRS 不符合差传特征故考虑为室性早搏。其中第 11 个 QRS 形态介于室性(第 15 个)QRS 与室上性 QRS 之间,考虑为室性融合波房颤时如果连续出现数个宽大畸形的 QRS 波群,则需在室内差异性传导的蝉联现象与室性心动过速之间进行鉴别(图 5-88、5-95)。两者的鉴别除参照以上表 5-13 外,前者为房颤节律——心室律绝对不齐,而后者心室律基本匀齐。

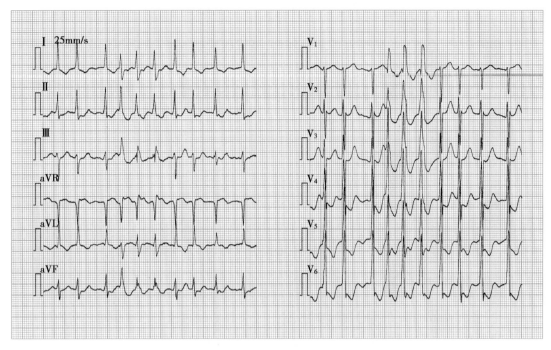

图 5-95　心房颤动伴室内差异性传导(蝉联现象)

各导联第 4~6 个 QRS 波群宽大呈右束支阻滞图形且符合长周期短配对(第 4 个),故为室内差异性传导

4. 预激综合征合并房颤与室速　在心室率<240 次/分时,预激综合征合并房颤往往还存在 RR 间期的不等、QRS 波群宽窄不一,与室速尚不难鉴别(图 5-73);当心室率>240 次/分时,RR 间期趋于规则且因预激程度相近而致 QRS 波群形态基本相同,使之难与室速相鉴别。后者和以往心电图(特别是窦性心律的心电图)作比较尤为重要。两者的鉴别参见"宽 QRS 心动过速鉴别诊断"章节。

5. 预激综合征合并房颤与房颤伴室内差异性传导　临床上,快速房颤伴室内差异性传导(包括束支阻滞)需要洋地黄治疗以控制心室率,而预激综合征并发房颤则禁用洋地黄,因此两者的鉴别诊断有重要意义。预激综合征合并房颤由于有预激波而使 QRS 波群起始粗钝;而房颤伴室内差异性传导的 QRS 波群起始锐利,且宽大的 QRS 波群多呈典型右束支阻滞图形(图 5-71、5-95)。

五、临床意义

房扑与房颤患者大多有器质性心脏病,最常见的是冠心病和风湿性心脏病。临床上,房颤远多于房扑,许多心脏病发展到一定阶段都有出现心房颤动的可能,多与心房扩大、心肌受损、心力衰竭等有关。少数房颤患者无器质性心脏病和其他导致房颤的因素,称为**特发性**

房颤或**孤立性房颤**,而被认为是功能性的或"良性的"。

  房扑的 F 波偶呈 1∶1 房室传导,多见于预激综合征(图 5-75A)和甲状腺功能亢进,此称为"**心室全节律**"。当 F 波频率>250 次/分伴 1∶1 房室传导时,应考虑房室结存在加速传导或预激旁道。无论是房扑还是房颤,在合并预激综合征时,均可能产生极快速的心室率,易诱发心衰并有猝死的危险。

  心房颤动时,由于心房肌失去正常的舒缩,易形成附壁血栓,造成慢性房颤有较高的栓塞发生率。其脑栓塞的发生率为无房颤者的 5 倍。房颤时,心房失去有效的收缩,使心室充盈量及每搏量减少,可引起血压降低,冠脉供血减少,可加重或诱发心绞痛、心力衰竭等。

心室扑动与心室颤动

  心室扑动与心室颤动是最严重的心律失常,常为临终前心电图改变,也是心脏猝死的主要原因。心室扑动时,心室虽呈整体收缩,但频率极快,微弱而无效;心室颤动时,心室呈蠕动状态,心肌各部分发生快而不协调的颤动,心脏完全丧失了整体收缩功能。

一、心室扑动

  心室扑动(ventricular flutter)简称**室扑**,是介于室性心动过速与心室颤动之间的极其严重的心律失常。临床上很少见,主要是因为持续时间短,多数很快转为心室颤动,少部分转为室性心动过速。

  其发生机制目前多数人认为,室扑是激动在心室内大而固定的折返环路上产生环行激动的结果。室扑可被电复律所终止,支持室扑的产生机制为折返所致。

【心电图特征】

  1. 宽大畸形的 QRS 波群与 T 波相融合而不能区分,形成大振幅的、形态节律规则的、类似"正弦曲线"的心室扑动波,或者说很像心房扑动波的放大版(图 5-96)。

  2. 频率快速,多为 180～250 次/分。

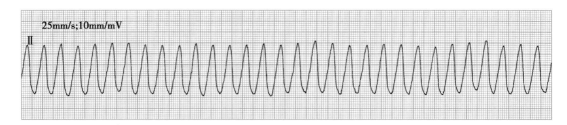

图 5-96 心室扑动

二、心室颤动

  心室颤动(ventricular fibrillation)简称**室颤**,是心脏停跳前的短暂征象,治疗不及时,常迅速致死。室颤的发生机制主要由折返激动所致,且折返所循的环路不断改变其方向、大小和部位。

【心电图特征】

1. QRS-T 完全消失，代之以形态各异、大小不同、间隔不等的心室颤动波，就像房颤波的放大（图 5-97）。

2. 频率多为 250～500 次/分。

在室颤的初始，颤动波振幅较大，振幅>0.5mV，称之为"粗"颤；随着心肌功能的进一步损害，颤动波振幅降低，振幅<0.5mV，称之为"细"颤。前者使用电击除颤效果较好。

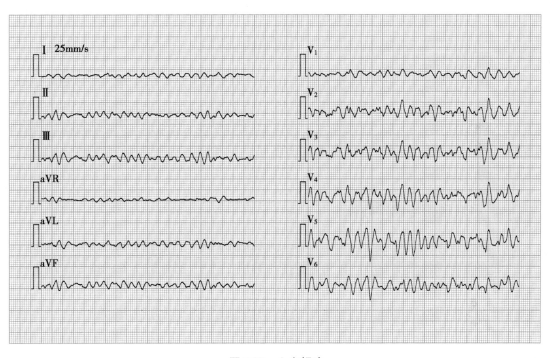

图 5-97　心室颤动

逸搏与逸搏心律

当窦房结或高位节律点由于某种原因造成不能正常地发放激动(包括发出激动的频率减慢或停搏)时,或发出的激动因传导障碍而不能下传时,或其他原因造成长间歇时,自律性较低的低位起搏点将从正常的频率抑制效应中解脱出来,以其固有的周期被动地发出一个或一连串冲动,激动心房或心室。若仅发出 1~2 个称为**逸搏**,若连续发出 3 个或 3 个以上称为**逸搏心律**(escape rhythm)。此系一种生理现象,是避免心脏出现过长时间停搏的一种保护性机制,属被动性异位心律。

按起源部位的不同,逸搏与逸搏心律分为房性、交界性和室性三类,其中以交界性多见,室性次之,房性最少见。由于低位起搏点受自主神经影响比较小,所以逸搏心律是相当规则的,不过有时最初几个逸搏周期不固定,会呈逐渐缩短的"起步现象"。逸搏波形特点与相同部位起源的早搏相似,两者不同的是:早搏为提早发生,属主动节律;逸搏与逸搏心律是在长间歇后出现,属被动节律。

一、房性逸搏与逸搏心律

当窦房结激动形成或传导障碍时,心房内异位起搏点的自律性则能得以显现,被动地发出一个或一连串冲动激动心房。在三类逸搏与逸搏心律中,房性逸搏及逸搏心律最少见。这是因为房性起搏点的自律性虽然仅稍低于窦结,但房性起搏点很少在窦性停搏时发挥其频率优势,这可能是引起窦性停搏的病变也同时波及了房性起搏点的缘故。

起源于房性异位起搏点的 P′波,其形态与窦性 P 波不同。P′波呈何种形态视异位起搏点所处心房部位的不同而异,离窦房结越远,P′波形态与窦性 P 波差异越大。当异位起搏点位于心房下部或交界区附近时,P′波在 II、III、aVF 导联倒置,aVR 导联直立。该 P′波形态大多与交界性激动逆传心房产生的 P′波表现相同,对于两者的区别,一般认为 P′R 间期≥0.12 秒是房性逸搏,P′R 间期<0.12 秒是交界性逸搏,不过有学者将起源于心房下部的房性逸搏归入交界性逸搏的范围。起搏点位于左房,称为**左房心律**,心电图特征是 V_6(V_5)导联 P′波倒置,其中来自左房后壁者,I、V_6 导联 P′波倒置,V_1 导联 P′波直立,并具有"**前圆顶后尖峰型**"特征,见于某些先天性心脏病患者。

【心电图特征】

1. P′波在较长间歇后出现,其形态与窦性 P 波不同(图 5-98)。房性激动和窦性激动若同时发出,则可出现房性融合波。

2. P′R 间期≥0.12 秒,有时略短于窦性 PR 间期。

3. P′波后继有形态时间正常的 QRS 波群,极少出现宽大畸形的 QRS 波群(4 相阻滞)。

4. 若出现 1~2 个称为房性逸搏,若连续出现 3 个或 3 个以上称为房性逸搏心律,后者频率多为 50~60 次/分(图 5-99)。

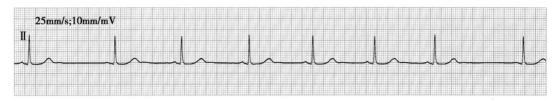

图 5-98 房性逸搏

图中第 2、8 个 P′波在较长间歇后出现,其形态与其他(窦性)P 波不同

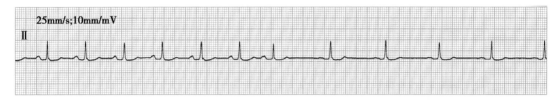

图 5-99 房性逸搏心律

图中第 7 个搏动是房性早搏,在早搏后出现一系列房性逸搏;P′波形态与窦性 P 波不同,频率比窦率慢

二、交界性逸搏与逸搏心律

当窦性激动形成或传导障碍或其他原因造成的心室搏动出现过长间歇时,交界性起搏点便发出一个或一连串冲动控制心室。在各类型逸搏及逸搏心律中交界性最常见,故被誉名为"心脏的第二个起搏中枢"。临床多见于早搏或心动过速的代偿间歇后,窦性心动过缓、窦房阻滞或窦性停搏,及 Ⅱ 度以上的房室传导阻滞等(图 5-100 ~ 5-102、5-130)。

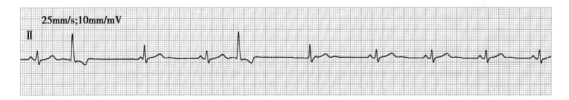

图 5-100 室性早搏,交界性逸搏

图中第 3、6 个 QRS 波群在长间期(室早的代偿间期)后出现,形态与窦性 QRS 相似,在其前或其后可见无关的窦性 P 波,为交界性逸搏

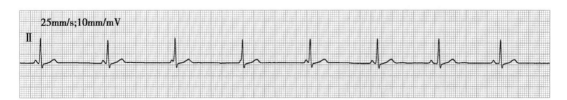

图 5-101 窦性心动过缓伴不齐、交界性逸搏心律

图中 QRS 波群前均可见窦性 P 波,但 PR 间期不固定。其中第 1 ~ 6 个 PR 间期<0.12s 为无关 P 波,QRS 波群为交界性激动(交界性逸搏心律),此时心房心室分别由两个起搏点控制,两者频率相接近,形成所谓等律性房室分离;第 7、8 个 P 波频率增快,PR 间期 0.15s 且固定,反映该激动为窦性 P 波下传的正常窦性搏动

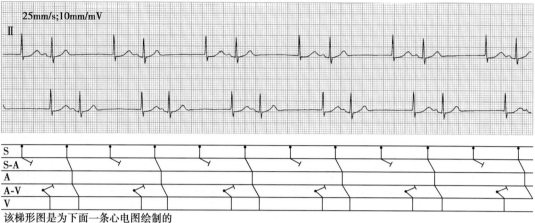

该梯形图是为下面一条心电图绘制的

图 5-102　逸搏-夺获二联律

图中交界性逸搏-窦性夺获成对出现,形成逸搏-夺获二联律。窦性 P 波缓慢匀齐,频率 35 次/分;在每个窦性 QRS 波群后约 1.18s 处(交界性逸搏间期)总可见前无 P 波、形态与窦性 QRS 波群相同的交界性逸搏。该患者窦性频率极缓,可能存在 2∶1 窦房阻滞,心电图下方的梯形图表达了其道理

【心电图特征】

1. 形态正常或与窦性相似的 QRS 波群在较长间歇后出现。

2. 多数逸搏 QRS 波群前无 P 波或无相关 P 波,少数可于 QRS 前或其后出现逆行 P′波。逆行 P′波若出现在 QRS 波群之前,P′R<0.12 秒;逆行 P′波若出现在 QRS 波群之后,RP′<0.20 秒。

3. 若出现 1 ~ 2 个称为交界性逸搏,若连续出现 3 个或 3 个以上称为交界性逸搏心律(图 5-103)。

4. 逸搏心律的频率多为 40 ~ 60 次/分。

5. 交界性逸搏及逸搏心律可伴有:①一度前向房室传导阻滞,P′R 间期≥0.12 秒,导致难与心房下部房性逸搏的区别。其他的不同是,交界性的 P′波多尖深狭窄,房性的 P′波多较浅而宽。②二度前向房室传导阻滞,在长间歇后可见到逆行 P′波,但逆行 P′波后无下传的 QRS 波群。③二度逆向室房传导阻滞,QRS 波群后无逆行 P′波出现。

三、室性逸搏与逸搏心律

当窦房结由于某种原因而造成不能正常地发放激动,或发出的激动因传导障碍而不能下传时,则下一级起搏点(通常为交界区)接替窦房结发放激动来控制心脏。当窦房结、心房及交界区均不能正常地发放激动,或因传导障碍而不能下传心室时,心室的起搏点被动地产生并释放冲动,形成室性逸搏或逸搏心律。从这一角度讲,室性逸搏或逸搏心律是心脏免除完全停搏的最后一道自身保护防线。

临床上多见于严重的窦性心动过缓、窦性停搏或窦房阻滞,且伴有交界区起搏点自律性低至心室起搏点以下(双结病变);发生于束支水平的高度及Ⅲ度房室传导阻滞;在早搏或心

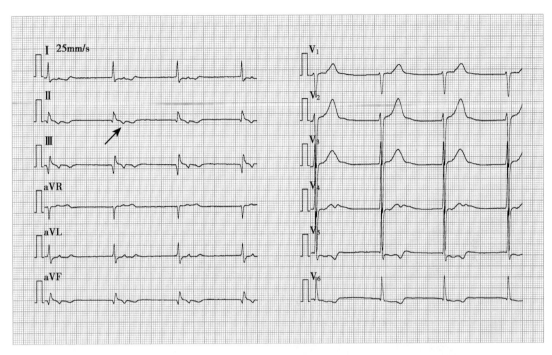

图 5-103　交界性逸搏心律

图中各导联 QRS 波群前无 P 波,而于 QRS 之后可见逆行 P′波(箭头所指,P$_{II,III,aVF}$倒置,P$_{aVR}$直立),
频率 49 次/分,QRS 波群形态正常

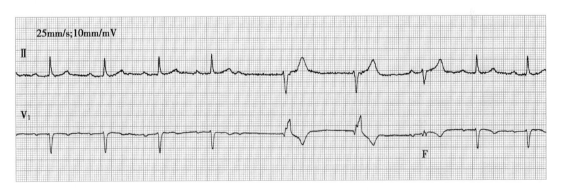

图 5-104　一度房室传导阻滞、房性早搏未下传、室性逸搏、室性融合波

图中窦性激动下传心室即存在一度房室阻滞,当第 5 个 P′波群提前发生时,因受不应期影响而发生
传导中断(房早未下传),从而引起长 RR 间期。在长 RR 之后(第 5、6 个 QRS)出现呈右束支阻滞图
形的(提示起搏点位于左束支)室性逸搏,第 7 个 QRS 波群前有窦性 P 波,QRS 形态介于窦性搏动与
室性逸搏之间为室性融合波(F)

动过速后,窦房结或交界区起搏点暂时受抑制;临终前心电图。

【心电图特征】

1. 宽大畸形的室性 QRS-T 在较长间歇(比交界性心动周期更长)后出现,其形态常类似束支阻滞的图形。有时与下传的室上性激动相遇,形成室性融合波(图 5-104)。

2. 其前无 P 波,有时可见无关的窦性 P 波(PR 间期<窦性心搏的 PR 间期),偶尔在 QRS 波群之后可见有室房逆传的 P′波,RP′间期≤0.20 秒。

3. 若出现 1~2 个称为室性逸搏,若连续出现 3 个或 3 个以上称为室性逸搏心律,后者频率多为 20~40 次/分。

游走性心律

游走性心律(wandering rhythm)是指心脏的节律点不固定在某一点,而是不断地变换位置。

根据起搏点位置的不同及变化的情况,游走心律可分为同类性游走心律和多类性游走心律。前者指激动发自同一类起搏点中不同部位;后者是起搏点游走于不同类起搏点之间的游走心律。

常见的游走性心律有窦房结内游走、窦房结至心房内游走及窦房结至交界区游走,此统称为室上性游走性心律。其节律点游走的出现是由于窦房结起搏点因某种原因周期性的受抑制引起自律性降低,或(和)低位起搏点自律性轻度增高,心脏节律点由低位起搏点暂时取而代之所致。其发生机制属加速性逸搏心律范畴。少见的游走心律还有交界区内游走以及室内游走性心律。

室上性游走性心律很不稳定,活动后心电图即可变为正常窦性心律,临床多属正常变异,常见于迷走神经张力增强,也可以见于洋地黄作用或风湿活动。

一、窦房结内游走性心律

窦房结分头、体、尾三部分,各部分均有自律性,通常窦房结头部自律性最高,体部次之,尾部最低。当交感神经兴奋(如活动状态下),起搏点位于窦房结头部,当迷走神经张力增高时(如安静时),起搏点在窦房结尾部。有时随着自主神经的变化,窦房结的起搏点可发生周期性的转移,即从窦房结头部逐渐转移至体部及尾部,而后又从尾部逐渐转移至体部及头部,此即窦房结内游走性心律。窦房结内游走性心律属同类性游走心律。

【心电图特征】

1. Ⅱ导联P波的形态由直立逐渐转为低平甚至平坦(图2-5),但不会倒置,仍符合窦性P波特征(Ⅰ直立,aVR倒置)。

2. 心率(随P波由直立转平坦)由快逐渐变慢,并可出现较明显的心律不齐。

3. PR间期随P波的变化发生长短变化:P波高时,PR间期长;P波变矮时,PR间期短。

二、心房内游走性心律

心房内游走心律是指心脏起搏点游走于心房内异位起搏点之间的同类性游走性心律,亦称多源性房性逸搏心律。窦房结自律性降低或(和)多个房性异位起搏点自律性轻度增高,且因房性起搏点自律性不稳定而使其轮流发出激动,是形成心房内游走心律的主要原因。

【心电图特征】

1. P'波均为房性,P'波形态在两种或两种以上,P'波方向取决于房性起搏点的位置:可直立、双向或倒置。其方向和形态随起搏点在心房不同部位的游走而逐渐变化。

2. P'P'间期不固定,相差可>0.12秒而伴有房性心律不齐。

3. P'R 间期不固定,但均≥0.12 秒。

4. 频率一般在 50~100 次/分。

三、窦房结至心房内游走性心律

窦房结至心房内游走性心律是指心脏起搏点游走于窦房结至心房之间的一种多类性游走心律。心电图同时兼有窦房结游走心律与心房内游走心律的特征。

【心电图特征】

1. P 波形态由窦性 P 波逐渐过渡到房性 P'波。

2. 窦性 P 波频率较快,房性 P'波频率较慢。

3. 窦性 PR 间期和房性 P'R 间期均≥0.12 秒。

四、窦房结至交界区游走性心律

窦房结至交界区游走性心律是指心脏起搏点游走于窦房结、心房及交界区之间的多类性游走心律。

【心电图特征】

1. P 波有窦性、房性、交界性三种类型(图 5-105)。

2. 在同一导联上 P 波的形态、PR 间期及心率随起搏点的游走而发生变化:当起搏点由窦房结向交界区游走时,心率逐渐减慢,P 波由直立逐渐转为双向再逐渐变为倒置(呈逆行 P'波),PR 间期由≥0.12 秒逐渐缩短至<0.12 秒;当起搏点由交界区向窦房结游走时,心率逐渐加快,P 波逐渐恢复为窦性,PR 间期也逐渐恢复至正常。

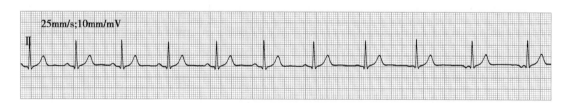

图 5-105 窦房结至交界区游走性心律

并行心律

并行心律(parasystole)又称**并行收缩**,指心脏内存在一个(罕见多个)异位起搏点与主节律点共同竞争控制心脏活动。主节律点通常为窦房结,少见为房性或其他异位节律点,异位起搏点可在心房、交界区或心室。该异位起搏点和普通的生理起搏点有所不同:在其周围存在有外界激动传入阻滞(单向阻滞)的保护圈(图 5-106),保护异位起搏点不受主节律点或其他外界激动的侵入,以保持其节律不被打乱,能始终地按自身的规律持续地向外发放冲动,与主节律点互相并行形成双重心律,故称之为**并行心律**。

异位起搏点虽能有规律发放冲动,但并不是每次都能显现,这是因为:①异位起搏点发出的激动若正遇到心房或心室的有效不应期,则被干扰;②异位起搏点周围存在传出阻滞,使得在心电图上按计算应当出现的异位激动没能显现。

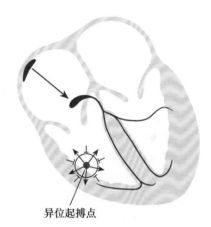

异位起搏点

图 5-106　并行心律发生机制示意图

由于异位起搏点始终是按自身的规律发放冲动,因而异位激动有如下表现:①其显现的异位激动可以出现在主导心律心动周期的不同时期,造成联律间期不固定。若异位起搏点发出的激动与主节律点的激动同时传至心房或心室,则出现各自激动一部分心肌,形成房性融合波或室性融合。②在异位激动之间可以测量出其心动周期的长度,即有一个公约数及公约数的倍数关系。联律间期不等、融合波及异位激动间公约数的倍数关系是并行心律心电图的三大主要特点。

异位起搏点发出激动的频率,多数较主导节律慢,如频率过快(>60 次/分)且无传出阻滞时,则可形成**并行心律性心动过速**。

并行心律是一种激动起源和传导均发生异常的心律失常。并行心律可能并不少见,但往往由于心电图记录时间较短而使异位激动呈散发性,易被误认为普通的早搏。另一方面,在某些由折返所致的早搏之间也能找到公约数,但其联律间期固定,故不是并行心律。

并行心律中异位起搏点可位于心脏任何部位,其中以位于心室最多见,交界区、心房次之,罕有位于窦房结。

一、房性并行心律

【心电图特征】

1. 提前出现的 P′波联律间期不固定,相差>0.08 秒。

2. P′P′间距相等或其之间有一个公约数,即长 P′P′与短 P′P′间呈公约数的整倍数关系。

3. 异位 P′波的频率多为 35～55 次/分。

4. 常见有房性融合波。

5. 经常引起窦性节律重整。

二、交界性并行心律

【心电图特征】

1. 提早出现的异位激动呈交界性,且联律间期不固定,相差>0.08 秒。

2. 异位激动之间,间距相等或存在公约数的整倍数关系(图 5-107)。

3. 异位激动的频率多为 40～60 次/分。

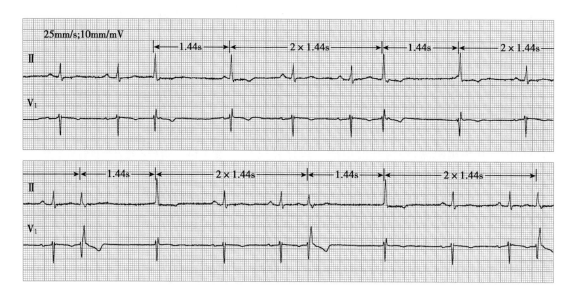

图 5-107　交界性并行心律,室内差异性传导

以上是一份连续记录20s 的Ⅱ、V₁ 导联心电图。图中可见 9 个交界性早搏,其联律间期不固定,早搏之间存在 1.44s 的倍数关系。其中第5、7 个交界性 QRS 与之前窦性激动相距较近,形态呈完全性右束支阻滞图形,故考虑为室内差异性传导,其余形态(呈 rSr′型,r′>r)与窦性 QRS(呈 rSr′型,r′<r)相近,呈不完右形态改变

4. 伴有逆行 P′波者,可形成房性融合波。

三、室性并行心律

【心电图特征】

1. 提早的 QRS-T 为室性,且联律间期不固定,相差>0.08 秒。

2. 最短的室性 RR 周期相等或相互之间存在公约数的整倍数关系(图 5-108、5-109)。

3. 室性 QRS 的频率多为 30～40 次/分。

4. 常见有室性融合波。

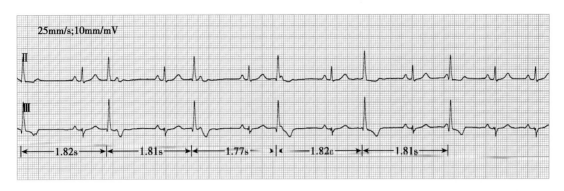

图 5-108　室性并行心律

图中室性早搏联律间期不固定,早搏之间存在约 1.80s 的倍数关系

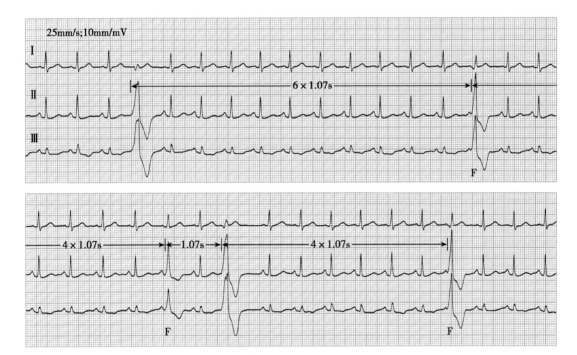

图 5-109　室性并行心律、室性融合波（F）

以上是一份连续记录 20s 的 Ⅰ、Ⅱ、Ⅲ 导联心电图。图中出现的室性早搏,联律间期不固定,室早之间存在 1.07s 的倍数关系。其中"F"上方的 QRS 波群前有窦性 P 波,QRS 形态介于窦性与室性 QRS 之间为室性融合波

四、窦性并行心律

窦性并行心律是并行心律中比较特殊和罕见的一种类型。

正常情况下,窦性起搏点(窦房结)通常不具备保护性传入阻滞,因此房性早搏、交界性早搏甚至室性早搏均可侵入窦房结,使窦性节律重整。而窦性并行心律是指在窦性起搏点周围也存在一个传入阻滞(单向阻滞)的保护区,可阻滞快速的房性异位激动的侵入,使窦性心律与房性异位节律共同存在,形成双重性心律。

窦性并行心律常有缓慢的窦性心律或窦房阻滞,心电图上表现为缓慢的窦性心律与较

快的房性节律并存。在窦性心动周期的任何时相,房性异位激动均不能打乱较慢的窦性节律不引起窦性节律重整。因此,窦性并行心律的诊断是依据较慢的窦性节律周期不被较快的房性节律打乱而得到诊断。

【心电图特征】

1. 在房性激动为主的节律中,窦性 P 波时有出现。

2. 长窦性 PP 周期是短窦性 PP 周期的整倍数关系。

3. 窦性 P 波后多继有室上性的 QRS 波群。

五、临床意义

窦性、房性和交界性并行心律多见于无明显器质性心脏病的青年人,而室性并行心律多发生于患有器质性心脏病的老年人。在伴发的心脏病中,以冠心病和高血压性心脏病最常见,其他可见于心肌病、肺源性心脏病、风湿性心脏病、心肌炎、先天性心脏病等。

反复搏动及反复心律

反复搏动是折返激动的一种类型。任何起搏点发出的激动在使心房或心室除极的同时,沿房室交界区另一条传导途径折返回来,再次激动心房或心室,这种搏动称为**反复搏动**,又称**回波**。如果反复搏动连续出现 3 次或 3 次以上,则称之为**反复心律**(reciprocal rhythm)或**反复性心动过速**。

各类反复搏动有着共同机制,即激动在经过交界区传导时发生折返激动。故形成反复搏动或反复心律需具备以下基本条件:①交界区存在着两条传导速度不等的传导通路;②一条存在单向阻滞;③另一条激动传导缓慢(图 5-110)。

根据折返激动起源部位的不同,可将反复搏动分为窦性、房性、交界性与室性四种类型。按折返激动在交界区向心房、心室呈双向传导抑或单向传导,每类反复搏动又分为完全性反复搏动(伴双向传导)和不完全性反复搏动(伴单向传导)两类。

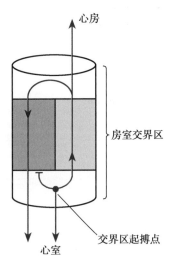

图 5-110 交界性反复搏动产生机制
图中深灰与浅灰两块区域代表不同的传导通路,浅灰部分允许激动缓慢逆传,深灰部分只允许激动顺传,逆传受阻

一、窦性和房性反复搏动

窦性或房性激动使心房除极后在下传心室的过程中,又通过交界区另一径路折返回来,再次激动心房,心电图呈窦性 P(或房性 P′)——室上性 QRS 波群——逆行 P′波序列,称为窦性或房性反复搏动(图 5-111)。窦性反复搏动多发生于一度房室传导阻滞或文氏型房室传导阻滞中(图5-112、5-113);房性反复搏动多发生于伴有 PR 间期延长的房性早搏后(图 5-48)。这是因为房室交界区的缓慢传导为激动在该处形成折返创造了可能的条件。

二、交界性反复搏动

由房室交界区发出的激动在下传心室的同时逆传至心房,在其逆行上传的过程中,可沿交界区另一径路再次折返下传心室,心电图呈交界性 QRS 波群——逆行 P′波——室上性 QRS 波群序列,称为交界性反复搏动(图 5-114、5-115)。交界性反复搏动常出现于交界性早搏及交界性逸搏后。

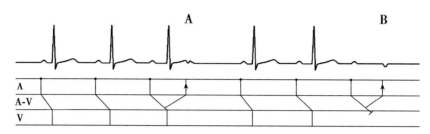

图 5-111　窦性反复搏动示意图

完全性反复搏动(A):窦性 P 波——窦性 QRS 波群——逆行 P′波;不完全性反复
搏动(B):窦性 P 波——逆行 P′波

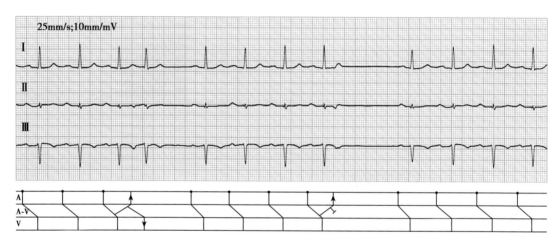

图 5-112　一度房室阻滞,窦性反复搏动

图中第 3、8 个 QRS 波群后出现逆行 P′波(窦性反复搏动):其中第 3 个 RP′时间相对较长,故再次折
返下传心室;第 8 个 RP′时间较短,再次传向心室的过程中遇不应期,故其后无下传的 QRS 波群

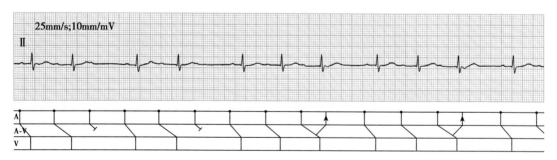

图 5-113　二度 Ⅰ 型房室阻滞,窦性反复搏动

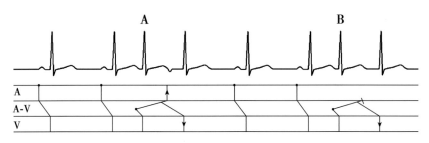

图 5-114　交界性反复搏动示意图

完全性反复搏动(A):交界性 QRS 波群——逆行 P′波——室上性 QRS 波群;不完全性反复搏动(B):交界性 QRS 波群——室上性 QRS 波群

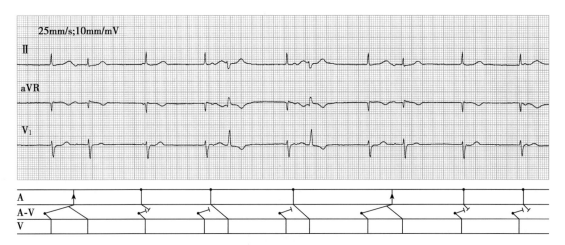

图 5-115　窦性心动过缓伴不齐,交界性逸搏,窦性夺获伴室内差异性传导,交界性反复搏动

通过梯形图可以看到:窦性 P 波有 5 个,其中第 2、3 个 P 波下传心室,其 QRS 形态呈右束支阻滞图形为室内差异性传导;第 1、4、5 个 P 波受交界性激动(逸搏)的干扰未能下传心室;交界性逸搏有 6 个,其中第 1、5 个逸搏 T 波的末端可见逆行 P′波,紧随其后的室上性 QRS 为折返下传的交界性反复搏动

三、室性反复搏动

异位室性激动在使心室除极的同时逆向传入心房,在其逆行上传的过程中,又经交界区另一径路折返回来,再次激动心室,心电图呈室性 QRS 波群——逆行 P′波——室上性 QRS 波群序列,称为室性反复搏动(图 5-116、5-117)。室性反复搏动多由室性早搏、心室起搏所诱发。

四、临床意义

反复搏动的发生表明患者存在房室结双径路,故反复搏动是诱发房室结内折返性心动过速的主要原因之一。反复搏动可见于正常人,但更多发生于心脏病患者。房性反复搏动和室性反复搏动多继发于房性早搏、室性早搏;而交界性反复搏动多于严重窦性心动过缓、窦房阻滞、高度房室阻滞、下壁心肌梗死等情况下,由交界性逸搏所诱发。

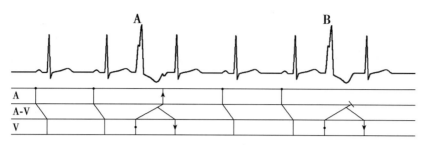

图 5-116　室性反复搏动示意图

完全性反复搏动(A)：室性 QRS 波群——逆行 P′波——室上性 QRS 波群；不完全性反复搏动(B)：室性 QRS 波群——室上性 QRS 波群

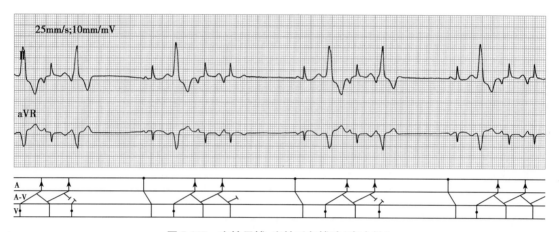

图 5-117　室性早搏，室性反复搏动(完全性)

图中第 1、3、5、9、11、13 个 QRS 波群为提前出现、宽大畸形为室性早搏，其中第 1、5、9、13 个 QRS-T 后可见逆行 P′波，为室性早搏逆传心房所致；第 2、6、7、10、14、15 个室上性 QRS 波群是逆传的激动在房室交界区近端折返下传的室性反复搏动

心脏传导阻滞

概述

心脏传导系统是心脏中一类特殊分化了的心肌细胞。这些细胞具有自动产生兴奋的能力,和较一般心肌细胞快得多的激动传导速度。正常心脏的电激动产生于其中窦房结,并循传导系统将激动传导至左右心房及左右心室,兴奋所有心肌细胞。当各种病因引起激动沿心脏传导系统传导时出现传导延迟或阻断且又能除外生理性干扰者,称为**心脏传导阻滞**。

导致传导阻滞发生的原因多数是由于发生阻滞的部位不应期异常地延长,少数是传导系统某部位组织结构的中断或先天性畸形。阻滞可发生于传导系统的任何部位,起搏点和周围组织的交界区以及两部位传导组织的衔接处是传导阻滞的好发部位,如窦房交界区、房室交界区。传导阻滞也可出现在异位起搏点与周围心肌的交界处,发生传入或传出阻滞。

心脏传导阻滞可表现为暂时性、间歇性或永久性。暂时或间歇性可以是心脏病变或由于迷走神经张力增高所引起,也可以是药物作用的结果;永久性传导阻滞多是心脏器质性损害的表现。

根据阻滞的严重程度不同,心脏传导阻滞可分为一度、二度和三度。一度阻滞是指激动经过阻滞部位时仅出现传导延缓;二度阻滞是指激动经过阻滞部位时出现部分传导中断;三度阻滞是指所有激动均不能通过阻滞区,出现传导完全中断。其中一度、二度阻滞称为**不完全性传导阻滞**,三度阻滞称为**完全性传导阻滞**。

根据阻滞发生部位的不同,心脏传导阻滞可分为窦房阻滞、房内阻滞、房室阻滞及室内(束支)阻滞。其中以房室阻滞和室内阻滞为最常见,房内阻滞次之,窦房阻滞最少见。心电图上窦房阻滞的表现在某些方面与房室阻滞有类似之处,为便于初学者的理解,这里将窦房阻滞置于房室阻滞之后讲述。

房内传导阻滞

正常窦房结发出的激动在经结间束传至房室结的同时,沿房间束从右房传到左房。当结间束或房间束发生传导障碍时称为房内传导阻滞,简称**房内阻滞**(intra-atrial block)。房内阻滞分为不完全性房内阻滞、局限性完全性房内阻滞及弥漫性完全性心房肌阻滞。临床上以不完全性房内阻滞为多见。

一、不完全性房内阻滞

根据阻滞发生的部位,分为不完全性左房内阻滞与不完全性右房内阻滞。根据阻滞严重程度,可分为一度、二度、三度房内阻滞。一度房内阻滞因表现相对恒定,故称为固定性房内阻滞;二度Ⅰ型及二度Ⅱ型房内阻滞因阻滞时轻时重或时有时无,故又称为间歇性房内阻滞;三度的房内阻滞属完全性房内阻滞。

（一）不完全性左房内阻滞

指发生于房间束（Bachmann 束）上的阻滞,故又称 **Bachmann 束阻滞**。当发生不完全性左房内阻滞时,激动经房间束从右房传至左房传导延缓（一度阻滞）,使整个心房除极时间延长,主要引起心电图 P 波时限增宽（图 5-118）。此类型是全部房内阻滞中的主要类型,临床上所说的房内阻滞通常即指不完全性左房内阻滞。

【心电图特征】

1. P 波增宽,时间>0.11 秒。

2. P 波常呈双峰,峰距≥0.04 秒。

3. Ptf-V_1≤-0.04mm·s。

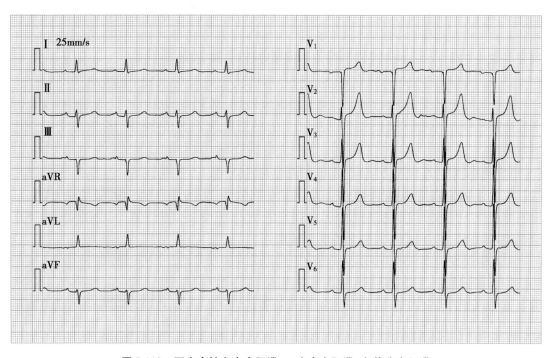

图 5-118   不完全性左房内阻滞,一度房室阻滞,左前分支阻滞
该患者心电图出现多部位阻滞,其 P 波异常（出现切迹、时间>0.11s）提示左房内阻滞的可能性增大

不完全性左房内阻滞的 P 波改变相同于"二尖瓣型 P 波",仅依据心电图表现常常难与左心房肥大所致的 P 波改变相区别,两者的鉴别需结合临床及其他检查资料:不完全性左房内阻滞多无引起左心房肥大的病因,X 线和超声心动图检查均无左房肥大的表现。不过在左房扩大时,可使传导束机械性牵拉而受损,进而引起房内传导阻滞。因此,左房肥大又常与左房内阻滞并存。

间歇性不完全性左房内阻滞临床少见,其心电图改变表现为:①P 波从正常形态逐渐过渡到二尖瓣型 P 波,之后再恢复为正常（二度 I 型）;②正常 P 波与二尖瓣型 P 波交替出现或间歇出现（二度 II 型）。

（二）不完全性右房内阻滞

以往认为肺型 P 波主要由右房肥大引起,现发现其 P 波改变还与右房内结间束,特别是后结间束的传导延缓有关。结间束的传导延缓(一度阻滞)使右房除极与左房除极近于同步,进而使指向左下方的综合除极向量增大,导致下壁导联 P 波振幅增高,出现肺型 P 波之改变。结合临床如能除外导致右房肥大的其他情况,可诊断为不完全性右房内阻滞。

间歇表现的不完全性右房内阻滞,其肺型 P 波改变则间歇出现(图 5-119):①P 波振幅逐渐增高至肺型 P 波,之后再恢复至正常(二度 I 型);②正常 P 波与肺型 P 波交替出现或间歇出现(二度 II 型)。

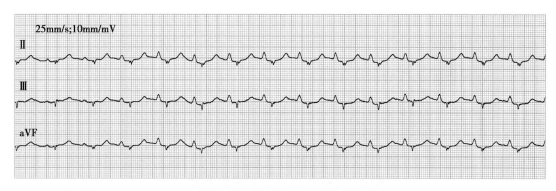

图 5-119　间歇性不完全性右房内阻滞

应当指出的是,心电图 P 波异常可由多重因素(房内传导阻滞,左、右心房肥大)所致,根据心电图表现很难分辨其病因,因此有人主张,不正常的 P 波应称为左心房异常或右心房异常。

（三）临床意义

不完全性房内阻滞常伴发快速房性心律失常(如房早、房速)。临床上多见于器质性心脏病,如冠心病、心肌炎、心肌病、原发性高血压以及电解质紊乱或药物的影响。老年人的房内阻滞可能与心脏传导组织的退行性变有关。

二、局限性完全性房内阻滞

局限性完全性房内阻滞是指局部心房肌周围有一完全性双向阻滞圈,将其与周围心房肌隔离(图 5-120)。由于传入阻滞,使窦性不能侵入阻滞圈,圈内心房起搏点除极圈内心房肌产生 P′波或 F、f 波。另一方面,由于传出阻滞,圈内的房性激动不能传到圈外使窦房结发生节律重整,更不会通过房室结下传心室,故其后无下传的 QRS 波群。两者之间互不干扰,而形成**心房分离**。两者在心房内不会相遇,因此不会形成房性融合波,即使两个起搏点同时激动心房,也只能形成"心房重叠波"。

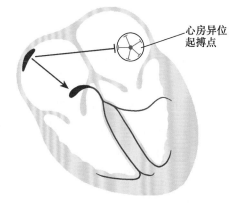

心房异位起搏点

（一）心电图表现

心电图同一导联可见两组独立的心房节

图 5-120　局限性完全性房内阻滞示意图

律——完全性心房分离：

1. **主导心律**　多为窦性 P 波(少数为房性或交界性)，并下传心室产生 QRS 波群。

2. **异位房性心律**　可为缓慢规律的房性 P′波(频率多为 30～50 次/分)，也可为快速的房性 P′波(房速)、F 波(房扑)、f 波(房颤)，但都不能传出阻滞圈，其后无下传的 QRS 波群。

3. **主导心律与异位房性心律之间完全无关**，互不影响，不产生房性融合波，但会出现心房重叠波。

(二) 临床意义

局限性完全性房内阻滞是一种极为少见的房性心律失常，多发生于严重的器质性心脏病、洋地黄中毒、肺部疾患等，有些见于临终前心电图中，但也有个别预后较好。

三、弥漫性完全性心房肌阻滞

弥漫性完全性心房肌阻滞发生于高血钾情况下。血钾增高可使心肌细胞膜内外的 K^+ 浓度差减小，静息状态下细胞膜内电位升高，膜内外电位差降低，进而影响细胞除极时动作电位的上升速度及传导速度，使心肌细胞(尤其是心房肌)的膜反应性降低，激动的传导速度减慢，传导时间延长。在体表心电图上表现为 P 波、QRS 波群振幅降低、时间增宽。当血钾浓度升高到一定程度，心房肌则丧失兴奋性，窦房结发出的激动，通过结间束直接传至心室，心电图表现为没有 P 波的窦性节律(图 4-10)，称为窦-室传导心律(参见第 4 章中高钾血症)。

房室传导阻滞

房室传导阻滞简称**房室阻滞**(atrioventricular block，AVB)，是指激动从心房传至心室的过程中，因房室传导系统某一部位(有时是几个部位)的不应期异常延长，引起激动出现传导延缓、部分传导中断甚至全部传导中断的现象。房室阻滞是心脏传导阻滞中最常见的一种。

心房除极在心电图上表现为 P 波，心室除极表现为 QRS 波群。正常情况下，每个 P 波后均继以相关的 QRS 波群，且 PR 间期在一定的范围内。当发生房室传导阻滞时，心电图即表现出 P 波与 QRS 波群之间的关系不正常：或 PR 间期延长，或 P 波后不继以 QRS 波群。

房室阻滞可发生于心房、房室结、希氏束、束支及分支等房室传导系统的各个部位，其中主要发生在房室交界区。房室阻滞可以是单一部位的阻滞，也可是多层次的联合阻滞。其病情的预后主要和阻滞部位有关。

根据阻滞的严重程度，房室阻滞分为一度、二度及三度，其中一度、二度房室阻滞又称为不完全性房室阻滞，三度又称为完全性房室阻滞。不同程度的房室阻滞由不同阶段不应期延长所致(图 5-121)。

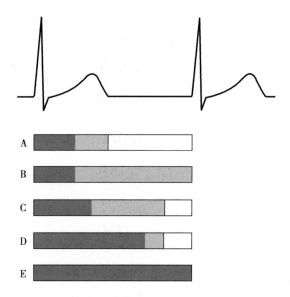

图 5-121　不同程度房室阻滞与阻滞部位不应期改变的关系

图 A、B、C、D、E 为等长的心动周期。深灰区代表有效不应期,浅灰区代表相对不应期,白色区为应激期

A. 房室传导正常。心率在 60～100 次/分时,有效不应期与相对不应期大致相等,有效不应期加相对不应期约占整个心动周期的 50%;B. 一度房室阻滞。有效不应期不变,相对不应期延长至整个心动周期;C. 二度 I 型房室阻滞。有效不应期与相对不应期均延长,但多数以相对不应期延长为主;D. 二度 II 型房室阻滞。有效不应期延长,相对不应期缩短或不变;E. 三度房室阻滞。有效不应期占据整个心动周期

一、一度房室阻滞

一度房室阻滞是指激动从心房传至心室的时间延长,在心电图上表现为 PR 间期延长超出正常范围。但无论延长程度如何,每次室上性激动均能下传心室,不出现传导中断现象。

一度房室阻滞是房室传导阻滞中最常见的一种。导致其产生的主要原因是,房室传导系统某部位的相对不应期出现功能性或病理性延长。其阻滞可发生在心房、房室结、希氏束或双侧束支不同部位(图 5-122),其中最常见于房室结内。激动在以上任何部位出现传导延迟,在心电图上表现的都是 PR 间期延长。因此,仅依据心电图,常常难以对发生传导延迟的具体部位作出准确的诊断,对此希氏束电图检测,可对发生房室阻滞的部位作出明确定位。通常,一度房室阻滞伴束支阻滞,多为双侧束支的阻滞(图 5-166);PR 间期显著延长(>0.40 秒),往往是房室结内阻滞的表现。

有些在希氏束电图检测中发现的一度房室阻滞,心电图上不出现 PR 间期延长,因此 PR 间期正常并不能排除一度房室阻滞的可能。窦性心律的 PR 间期一般稳定不变,但亦有少数呈明显改变,如出现长短交替改变,常为房室结双径路或房室旁路所致。

(一)心电图表现

1. 在成人 PR 间期>0.20 秒(老年人>

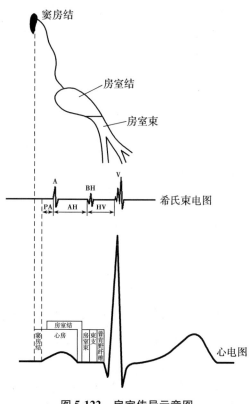

图 5-122　房室传导示意图

0.22 秒,14 岁以下的儿童>0.18 秒)。大多在 0.21~0.35 秒(图 5-123),少数可以更长,偶有达 1.0 秒者。

2. PR 间期受心率、年龄影响较明显,PR 间期超过"不同心率、年龄 PR 间期的最高限度"(表 2-1)。

3. 前后两次心电图比较,心率在没有明显改变的情况下 PR 间期延长超过 0.04 秒。

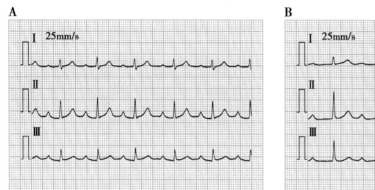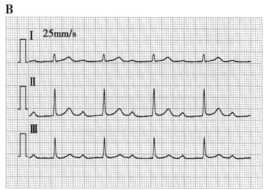

图 5-123 一度房室阻滞

以上是两位患者的心电图。图 A:PR 间期轻度延长为 0.25s;图 B:PR 间期重度延长达 0.44s

(二) 鉴别诊断

1. 一度房室阻滞时,PR 间期若显著延长,P 波常重叠于其前的 T 波或 ST 段上,易被误认为是 QRS 波群前无 P 波的交界性心律。因此在分析 QRS 波群前"没有"P 波的心电图时,一是要选择 Ⅱ 导联或 V_1 导联,二是要注意观察各个 T 波的形态有无不同。因为 P 波与 T 波常因重叠的位置不同,使 T 波形态不一(图 5-124)。此时可通过增加迷走神经张力的方法(如压迫颈动脉窦),使心率减慢,P 波则可从 T 波中分离出来,有助识别。总之,对于显著延长的 PR 间期,只要 P 波与 QRS 波群始终保持呈 1:1 关系且 PR 间期相对恒定,即可诊断为一度房室阻滞。

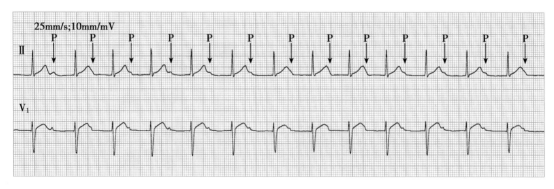

图 5-124 一度房室阻滞

2. 窦性心律中未下传的房性早搏,有时在交界区产生隐匿性传导,使其后窦性 P 波下传心室受到干扰,而出现干扰性 PR 间期延长,造成假性一度房室阻滞(图 5-125)。

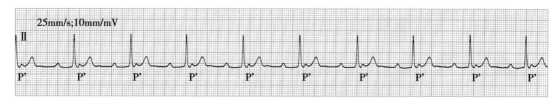

图 5-125 房性早搏未下传,隐逆性传导致假性一度房室阻滞

(三) 临床意义

一度房室阻滞多发生在有病变的心脏,如心肌炎(尤其是风湿性心肌炎)、冠心病、急性下壁心肌梗死、先天性心脏病及心脏手术等;也可见于正常人,迷走神经张力增高是其产生原因,常发生于卧位或睡眠时,立位或活动时 PR 间期转为正常。此外,某些药物(如洋地黄、β-受体阻滞剂等)也可导致 PR 间期延长。而出现于一些无明显冠心病或其他器质性心脏病的老年人的一度房室阻滞,多为传导系统退行性变所致,无重要意义。

二、二度房室阻滞

二度房室阻滞是指激动自心房传至心室的过程中,部分激动传导中断,即出现心室漏搏的现象。在心电图上表现为一部分 P 波后不继有 QRS 波群。

二度房室阻滞最早由文氏(Wenckebach)及莫氏(Mobitz)所描述,故又称为文氏型及莫氏型(Ⅰ型、Ⅱ型)房室阻滞。

在二度型房室阻滞中,阻滞的严重程度常用房室传导比来表示:即 P 波的数目与 QRS 波群数目之比。如4:3阻滞,是指 4 个 P 波中有 3 个下传心室,1 个被阻断;4:1阻滞则是指 4 个 P 波中只有 1 个下传心室,3 个被阻断。心电图上将连续出现 2 次或 2 次以上 P 波不能下传者,称为**高度房室阻滞**。

(一) 二度Ⅰ型房室阻滞

又称**文氏型**、**莫氏Ⅰ型**房室阻滞,是二度房室阻滞最多见的类型。其阻滞部位多位于房室结或希氏束的近端。

1. **产生机制** 二度Ⅰ型房室阻滞时,阻滞部位的有效不应期和相对不应期均有延长,但以相对不应期延长为主。下传的激动若落于相对不应期,则发生传导速度减慢,落在相对不应期的时期越早,传导速度就越慢;下传的激动若落入有效不应期,则发生传导中断。二度Ⅰ型房室阻滞的发生机制是阻滞部位存在逐次加重的递减传导。

二度Ⅰ型房室阻滞的心电图特征是一系列 P 波下传心室时,PR 间期依次逐渐延长,直到一个 P 波被阻断,出现一次心室漏搏(或称为 QRS 波群脱漏),此称为一个**文氏周期**。在一个文氏周期中,第 2 个 P 波到达阻滞部位时,即遇到延长的相对不应期,出现传导速度减慢,PR 间期延长,使心室激动的时间错后,这样第 3 个 P 波抵达时,便落在相对不应期的更早阶段,传导延缓更加明显,PR 间期进一步延长,循此下去,直到最后一个 P 波落于前一次激动的有效不应期内而完全不能下传,发生一次心室漏搏,结束一个文氏周期。在经过心室漏搏的长间歇后,阻滞部位的兴奋性有所恢复,其后 P 波抵达时,阻滞部位的心肌已处于应激期,传导速度正常,PR 间期亦恢复至正常(图 5-126)。之后 PR 间期再进行性延长,这种现象周而复始,称为**文氏现象**(Wenckebach phenomenon)。

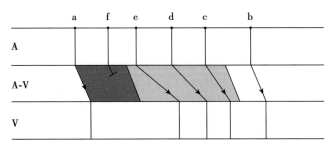

图 5-126 二度 I 型房室阻滞时传导示意图

深灰区代表房室交界区的有效不应期,浅灰区代表相对不应期。a 为一次正常下传的室上性激动;b 为脱离不应期后正常下传的室上性激动;c 为落入相对不应期的室上性激动,出现传导轻度延迟;d、e 为室上性激动落入相对不应期越来越早,传导延迟亦越来越重;f 为落入有效不应期的室上性激动,出现传导中断

2. **心电图表现** 二度 I 型房室阻滞心电图最主要的特点是 PR 间期依次进行性延长,依 PR 间期每次延长的增加量的不同,二度 I 型房室阻滞主要有以下三种表现形式:

(1)**典型文氏现象**:是以 PR 间期延长的增量逐次减小为特点(图 5-127、5-128),又称**PR 间期增量递减型文氏现象**。

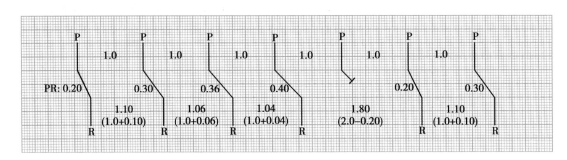

图 5-127 典型文氏现象,PR 间期逐渐延长,RR 间期逐渐缩短

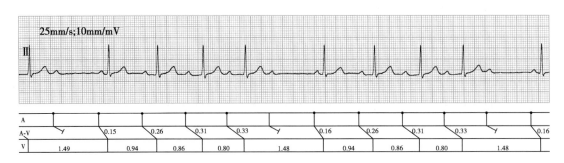

图 5-128 典型文氏现象

1）PR 间期逐渐延长,直至发生一次 QRS 波群脱漏结束一个文氏周期,如此周而复始。

2）文氏周期中的第二个 PR 间期延长的增量最大,之后 PR 间期增量逐次减小,从而使 RR 间期逐渐缩短直至出现一个心室漏搏的长 RR 间期。

3）漏搏引起的长 RR 间期小于两个 PP 间期之和。

4）漏搏后的第一个 RR 间期最长,漏搏前最后一个 RR 间期最短。

5）心室漏搏后的第一个 PR 间期最短(正常或接近正常)。

所谓典型的文氏现象,指 PR 间期延长增加量的最大值出现在 P 波阻滞后的第二个 P 波下传的过程中。在此后的房室传导中,PR 间期虽进一步延长,但每次的增加量却逐次减小。如图 5-127 所示。设定 PP 匀齐,PP 间期为 1.0 秒,PR 间期从 0.20 秒逐渐增加到 0.30 秒、0.36 秒、0.40 秒,此后出现 P 波下传阻断。可以看出 PR 间期的增加值分别为 0.10 秒、0.06 秒和 0.04 秒,RR 间期(等于 PP 间期+PR 间期的增量)分别为 1.10 秒(1.0 秒+0.1)、1.06 秒(1.0 秒+0.06)和 1.04 秒(1.0 秒+0.04),RR 间期因此而逐次地缩短。从图中还可以看出,在 P 波下传阻断(心室漏搏)后的第一个 PR 间期明显缩短,由此亦可解释为什么漏搏引起的长 RR 间期小于两个 PP 间期之和。

(2) 非典型文氏现象:是以 PR 间期延长的增量逐次增大为特点,又称 **PR 间期增量递增型文氏现象**。

1）PR 间期逐渐延长至 QRS 波群脱漏。

2）PR 间期延长的增量逐次增大,漏搏前最后一个 PR 间期增量最大。

3）RR 间期进行性延长至心室漏搏,呈渐长突长的特点。

4）漏搏后的第一个 RR 间期短于漏搏前的 RR 间期。

(3) 变异型文氏现象:是以 PR 间期延长的增量增减不一为特点,故又称为 **PR 间期增量不定型文氏现象**(图 5-129)。

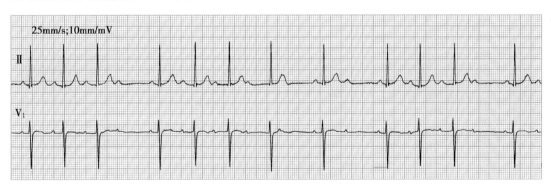

图 5-129 变异型文氏现象

1）每次文氏周期以 QRS 波群脱漏而告终。

2）PR 间期延长的增量增减不一,一般是先递减后递增,常常是第二个和最后一个 PR 间期的增量较大。

3）RR 间期呈渐短渐长再突长的规律变化。

4）漏搏后的第一个 RR 间期短于漏搏前的 RR 间期。

　　临床上,二度Ⅰ型房室阻滞呈典型文氏现象者较少,其只发生在PP规则且PR间期延长的增量逐次减小的情况下,多数表现为非典型、变异型或其他不典型的文氏现象。文氏周期越长,不典型的比例越大。其原因多为窦性心律不齐及自主神经张力不稳定。但是,不论哪种类型的二度Ⅰ型房室阻滞,都具备其基本特征:PR间期逐渐延长,直至QRS波群脱漏,周而复始。以上三种二度Ⅰ型房室阻滞的比较和鉴别见表5-14。

表5-14　二度Ⅰ型房室阻滞三个亚型的比较鉴别

	典型	非典型	变异型
PR间期增量	逐搏递减	逐搏递增	不一定。常是先递减后递增,第2个和最后一个增量较大
RR间期	渐短突长	渐长突长	渐短渐长再突长
漏搏前后的RR比值	<1	>1	>1

　　二度Ⅰ型房室阻滞中,房室之间的传导可呈固定的传导比例,如3∶2或4∶3或5∶4(图5-128)……,也可呈不固定的传导比例,临床上以后者多见。

　　3. 临床意义　二度Ⅰ型房室阻滞大多为一过性的,常因洋地黄过量、急性下壁心肌梗死、急性风湿热、病毒性心肌炎、高钾血症等引起,当病情好转后,可转为一度房室阻滞或消失。正常健康人、运动员可在安静状态或睡眠中,因迷走神经张力增强,出现二度Ⅰ型房室阻滞,活动时或应用阿托品后便消失。

　　(二)　二度Ⅱ型房室阻滞

　　又称**莫氏Ⅱ型**(图5-130)房室阻滞,比莫氏Ⅰ型少见。其阻滞部位都在房室结以下,位于希氏束内或双侧束支水平(大部分为双侧束支)。

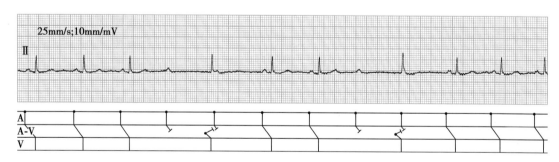

图5-130　二度Ⅱ型房室阻滞、交界性逸搏

　　二度Ⅱ型房室阻滞时,阻滞部位的有效不应期显著延长,相对不应期很短甚至无相对不应期。室上性激动落在相对不应期无深浅的不同,传导延缓而速度相等;落在有效不应期即发生传导中断;落在应激期则传导正常。因而表现为下传的激动,PR间期都是相等的,传导中断是突然发生的,呈所谓"全或无"方式传导。

　　1. 心电图表现

　　(1) 下传心室的激动,PR间期恒定(多数正常,少数延长)。有时,在P波受阻(心室漏搏)后的第一个 PR 间期有轻度缩短。

(2) QRS 波群脱漏是突然发生的,脱漏引起的长 RR 间期等于短 RR 间期的 2 倍或略短。

(3) 下传的 QRS 波群形态可以正常(阻滞部位在希氏束内),也可呈束支阻滞或分支阻滞图形(阻滞部位大多在束支水平)。

因阻滞程度的不同,二度 Ⅱ 型房室阻滞可表现为不同的传导比例(如 4∶3、3∶2、2∶1、3∶1……)。传导比例可以固定,也可不固定。

2. **临床意义** 二度 Ⅱ 型房室阻滞发生在房室结以下部位,几乎都是病理性的,预后较差,易进展为高度及完全性房室传导阻滞,并易发生阿-斯综合征,故是安装心脏起搏器的适应证。临床最常见于急性(前壁)心肌梗死、洋地黄中毒及原发性传导束退化症。

(三) Ⅰ 型与 Ⅱ 型房室阻滞的比较和鉴别

希氏束电图检测表明,Ⅰ 型房室阻滞大多数为房室结内阻滞,少数为希氏束近端的阻滞;而 Ⅱ 型阻滞几乎无例外地都发生在希氏束-普肯耶系统。前者预后是良性的,后者预后大多是恶性的,临床上对两者的治疗显著不同。因此心电图对其明确诊断具有重要意义,下传心搏的 PR 间期是否恒定是鉴别两者的关键。在 PP 间距规则的情况下,凡 PR 间期固定不变者,即可判断为 Ⅱ 型阻滞。如 PP 间距不规则,PR 间期相差不超过 0.05 秒,仍视为 Ⅱ 型的房室阻滞。Ⅰ 型与 Ⅱ 型的鉴别除依靠心电图的表现外,还可借助颈动脉窦按摩及阿托品试验,Marriott 等为此提出了 Ⅰ 型和 Ⅱ 型阻滞的鉴别方法(表 5-15):

表 5-15 二度房室阻滞中 Ⅰ 型和 Ⅱ 型的区别	
Ⅰ 型	**Ⅱ 型**
常是急性的	常是慢性的
下壁心肌梗死时多见	前壁心肌梗死时多见
风湿热	Lenegre 病(原发性传导束退化症)
洋地黄中毒	Lev 病(老年性退行性病)
普萘洛尔等药物作用	心肌病
解剖常是房室结阻滞,有时为希氏束水平的阻滞	总是结下阻滞,常为束支的阻滞
电生理主要是相对不应期延长	主要是有效不应期延长,呈全或无传导
心电图 RP/PR 呈反比关系	固定的 PR 间期
PR 间期逐渐延长	PR 间期恒定
正常形态的 QRS 波群	QRS 波群常呈束支阻滞形态改变

(四) 2∶1 房室阻滞

在二度房室阻滞中,2∶1 阻滞是一种特殊类型。它可能是二度 Ⅰ 型房室阻滞,也可能是二度Ⅱ型房室阻滞(多见)。其阻滞部位可发生在房室结,也可发生在希-普系统。下传的 QRS 波群形态可以正常,也可以宽大畸形,后者多提示阻滞发生在双侧束支水平。

心电图上,4∶3、3∶2 房室阻滞可通过测量连续下传的 PR 间期变化特征来区分是Ⅰ型抑或Ⅱ型。但对于 2∶1(及某些 3∶1)房室阻滞,由于每下传一次心室就发生一次脱漏,故无法根据 PR 间期的变化来判断其房室阻滞属于Ⅰ型还是Ⅱ型。两者的鉴别点是:①若二度Ⅰ型房室阻滞与 2∶1(或 3∶1)房室阻滞先后出现,那么此 2∶1(或 3∶1)阻滞明确为二度Ⅰ型房室阻滞(图 5-131)。②若 2∶1 房室阻滞是由原来二度Ⅰ型房室阻滞转变来的,则当前的 2∶1 阻滞为二度Ⅰ型房室阻滞。若从二度Ⅱ型房室阻滞转变来的,则现在的 2∶1 阻滞为二度Ⅱ型房室阻滞。③2∶1 房室阻滞时,如表现为 PR 间期延长和不伴有束支阻滞是典型的二度Ⅰ型房室阻滞(图 5-132)。如表现为 PR 间期正常同时伴有束支阻滞则是典型的二度Ⅱ型房室阻滞(图 5-133、5-167)。④当运动或应用阿托品使心房率加快时,二度Ⅰ型房室阻滞的程度可减轻,而二度Ⅱ型阻滞的程度不变甚至加重。

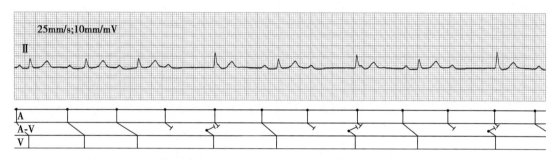

图 5-131　3∶1房室阻滞(Ⅰ型)、交界性逸搏

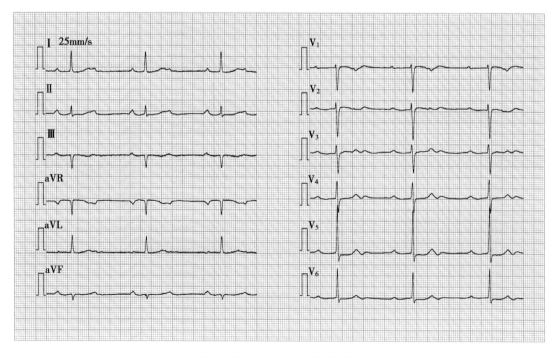

图 5-132　2∶1房室阻滞(Ⅰ型)

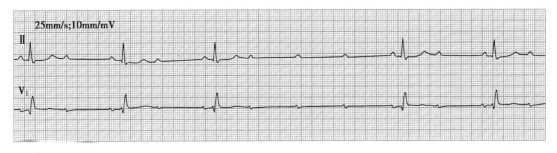

图 5-133　高度房室传导阻滞

该图显示:①有时出现连续的 P 波不能下传,为高度房室传导阻滞所致;②在房室阻滞引起的长 RR 中既无交界性逸搏又无室性逸搏,说明低位起搏点起搏功能低下;③下传心室的激动 PR 间期正常, QRS 波群呈右束支阻滞改变,提示房室阻滞发生在双侧束支水平的可能性大:完全性右束支+左束支高度阻滞

(五) 高度房室阻滞

在"合适"的心房率(一般≤135 次/分)情况下,连续出现 2 次或 2 次以上 P 波不能下传心室,且这种传导中断是由阻滞所引起而非生理性干扰所致,此房室传导阻滞称高度房室阻滞。这是因为,有时一次心室漏搏后,交界区或心室发出的逸搏会影响下一次心房激动下传心室——受逸搏产生的不应期干扰而不能下传,由此引起连续的心房激动下传受阻,此易被误诊为高度房室阻滞(图 5-131)。因此,只有当低位起搏点功能低下,长间歇中无逸搏或逸搏频率<45 次/分时,并且心房激动有合适下传的条件而出现连续未能下传者,方可认定为高度房室阻滞(图 5-133、5-134)。

高度房室阻滞心电图亦可表现为 3:1(图 5-136)或比例更低的二度房室阻滞(如 4:1、5:1、6:1 等)。如果绝大多数心房激动不能下传,仅偶尔发生心室夺获,则称为**几乎完全性房室阻滞**。高度房室阻滞是介于二度与三度房室阻滞之间的一种过渡类型,是不完全性房室阻滞中最严重的。

高度房室阻滞时,由于心室率减慢,常出现交界性或室性逸搏及逸搏心律(取决于阻滞区的位置),形成不完全性房室分离。室上性激动常以夺获的形式下传心室。夺获早者,下传的激动可遇到前一次心室激动的相对不应期,出现室内差异性传导;夺获晚者,下传的 QRS 波群形态正常,但有时会与室性激动(逸搏)相遇形成室性融合波(图 5-134)。

高度房室阻滞可以是Ⅱ型阻滞(多见),也可以是Ⅰ型阻滞。Ⅰ型抑或Ⅱ型取决于阻滞发生的部位:Ⅰ型大多发生在房室结水平,少数在希氏束近端;Ⅱ型大多在希氏束远端或束支水平。观察心室夺获的 PR 间期是否相等有助于两型的鉴别:相等的为Ⅱ型;不等的为Ⅰ型。

(六) 房室传导中的分层阻滞

房室交界区分为房结区、结区和结希区。阻滞可以在其中 2 个或 3 个层次同时发生,称为房室传导中的分层阻滞。结区易形成文氏传导,房结区和结希区易形成 2:1 传导。在 2:1 房室传导时,下传的激动 PR 间期逐渐延长,最后以 2~3 个 P 波连续下传受阻而结束一个周期的现象,称为**交替性文氏现象**或**交替性文氏传导**。

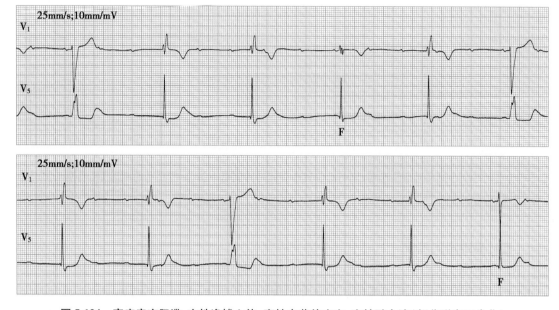

图 5-134　高度房室阻滞、室性逸搏心律、窦性夺获伴完左、室性融合波（部分形态正常化）

该图是一连续记录 20s 的心电图。图中 PP 匀齐，多处 P 波连续未下传故为高度房室阻滞。RR 多数缓慢而匀齐，QRS 波群形态呈完全性右束支阻滞图形提示为起搏点位于左束支的室性逸搏心律。部分（第 1、6、9 个）QRS 波群提前发生，其前有 P 波且 PR 间期固定，为窦性夺获。窦性夺获的 QRS 宽大畸形呈完全性左束支传导阻滞，表明夺获的激动由右束支下传心室。当窦性下传的激动发生得较晚，和室性逸搏同时出现于心室时，两者则各自激动左右心室形成室性融合波（F）：若两者完全同步，融合波形态则变得正常（第 12 个）；若室性逸搏略早于窦性下传的激动，融合波形态则接近室性逸搏的形态，而呈不完全性右束支阻滞图形（第 4 个）

　　交替性文氏传导分为 A、B 两型：房结区呈 2∶1 传导，结区为文氏传导，称为 A 型交替性文氏传导；结区为文氏传导，而结希区或希氏束远端呈 2∶1 传导，称为 B 型交替性文氏传导（图 5-135）。A 型交替性文氏传导在临床上较少见，这是因为一般房室结上部不应期较短，不易形成 2∶1 传导，只在较快的心房率时才出现，如在较慢心房率时出现则为病理性的。

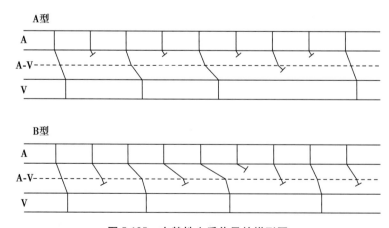

图 5-135　交替性文氏传导的梯形图

A 型交替性文氏传导，以连续 3 个 P 波受阻结束文氏周期；B 型交替性文氏传导，以连续 2 个 P 波受阻结束文氏周期

3:1房室阻滞大多是由房室结水平3:2文氏传导和结下2:1传导形成的一种B型交替性文氏传导(图5-136)。临床大多数3:1房室传导是由2:1传导因心房率稍加快衍变而来,在心房率减慢时即恢复为2:1房室传导。

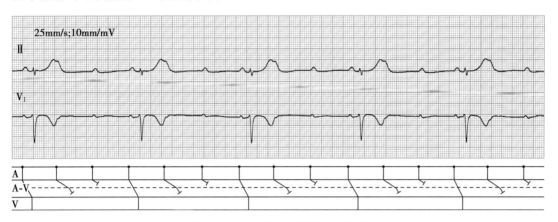

图5-136　3:1房室阻滞的产生机制
此图亦可能为房室结3:1阻滞或左、右束支的同步同比率(3:1)阻滞

　　房室传导的分层阻滞还可发生于交界区三个层次上,由不同的阻滞类型联合,使房室传导呈多样化的复杂情况。

三、三度房室阻滞

　　三度房室阻滞又称**完全性房室阻滞**,是指来自房室交界区以上的激动一个也不能通过阻滞部位下传心室。心房、心室各由一个起搏点控制,两者之间毫无关系,形成完全性的房室分离。在三度房室阻滞时,没有心室夺获,如出现心室夺获即使只有一个,便不是三度房室阻滞。

　　三度房室阻滞的阻滞部位可以在房室结、希氏束或双侧束支系统。

(一) 发生机制

　　三度房室阻滞的发生机制有:①阻滞部位的有效不应期极度延长(长于逸搏周期),占据了全部心动周期,所有下传心室的激动均落在有效不应期中而被阻断;②房室传导系统因手术损伤或先天性畸形而发生的房室传导中断。

(二) 心电图表现

　　三度房室阻滞时,心房激动可以是窦性的(多见),也可以是房性的(如房颤、房扑或房速)。在前者,窦性PP基本规则,有时可见到含有QRS波群的PP间距短于不含有QRS波群的PP间距,此称为**室性时相性窦性心律不齐**。

　　心室激动呈逸搏心律,其激动的起源取决于阻滞发生的部位:阻滞部位高,起搏点位置就高;阻滞部位低,起搏点位置就低。这是因传导系统的自律性越往下越低,而心脏的激动总是由自律性高的起搏点所控制。因此,若阻滞发生在房室结或希氏束近端,心室激动则呈交界性逸搏心律;若阻滞发生在希氏束远端或双侧束支,心室激动则呈室性逸搏心律。逸搏心律的节律多数匀齐,伴下列情况时可出现不匀齐:①同时存在两个起搏点,此时频率和波形均有改变;②起搏点不稳定,可见于关闭起搏器逸搏心律恢复的起步阶段,或由二度阻滞刚转为三度阻滞时;③逸搏心律伴有传出阻滞时;④因出现早搏所致。

【心电图特征】

1. 完全性房室分离　　PP 与 RR 各自规律出现,PR 间期不固定。且心房率快于心室率。

2. 心房激动　　可以为窦性(图 5-137、5-138),也可以是房颤、房扑或房速(图 5-139、5-140)。

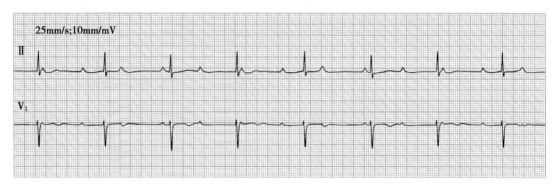

图 5-137　三度房室阻滞、交界性逸搏心律

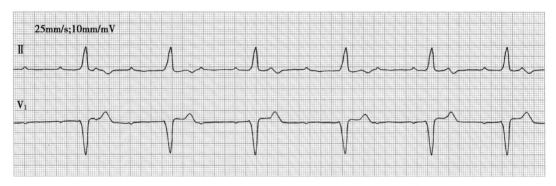

图 5-138　三度房室阻滞、室性逸搏心律

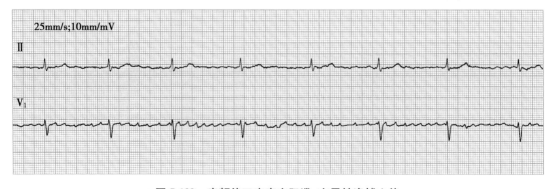

图 5-139　房颤伴三度房室阻滞、交界性逸搏心律

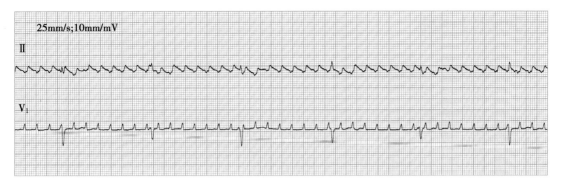

图 5-140 房扑伴三度房室阻滞、交界性逸搏心律

①FR 不固定,心室率缓慢,RR 规则是房扑伴三度房室阻滞的特点。②虽心室率<40 次/分(36 次/分),但 QRS 波群形态正常,故仍应考虑为交界性逸搏心律

3. 心室激动为节律匀齐的逸搏心律 ①交界性逸搏心律:QRS 波群形态时间正常,频率多在 40~60 次/分;②室性逸搏心律:QRS 波群宽大畸形,频率常<40 次/分。

（三）鉴别诊断

1. 在三度房室阻滞时,没有心室夺获,即使只有一个,便不是三度房室阻滞,而是高度或几乎完全性房室阻滞。故遇此类病例心电图应加长记录,并仔细观察。

2. 心房率>心室率的完全性房室分离是三度房室阻滞的特点,反之可能为干扰性房室分离。

3. 心室激动必须为缓慢的逸搏心律,才能说明有效不应期极度延长>逸搏周期。反之,如心室激动为加速性自主心律时,不能排除不完全性房室阻滞伴干扰引起的完全性房室分离。

4. QRS 波群宽大畸形的逸搏心律,大多数是希氏束下阻滞,为室性逸搏心律,但也可以是房室结或希氏束的三度阻滞伴束支阻滞,尤其是在心室率处于交界区自主心律的频率范围或其附近时,其逸搏心律的起源有时难以判别。如有阻滞发生前心电图作比较,将有助于鉴别:在三度房室阻滞发生前 QRS 波群形态正常,阻滞后出现 QRS 波群宽大畸形为室性逸搏心律;如在三度房室阻滞发生前即有束支阻滞,阻滞前后 QRS 波群形态相同,则为交界性逸搏心律伴束支阻滞。

（四）临床意义

三度房室阻滞可呈暂时性或持久性。暂时性的三度房室阻滞多由一些急性病变或因素引起,如急性下壁心肌梗死、急性心肌炎、药物过量等,阻滞部位多在房室交界区,在病因清除后,多可改善或消失。发生于冠心病、原发性传导束退化症、扩张性心肌病等的三度房室阻滞常呈持久性,阻滞部位大多在希-普系统内。

三度房室阻滞如伴有过缓的逸搏心律(交界性<40 次/分,室性<25 次/分),提示低位起搏点功能低下,有发展至心室停搏的可能。

窦房传导阻滞

窦房传导阻滞简称**窦房阻滞**(sinoatrial block),是指由窦房结产生的激动经窦房交界区传至心房过程中,出现传导延缓或传导中断的现象。

在房室阻滞时,阻滞体现在心电图上,表现为阻滞区近端的心房除极波(P 波)与阻滞区远端的心室除极波(QRS 波群)之间的关系不正常:PR 间期延长或 P 波后不继有 QRS 波群。相仿,在窦房阻滞时,阻滞也应体现在阻滞区近端的窦房结与阻滞区远端的心房两者间的关系上。但由于窦房结组织较小,其产生的电活动在体表心电图上不能显示(只有用窦房结电图机才能记录到)。因此,激动由窦房结传至心房所经历的时间(即窦房传导时间)或在其间发生的传导阻滞,在体表心电图上多不能显示或不易判断。

窦房阻滞与房室阻滞一样,依据阻滞程度不同,可分为一度、二度和三度。

一、一度窦房阻滞

是指由窦房结产生的激动,经窦房交界区传至心房的过程中,传导时间延长,但每次窦性激动均能传至心房。

由于窦房结电活动及窦房传导时间不能在体表心电图上显示出来,所以单纯的一度窦房阻滞,心电图难以作出诊断。倘若在一度窦房阻滞的同时有心房漏搏,即在一度窦房阻滞合并二度窦房阻滞时,心电图可提示窦房阻滞的存在。即在 P 波规律出现的窦性心律中,突然出现一个长间歇,一个长 PP,且此长 PP 小于正常 PP 的 2 倍,由此可推测:长间歇前的窦性心律即存在一度窦房阻滞,长 PP 是由发生传导中断的二度窦房阻滞所为,长 PP<短 PP 的2 倍是因为心房漏搏后,窦房传导功能有所恢复,第一个窦性激动经窦房交界区传导速度加快所致。

二、二度窦房阻滞

二度窦房阻滞是指激动自窦房结经窦房交界区传至心房过程中出现部分激动传导中断。同样,由于窦房结电活动及窦房传导时间心电图不能显示,使得部分二度窦房阻滞心电图不能显现,仅部分二度窦房阻滞可通过 P 波及 PP 间期变化的特点来作出推断。

按其表现形式,可以分为二度Ⅰ型窦房阻滞和二度Ⅱ型窦房阻滞。

(一) 二度Ⅰ型窦房阻滞

又称为文氏型窦房阻滞。是指窦性激动传导至心房的时间逐渐延长,直至传导中断,出现心房漏搏,结束一个周期。之后周而复始。

典型二度Ⅰ型窦房阻滞的心电图表现为(图 5-141):

1. PP 间距逐渐缩短,直至一次 P 波脱漏出现一个长 PP 间距。继而,PP 变短再逐渐延长,周而复始。

2. 长 PP<任何两个短 PP 的 2 倍。

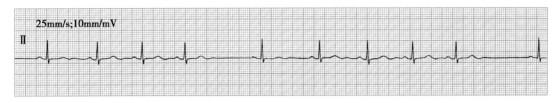

图 5-141 二度 I 型窦房阻滞

3. P 波脱漏前的 PP 间距最短,脱漏后的第一个 PP 间距最长。

心电图只能对典型的且原本窦律匀齐的二度 I 型窦房阻滞作出诊断。二度 I 型窦房阻滞与窦性心律不齐的鉴别是,后者无上述变化规律,且多数病例的心律不齐随呼吸改变。对窦性心律不齐合并的二度 I 型窦房阻滞及非典型或变异型二度 I 型窦房阻滞,心电图难以作出诊断。

(二) 二度 II 型窦房阻滞

指窦性激动在窦房传导过程中,突然发生传导中断。下传的激动,窦房传导时间是固定的,阻滞是突然发生的。

心电图表现为,在一系列规则的窦性 PP 中,突然出现一个长 PP,且该长 PP 是短 PP 的整倍数(图 5-142)。

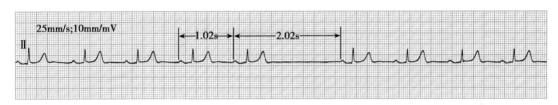

图 5-142 二度 II 型窦房阻滞

二度 II 型窦房阻滞表现形式多种多样。可为偶发也可呈频发,窦房之间传导比例可以固定也可以不固定。窦性心律若慢至 40 次/分以下,PP 间期又比较规则,提示有 **2 : 1 窦房阻滞**的可能。活动或使用阿托品后,心率如能突增一倍,则可确诊为二度 II 型窦房阻滞。长的 PP 间期如果是正常窦性 PP 间期的 3 倍或 4 倍,提示连续发生 2 个或 3 个心房漏搏,考虑为**高度窦房阻滞**。

在窦房阻滞引起的长 PP 间期中,常可出现交界性逸搏或室性逸搏。逸搏只要不逆传心房出现逆行 P′波,则不影响二度 II 型窦房阻滞的诊断。如果出现逆行 P′波,该激动则可侵入窦房结,使窦房结发生节律重整,造成长 PP 不是短 PP 的整倍数,使二度 II 型窦房阻滞失去诊断依据并难与窦性静止相区别。

三、三度窦房阻滞

又称为完全性窦房阻滞,是指所有由窦房结产生的激动均不能通过窦房交界区传至心房。

心电图表现为:窦性 P 波完全消失,心室激动为交界性逸搏心律或室性逸搏心律。三度窦房阻滞与窦性静止的心电图可以完全相同,无法区别(有时两者并存)。如果此前已有二度窦房阻滞或在使用阿托品后转为二度窦房阻滞,则可诊断为三度窦房阻滞。窦房结电图对此能明确诊断。

四、临床意义

窦房阻滞是一种少见的传导障碍。暂时性的窦房阻滞常见于迷走神经张力增高,一般预后良好;持续性的窦房阻滞多见于器质性心脏病,如冠心病、急性心肌梗死(尤其是下壁心肌梗死)、高血压、心肌炎、心肌病及窦房结功能衰竭者,此外可见于高血钾、洋地黄中毒等。如频繁发作或致心脏出现过长时间停搏,可引起晕厥、阿-斯综合征甚至猝死。

室内传导阻滞

希氏束进入心室后,在室间隔肌部的顶端分成右束支和左束支。左束支又分为左前分支、左后分支及左间隔支。束支和分支的末梢部分再反复分支成普肯耶纤维,普肯耶纤维直接或借过渡细胞与心室肌相连。室上性激动在经以上室内传导系统传导过程中或在心室肌内传导时,出现传导障碍(传导延缓或中断)称为室内传导阻滞,简称**室内阻滞**(图 5-143)。

当一侧束支阻滞时,激动从健侧束支下传并先激动该侧心室。与此同时,激动经室间隔心室肌传至阻滞一侧的心室,这一过程约需 0.04~0.06 秒,由此造成阻滞一侧心室的除极在时间上较正常向后延迟约 0.04~0.06 秒。如此,两侧心室除极的不同步及全部心室除极时间的后延,使心电图 QRS 波群时间增宽;心室除极顺序的改变,导致 QRS 波群形态畸形。

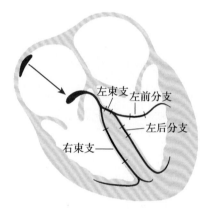

图 5-143　室内传导阻滞可能发生的部位

在心电图上,根据 QRS 波群增宽的程度将束支阻滞分为完全性和不完全性两种。但是,所谓完全性束支阻滞并不意味着该束支绝对不能下传,只要两侧束支的传导时间相差超过 0.04 秒以上,延迟传导一侧的心室就会被对侧传导过来的激动所激动,从而表现出该侧束支完全阻滞的图形。

束支阻滞多数情况下是永久性的,少数病例因短暂的病理改变而呈一过性,有些束支阻滞时隐时现称为间歇性束支阻滞。束支阻滞可以是一侧束支发生阻滞,也可以是两侧束支或者伴一侧分支的阻滞,并可在不同束支或不同分支上出现不同程度的阻滞,在心电图上构成不同程度或不同组合的双支及三支阻滞。

一、右束支阻滞

右束支细长,由单侧冠状动脉供血,且不应期比左束支长,故易发生传导阻滞。沿右束支下传的激动比左束支延迟 0.025 秒以上时,QRS 波群即可增宽变形,呈右束支阻滞图形特征。

（一）心电图形成机制及特征

右束支阻滞（right bundle branch block，RBBB）时，激动由左束支下传心室，此时心室除极仍始于室间隔中部，产生自左向右的除极，形成 V_1、V_2 导联的 r 波和 V_5、V_6 导联的 q 波。接着激动在使左心室除极的同时，通过心室肌向右室传导并使之缓慢除极。因此，右束支阻滞时 QRS 波群前半部（0.06 秒以前）接近正常，主要是后半部 QRS 波群时间增宽及形态发生改变：①右心室的最后除极，因无向左除极向量的抗衡，常产生一个较大的指向右前的附加向量，在心电图 V_1 导联的 S 波后出现一高大的附加波——R′波；②右室最后的缓慢除极，造成各导联 QRS 波群终末波宽钝或出现切迹，并使 QRS 波群总时间延长（图 5-144）。

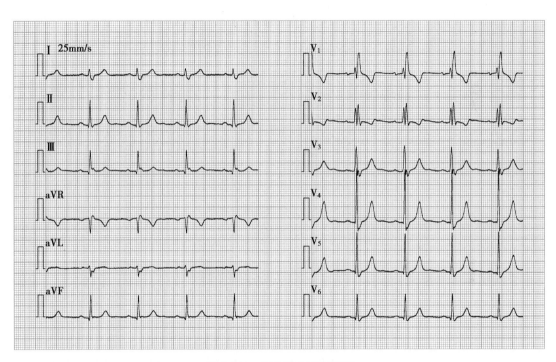

图 5-144 完全性右束支阻滞

【心电图特征】

1. QRS 波群形态改变 ①V_1 或 V_2 导联 QRS 波群呈 rsR′、rSR′或 M 型，此是右束支阻滞心电图最具特征性的改变。有时该形态可变异为 rR′型或 R 型（图 5-145）；②其他导联 QRS 波群形态表现为终末波宽钝，时限 ≥0.04 秒，如 I、V_5、V_6 导联 S 波宽钝，aVR 导联 R 波宽钝。

2. QRS 波群时间增宽 ①根据 QRS 波群增宽的程度分为完全性和不完全性两种：QRS 波群时限 ≥0.12 秒者，为**完全性右束支阻滞**，简称**完右**；QRS 波群时限<0.12 秒者，为**不完全性右束支阻滞**，简称**不完右**（图 5-146）。②V_1 导联 R 峰时间 ≥0.06 秒。

不完全性右束支阻滞时，V_1 导联 R′的波幅常较小，呈 rsr′型，但 r′>r。有时 V_1 导联图形不够典型：r′<r 或呈 S 波有错折的 rS 型，这时加做 V_3R 导联，前者会出现 r′>r，后者会转呈 rSr′型，使右束支阻滞图形表现出来。

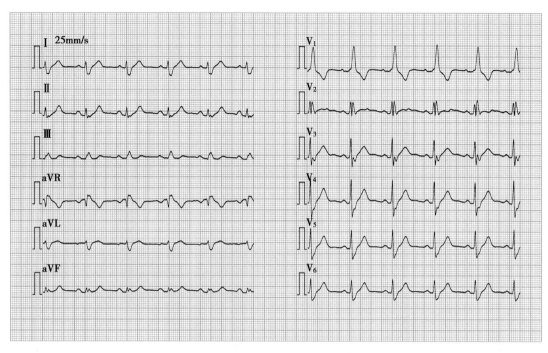

图 5-145　完全性右束支阻滞

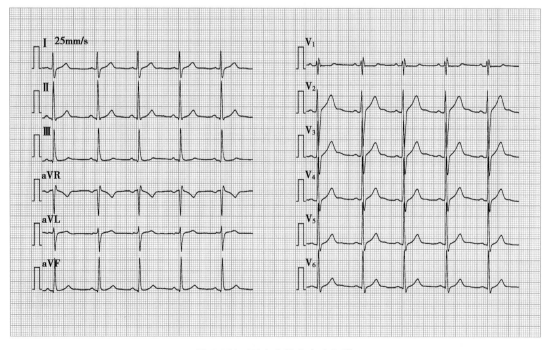

图 5-146　不完全性右束支阻滞

3. 继发性 ST-T 改变　V₁ 或 V₂ 导联 ST 段下移,T 波倒置。

(二) 右束支阻滞的分度

右束支阻滞和其他部位阻滞一样,根据阻滞的严重程度,可分为一度、二度和三度。

1. 一度右束支阻滞　指激动在右束支传导中传导速度较正常迟缓。根据迟缓的程度又可将一度右束支阻滞分为轻、中、重度。轻、中度一度右束支阻滞心电图呈不完全性右束支阻滞改变,重度一度右束支阻滞表现为完全性右束支阻滞。后者与三度右束支阻滞的心电图表现相同,鉴别困难。

2. 二度右束支阻滞　指部分激动在右束支传导中出现传导中断。根据表现形式分为二度 I 型和二度 II 型右束支阻滞。

(1) 二度 I 型右束支阻滞:又称文氏型右束支阻滞。心电图表现为 QRS 波群的形态和时间由正常逐渐转变为不完全性右束支阻滞,继而进一步加重为完全性右束支阻滞,之后突然转至正常。如此周而复始。

(2) 二度 II 型右束支阻滞:心电图表现为正常的 QRS 波群与完全性右束支阻滞图形交替出现(图 5-147),或按一定比例间歇出现或突然出现(图 5-148)。如 2:1 右束支阻滞(多为 II 型),心电图表现为 1 个正常 QRS 波群与 1 个完全性右束支阻滞图形交替出现;4:3 右束支阻滞,心电图表现为 3 个正常 QRS 波群与 1 个完全性右束支阻滞图形成组出现。

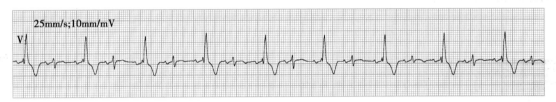

图 5-147　右束支 2:1 阻滞

此图易与室性早搏二联律混淆,鉴别点是:宽大畸形的 QRS 波并不提前,且其前皆有与之相关的窦性 P 波

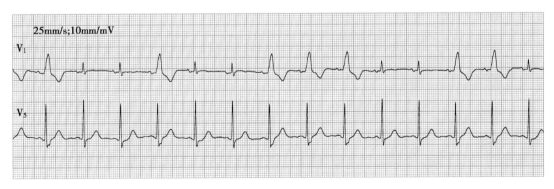

图 5-148　右束支 II 度阻滞

3. 三度右束支阻滞　即真正意义上的完全性右束支阻滞。整份心电图呈完全性右束支阻滞之改变。其与重度一度右束支阻滞的区别在于:随心率加快,QRS 波群时限、形态保持不变;如随心率加快,右束支阻滞的图形特征逐渐加重,则为重度的一度右束支阻滞。

（三）右束支阻滞合并症

1. 右束支阻滞合并心室肥大

（1）合并右心室肥大：右束支阻滞时，右室除极后延，并改变了心室正常的除极顺序（尤其是 0.06 秒以后），使指向右前的右室除极向量增大。因此，不能沿用单纯右室肥大的诊断标准来诊断右束支阻滞情况下的右心室肥大。但心电图对右束支阻滞合并右室肥大的诊断标准目前尚未完全统一。一般认为：①不完全性右束支阻滞时，R′波>1.0mV；完全性右束支阻滞时，R′波>1.5mV。②电轴右偏。③V_5、V_6 导联 R/S<1。

心电图符合上述条件，未必合并右心室肥大。相反，有些先天性心脏病患者，确有右心室肥大，心电图却达不到上述标准。另有些右束支阻滞图形本身就是右心室肥大的表现。因此，在右束支阻滞时诊断右心室肥大，仅依靠心电图改变有一定困难，需结合患者的病史、临床表现及其他资料综合考虑。

（2）合并左心室肥大：右束支阻滞时，心室除极的前半部（0.06 秒以前）接近正常，这时左心室大部分已除极结束。因此，右束支阻滞一般不影响对左心室肥大的诊断，心电图表现出各自的特点，据此可作出各自的诊断。

2. 右束支阻滞合并心肌梗死　右束支阻滞合并心肌梗死时，心电图既有右束支阻滞的表现，又显示心肌梗死的改变，两者互不影响。这是因为，右束支阻滞是使心室除极的后半部向量发生改变，而心肌梗死是引起心室除极的初始向量出现改变，两者影响心室除极不同部分的缘故。

（1）合并前间壁心肌梗死：V_1、V_2导联 QRS 波群的 r 波消失，出现异常 Q 波呈 qR 型或 QR 型，Ⅰ、V_5、V_6导联 S 波仍宽钝（图 5-149）。

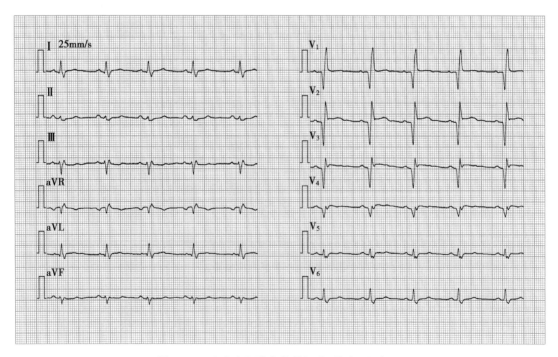

图 5-149　右束支阻滞合并前间壁、前壁心肌梗死

（2）合并前间壁心肌梗死：V_3、V_4导联出现异常 Q 波，V_1、V_2导联仍表现为右束支阻滞图形。

（3）合并下壁心肌梗死：Ⅱ、Ⅲ、aVF 导联出现异常 Q 波，V_1、V_2导联仍表现为右束支阻滞图形。

合并心肌梗死时，除在相应导联出现异常 Q 波外，ST-T 的改变亦符合心肌梗死时的表现。

（四）临床意义

不完全性右束支阻滞心电图改变多见于先天性心脏病，尤以右室容量负荷过重的心脏病常见，如房间隔缺损等。其他可见于风湿性心脏病二尖瓣狭窄、肺心病等。也可为正常变异，约 2.4% 的正常人可出现不完全性右束支阻滞图形。心电图显示的不完全性右束支阻滞是否表明右束支传导延缓仍有争议。不完全性右束支阻滞中约有 5% 可发展为完全性右束支阻滞。

完全性右束支阻滞大多见于器质性心脏病，如冠心病、高血压心脏病、风湿性心脏病、肺心病、心肌炎、心肌病、先天性心脏病、传导系统退行性病变以及高钾血症等。急性心肌梗死时新出现的右束支阻滞是一恶性预兆，常伴大面积梗死，预后较差。出现于年轻人的单纯性的完全性右束支阻滞多不具有临床意义。

二、左束支阻滞

左束支粗短，从希氏束分出后很快发出许多分支在左侧室间隔内膜下呈扇形展开，主要分成（左前及左后分支）两组纤维。左束支由双侧冠状动脉供血，受损机会较少，病变比较广泛时才能使其全部受损。故一旦发生完全性左束支阻滞，多提示有器质性心脏病。

（一）心电图形成机制及特征

左束支阻滞（left bundle branch block，LBBB）时，激动沿右束支下传至右室前乳头肌根部才开始向不同方向扩布，使室间隔乃至全部心室的除极程序，从一开始就发生一系列改变。室间隔除极由正常的自左向右变为自右向左，使心室除极起始向右前的向量减小或消失，改向前方或左前方，造成 V_1 导联 r 波减小甚至消失，Ⅰ、V_5、V_6 导联无 q 波出现；左室激动不再来自左束支下传，而是自右心室经由室间隔心肌向左后方的左心室缓慢传导，因而使整个心室除极时程明显延长，在心电图上表现为 QRS 波群总时间明显增宽。心室除极的中后部为单纯左心室的缓慢除极，造成 QRS 波群中后部粗钝或出现切迹。当左心室侧壁及后壁除极行将结束时，其他心室壁的除极早已结束，所以 V_5、V_6 导联也不再出现 S 波而呈单向宽大的R 型（图 5-150）。

【心电图特征】

1. QRS 波群形态改变 ①V_5、V_6、Ⅰ、aVL 导联呈 R 型，R 波顶端粗钝或有切迹，除 aVL 导联外均无 Q 波；②V_1、V_2导联呈 rS 型（r 波极小、S 波深宽）或 QS 型。

2. QRS 波群时间增宽 ①根据 QRS 波群增宽的程度分为完全性和不完全性两种：QRS 波群时限≥0.12 秒者，为**完全性左束支阻滞**；QRS 波群时限<0.12 秒者，为**不完全性左束支阻滞**。②V_5、V_6导联 R 峰时间≥0.06 秒。

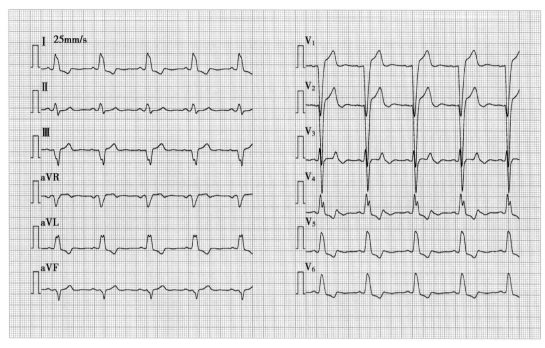

图 5-150　完全性左束支阻滞

3. 继发性 ST-T 改变　V_5、V_6、I 、aVL 导联 ST 段下移，T 波倒置；V_1 或 V_2 导联 ST 段上抬，T 波直立。

左束支阻滞心电图改变不如右束支阻滞特征性强。不完全性左束支阻滞诊断较困难，这是因为其心电图各项指标可以都在"正常范围"之内，只有在间歇性或交替性出现等一些情况时才显现出诊断的依据（图 5-151、5-152）。完全性左束支阻滞有少部分在 V_5 导联 QRS 波群尚不呈 R 型（如呈 RS 型），而于 V_6 导联才出现典型的 R 型。

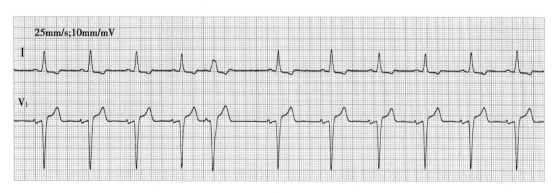

图 5-151　不完全性左束支阻滞、房早伴室内差异传导

该图可见窦性心律时 QRS 波群即轻度增宽，疑有不完全性左束支阻滞，房性早搏的 QRS 呈典型的完左图形为室内差异性传导。此可解释为：左束支不应期延长，窦性激动下传时因遇左束支相对不应期，出现不完全性左束支阻滞。房性早搏传入心室时，激动落入左束支相对不应期更早阶段或有效不应期，导致左室除极更加延迟，QRS 呈完全性左束支阻滞形态改变

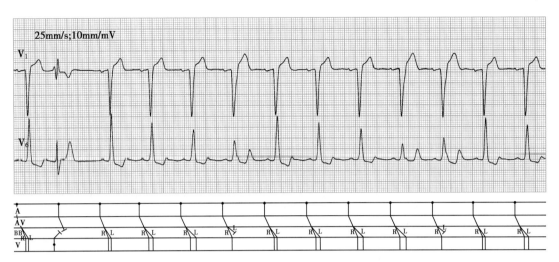

图 5-152　左束支二度Ⅰ型阻滞

该图与图 5-151 系同一患者。图中可以看出，室早代偿间歇后 QRS 形态相对"正常"（不完左），之后，QRS 振幅逐渐降低时间逐步增宽至完左图形，周而复始（V₆ 导联较为明显）

（二）左束支阻滞的分度

1. **一度左束支阻滞**　根据受损左束支传导迟缓程度，一度左束支阻滞亦可分为轻、中、重度。轻、中度一度左束支阻滞心电图呈不完全性左束支阻滞改变，重度一度左束支阻滞表现为完全性左束支阻滞。后者与三度左束支阻滞的心电图表现相同，鉴别困难。

2. **二度左束支阻滞**

（1）二度Ⅰ型左束支阻滞：又称文氏型左束支阻滞。心电图表现为 QRS 波群的形态和时间由正常逐渐演变为不完全性左束支阻滞图形，继而进一步加重为完全性左束支阻滞图形，如此周而复始（图 5-152）。

（2）二度Ⅱ型左束支阻滞：心电图表现为正常的 QRS 波群与左束支阻滞图形交替出现，或按一定比例间歇出现（图 5-153），或突然出现。

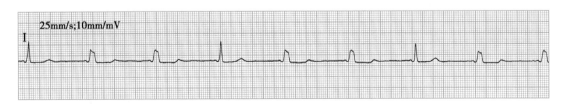

图 5-153　左束支二度阻滞（3∶1阻滞）

3. **三度左束支阻滞**　系真正的完全性左束支阻滞。其特点是：在整份心电图上，所有室上性的 QRS-T 均呈完全性左束支阻滞图形，其 QRS 波群时限、形态始终固定不变。与重度一度左束支阻滞的区别在于：随心率加快，QRS 波群时限、形态保持不变；如随心率加快，左束支阻滞的图形特征逐渐典型，则为重度的一度左束支阻滞。

（三）左束支阻滞合并症

1. **左束支阻滞合并左心室肥大**　众多研究发现，大多数左束支阻滞患者都有解剖学上的左心室肥大,但在左束支阻滞的情况下,左心室肥大心电图却不能明确诊断。左束支阻滞时,从一开始心室就失去了正常除极顺序,故原诊断左室肥大的标准变得不再适用。虽有许多学者对完全性左束支阻滞合并左室肥大作了大量研究探讨工作,但至今尚无一致可接受的诊断指标。有学者发现,V_2 导联的 S 波振幅与 V_6 导联的 R 波之和>4.5mV,其诊断左心室肥大的敏感性为86%,特异性为100%。另外,左心房异常的 P 波改变、QRS 波群时限>0.155 秒,也支持合并左心室肥大的诊断。

2. 左束支阻滞合并心肌梗死 心肌梗死可引起完全性左束支阻滞,也可在左束支阻滞的基础上发生心肌梗死。从心电图上诊断左束支阻滞合并心肌梗死有一定困难。因为左束支阻滞时,室间隔除极自右向左,心室除极的起始向量发生了变化,而心肌梗死亦是引起心室除极的初始向量发生改变。因此,在左束支阻滞合并心肌梗死时,心肌梗死的图形特征常被掩盖,在其相应导联上多不出现 Q 波。在心肌梗死的急性期,结合心肌梗死的ST-T 动态演变,诊断相对较易(图 5-154)。陈旧性心肌梗死的诊断则较困难甚至无法诊断。另一方面,有些完全性左束支阻滞的心电图(如 V_1、V_2 导联呈 QS 型,ST 段抬高,T 波直立)却酷似急性心肌梗死的改变,需注意鉴别。下列心电图改变提示左束支阻滞可能合并心肌梗死:

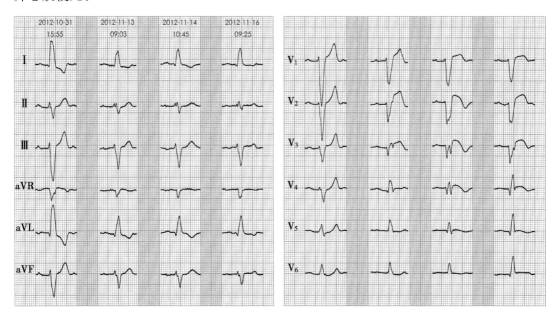

图 5-154 完全性左束支阻滞合并急性前壁心肌梗死

10 月 31 日心电图为患者入院常规检查,显示完全性左束支阻滞。11 月 13 日早晨突发胸闷胸痛,即刻及之后系列心电图显示出急性心肌梗死的图形特征:$V_1 \sim V_4$ 导联 ST 段弓背向上型显著抬高,T波由直立转正负双向或倒置,$V_3 \sim V_6$ 导联 Q 波逐步出现或逐渐加深。TnI:7.23ng/ml

(1) I、aVL、V_5、V_6 导联出现 Q 波。

(2) $V_3 \sim V_5$ 导联 S 波有宽而深的切迹(≥0.04 秒),又称 **Cabrera** 征。

(3) I、aVL、V_5、V_6 导联 R 波有宽而深的切迹(≥0.04 秒),又称 **Chapman** 征。

(4) III、aVF 导联出现 Q 波。

(5) aVF 导联 Q 波时限>0.05 秒。

（四）临床意义

不同于右束支阻滞,左束支阻滞罕见于正常人。临床上,完全性左束支阻滞最常见于高血压和冠心病,其次为心肌病、心肌炎、瓣膜性心脏病(尤其是主动脉瓣病变)等。单纯性完全性左束支阻滞多与传导系统原发性退行性病变有关。

三、间歇性束支阻滞

有些束支阻滞在一份心电图中时有时无、时隐时现,称为间歇性束支阻滞。间歇性束支阻滞分为两大类:一类与心率快慢无关,称非频率依赖性间歇性束支阻滞;一类与心率快慢有关,称为频率依赖性束支阻滞。后者又可分为:快频率依赖性束支阻滞、慢频率依赖性束支阻滞及混合型频率依赖性束支阻滞三种。

（一）非频率依赖性间歇性束支阻滞

此类间歇性束支阻滞与心率快慢无关,其发生机制与束支的有效不应期或相对不应期病理性延长有关。一般说来,有效不应期延长时,出现间歇性完全性束支阻滞;相对不应期延长时,则出现间歇性不完全性束支阻滞。在连续记录的心电图上,时而出现正常的 QRS 波群,时而出现宽大畸形呈左束支或右束支阻滞的 QRS 波群,而 RR 间期无明显不规则。这种间歇性束支阻滞实际上是束支的二度阻滞。

（二）频率依赖性束支阻滞

1. 快频率依赖性束支阻滞　又称 3 相束支阻滞,是较多见的一种与频率有关的束支阻滞。

（1）发生机制:3 相阻滞是发生在心率加快、心动周期缩短时出现的阻滞现象。3 相阻滞可以是心肌动作电位的 2 相、3 相延长造成有效或相对不应期延长,也可以是因激动过早的发生,落在正常的不应期中导致阻滞(图 5-155)。前者是病理性的,后者是生理性的。

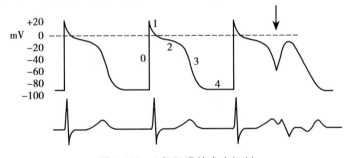

图 5-155　3 相阻滞的产生机制

快频率依赖性束支阻滞以右束支阻滞多见,这是因为在生理情况下,右束支的不应期就比左束支不应期稍长。

（2）心电图表现:①在同一份心电图上,当心率正常或相对较慢时,QRS 波群正常。当心率增快或 RR 缩短至某一临界点时,则出现束支阻滞。当心率再度减慢或 RR 延长至某一时间长度时,束支阻滞消除,QRS 波群又恢复正常(图 5-156、5-157)。②因激动发生过早而出现的心室内差异性传导,如房性早搏伴室内差异性传导、心室夺获伴室内差异性传导等。

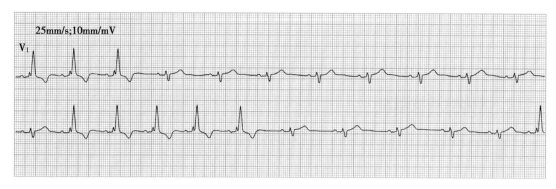

图 5-156　快频率依赖性右束支阻滞

这是一份连续记录 20 秒 V₁ 导联的心电图。图中窦律不齐，并可见当心率加快 RR 缩短时，出现右束支阻滞；当心率减慢 RR 延长时，右束支阻滞消失

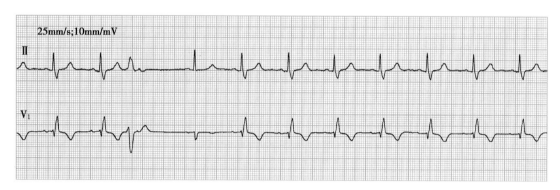

图 5-157　室性早搏，快频率依赖性右束支阻滞

该图窦性心律时多数存在完全性右束支阻滞，而在室性早搏后的窦性 QRS 呈正常形态（第 4 个）。此解释是窦性 RR 间期短于右束支的不应期故出现右束支阻滞，而早搏后的代偿间歇使 RR 间期延长超过右束不应期，心室则正常除极，因此 QRS 形态转正常。随后 RR 恢复至原先长度，心电图再度出现右束支阻滞形态改变

2. 慢频率依赖性束支阻滞　又称 **4 相束支阻滞**，较 3 相束支阻滞少见，且多为病理性的。心电图表现为当心率减慢或 RR 间期延长至某一临界心动周期时出现束支阻滞图形。慢频率依赖性束支阻滞以出现左束支阻滞多见。

（1）发生机制：受损的束支纤维舒张期（4 相）除极化得以增强，过迟的激动到达时，该束支纤维的膜电位已处于部分除极的低极化状态，导致激动经此传导时发生传导障碍（图 5-158）。

激动传导速度的最重要影响因素是动作电位 0 相的上升速率和上升幅度，而该二因素又取决于受刺激时膜电位水平：膜电位高，动作电位 0 相的上升速率就大且上升幅度就高，继而激动的传导速度就快；反之，激动的传导速度则慢。束支纤维的舒张期自动除极可因损伤而出现轻、中度增强，尤其在过迟的激动到达时，膜电位已处于部分除极的低极化状态（即膜电位降低），从而使激动经此传导速度减慢，发生 4 相传导阻滞。此外，阈电位水平上移（向 0 电位偏移）亦是产生 4 相阻滞的一个重要因素，此时舒张期自动除极不能达到动作电位阈值引起心肌的除极，却造成室上性激动经此传导发生传导障碍，这也解释了舒张期自动

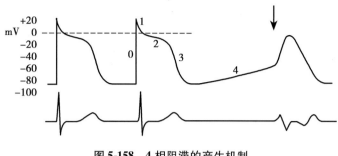

图 5-158　4 相阻滞的产生机制

除极达到相当明显的程度而仍无逸搏发生的缘由。

（2）心电图表现：

1）4 相束支阻滞常发生在窦性心动过缓伴不齐、窦性停搏、窦房阻滞、高度房室阻滞、早搏代偿间歇后（图 5-159）及伴长 RR 间期的房扑或房颤等情况下，即均出现于较长的心室停顿间歇后（即较长 RR 间期后）。

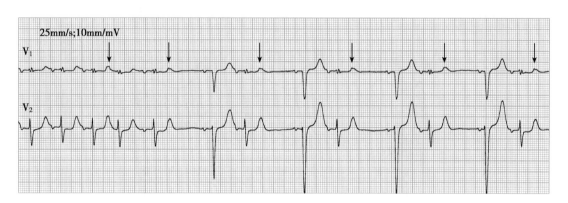

图 5-159　房性早搏、房性早搏未下传，左束支 4 相阻滞

该图窦性心律（前 3 个激动）表现为不完全性右束支阻滞。图中出现 6 个房性早搏（箭头所指），除第 1 个下传心室外，其余 5 个均未下传而形成长 RR，之后的窦性 QRS 出现左束支阻滞形态改变，提示左束支发生 4 相阻滞

2）束支阻滞按其临界周期重复出现，其前心室停顿间歇可不恒定，QRS 波群前有相关的 P 波（或 F 波）且 PR 间期（或 FR 间期）恒定。

3）发生 4 相束支阻滞的 QRS-T 波群呈典型的完全或不完全性束支阻滞图形特征（以左束支阻滞多见）。

4）窦性心律的 QRS 波群呈束支阻滞改变，而房性早搏 QRS 形态正常（此须排除超常传导）。

（3）鉴别诊断：发生于房扑、房颤时的慢频率依赖性束支阻滞要注意与室性逸搏鉴别。①室性逸搏多有固定的逸搏周期，而发生 4 相束支阻滞的 RR 间期不一定相等；②室性逸搏周期往往较长（多≥1.5 秒），而发生 4 相束支阻滞的 RR 间期多数较短（≤1.5 秒）；③室性逸搏的出现常有二度以上的房室阻滞存在，故心室率均较缓慢，而房扑、房颤伴有 4 相束支阻滞时，心室率相对较快。

3. **快频率与慢频率混合依赖性束支阻滞** 是指心室率增快或减慢时均出现束支阻滞，即 3 相束支阻滞与 4 相束支阻滞混合存在。

3 相束支阻滞与 4 相束支阻滞的发生各有其临界周期，中间由一正常传导带分开。正常传导带的长短，随阻滞带长短的改变而改变。如果快频率与慢频率阻滞带均延长，则中间正常传导带变短。反之，当两端阻滞带缩短时，中间正常传导带则延长。好像两个阻滞带在"压缩"或"放宽"正常传导带，此现象称为**风箱效应**。当病情好转时，正常传导带可逐渐延长、扩大。部分患者可转为永久性束支阻滞。

四、左束支分支阻滞

以往认为左束支只有两个分支，即左前分支、左后分支，故分支阻滞又称为半支阻滞。左前分支激动时向量指向左前上方，左后分支激动向量指向右后下方，两者方向相反，相互抵消（图 5-160）。1972 年 Demoulin 等通过心脏组织学研究认为，左束支在分出左前及左后二组纤维同时还分出一组左间隔支纤维。三组纤维的末端由丰富的网状纤维相连，传导速度较快，故分支阻滞时心室总的除极时间无明显延长，而其除极过程的变化使 QRS 波群形态发生相应改变。

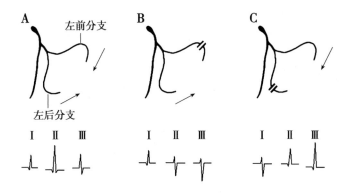

图 5-160 左束支分支阻滞示意图
A. 左前及左后分支正常，电轴不偏；B. 左前分支阻滞，电轴左偏；C. 左后分支阻滞，电轴右偏

（一）左前分支阻滞

左前分支阻滞（left anterior fascicular block，LAFB）过去又称为左前半支阻滞。左前分支细长，由左束支主干分出后，向上向前分布于室间隔的前上部及左心室的前壁和侧壁。左前分支由单侧冠状动脉供血，在左束支分支阻滞中，以左前分支阻滞最多见。

1. **心电图形成机制及特征** 左前分支的阻滞导致其支配部分的心肌最后除极，从而使心室除极顺序异常，造成心电图 QRS 波群形态发生改变。其改变主要表现在额面肢体导联上。左前分支阻滞时，激动由右束支及左后分支下传至其所支配的区域，首先产生向右下方的除极向量。随后，激动通过左后分支和左前分支共同部分的普肯耶纤维网，绕道逆行向上，传到左前分支的支配部分，在心室除极的中后期产生一较大的向左上方的除极向量。在额面，该向量或额面 QRS 向量环的主环体位于左上象限，投影在 Ⅰ、aVL 导联正极一侧，产生

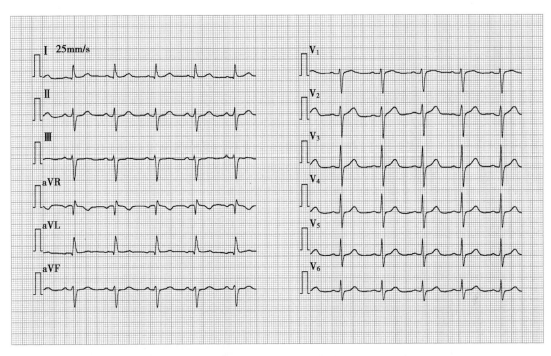

图 5-161　左前分支阻滞

较高的 R 波;投影在 Ⅱ、Ⅲ、aVF 导联负极一侧,产生较深的 S 波。并使 QRS 电轴左偏。在横面,该向量有时背离 V_5、V_6 导联,使其 R 波振幅降低,S 波增深(图 5-161)。

【心电图特征】

(1) QRS 波群形态改变:①Ⅱ、Ⅲ、aVF 导联呈 rS 型,$S_Ⅲ$ > $S_Ⅱ$;②Ⅰ、aVL 导联呈 qR 型,R_{aVL} > $R_Ⅰ$;③胸导联 QRS 波群一般无明显改变。有时 V_1、V_2 导联可出现 q 波,呈 qrS 型。有时 V_5、V_6 导联可出现 R 波降低,S 波增深。

(2) QRS 电轴左偏:电轴在 -30° ~ -90°(负过 -45°有较肯定的诊断价值)。

(3) QRS 波群时间正常或轻度延长,但 < 0.12 秒。

电轴左偏在 -30° ~ -44°之间,QRS 波群形态符合上述改变,可能是左前分支阻滞或不完全性左前分支阻滞。由心电图诊断左前分支阻滞,电轴左偏是其重要条件,但应先排除其他可引起电轴左偏的病变,如左心室肥大、下壁心肌梗死以及肺气肿所致的假性电轴左偏等,故左前分支阻滞是一排他性诊断。

2. 左前分支阻滞合并症

(1) 左前分支阻滞合并左心室肥大:左前分支阻滞常见于左室肥大的患者。两者同时存在时,心电图表现为:①QRS 电轴在 -60°左右;②肢体导联:R_{aVL} > 1.2mV,$S_Ⅲ$ > 1.5mV;③胸导联:右胸导联 S 波增深。左胸导联取决于两者改变的程度:若左前分支阻滞较重而左室肥大较轻,V_5、V_6 导联 QRS 波群因 R 波增高不明显及 S 波的增深呈 RS 型,左前分支阻滞掩盖了左室肥大的部分特征;若左前分支阻滞较轻而左室肥大较重,V_5、V_6 导联则表现为高 R 波的 QRS 波群,并可伴有继发性 ST-T 改变。

（2）左前分支阻滞合并心肌梗死：

1）合并下壁心肌梗死：左前分支阻滞和下壁心肌梗死均影响 QRS 波群初始向量，前者初始向量向下，后者初始向量向上，两者并存相互影响或互相掩盖。心电图可有以下三种表现：①下壁心肌梗死使合并存在的左前分支阻滞表现不出来。Ⅱ、Ⅲ、aVF 导联 QRS 波群均呈 QS 型，但若 QS 波的波幅表现为Ⅲ＞aVF＞Ⅱ，肢体导联 QRS 波群电压不降低，提示可能合并左前分支阻滞。②左前分支阻滞可使小范围下壁心肌梗死受到掩盖。即在Ⅱ、Ⅲ、aVF 导联 QRS 波群初始均表现 r 波，但若Ⅲ、aVF、Ⅱ三个导联 r 波依次降低，则提示下壁心肌梗死（图 5-162）。③初始向量部分受影响。如Ⅱ导联呈 qrS 型，或 rS 型但 r 有切迹或呈双峰。若为急性期，ST-T 的动态改变有助于两者并存的明确诊断。

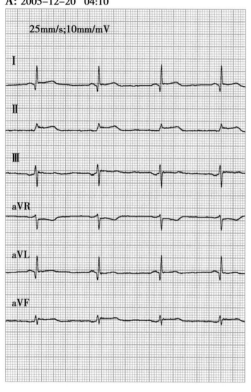
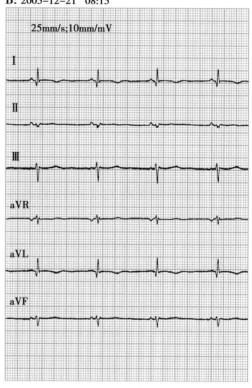

图 5-162　左前分支阻滞掩盖下壁心肌梗死

A 与 B 是同一患者。异常 Q 波及 ST-T 的演变显示为急性下壁、侧壁心肌梗死，但合并的左前分支阻滞使Ⅱ、Ⅲ、aVF 导联始终未表现出 Q 波

2）合并侧壁心肌梗死：左前分支阻滞时，Ⅰ、aVL 导联 QRS 波群呈 qR 型，但其 q 波时限＜0.04 秒。当侧壁心肌梗死与左前分支阻滞同时存在时，Ⅰ、aVL 导联 q 波增宽≥0.04 秒，Ⅰ、Ⅱ、Ⅲ导联 QRS 波群主波均向下。Ⅰ导联若呈 QS 型，则是典型侧壁心肌梗死伴左前分支阻滞的表现。

3. 鉴别诊断

（1）与前间壁、前壁心肌梗死的鉴别：左前分支阻滞时，有时在 V_1、V_2 导联甚至在 V_3、

V_4 导联出现 q 波,或胸导联 R 波上升不良,此需与前间壁、前壁心肌梗死相鉴别。两者的区别是:①下一肋间描记心电图,若 q 波消失,则提示为左前分支阻滞;②若心电图同时伴有 ST-T 动态变化,则提示为急性心肌梗死。

(2) 与下壁心肌梗死的鉴别:当左前分支阻滞 Ⅱ、Ⅲ、aVF 导联的 r 很小时,易误认为 QS 型,与下壁心肌梗死相似。在额面 QRS 向量环上,左前分支阻滞呈逆时针运行,而下壁心肌梗死呈顺时针运行。在同步记录的心电图上,若 aVR 及 aVL 导联的 QRS 波群都以 R 波结束,且 R_{aVL} 先于 R_{aVR},提示额面 QRS 向量环呈逆时针运行,从而提示左前分支阻滞。若与此相反,则提示为下壁心肌梗死。此外,aVR 导联 QRS 波群形态有助于两者的鉴别:左前分支阻滞时心室除极起始向量向右下,aVR 导联多可见起始 Q 波;下壁心肌梗死时,心室除极起始向量向右上,aVR 导联出现起始 r 波(图 5-163)。

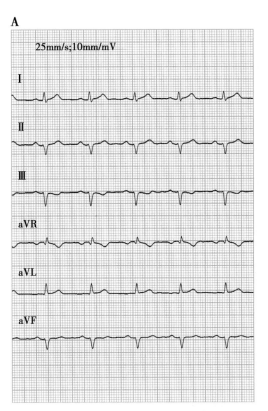
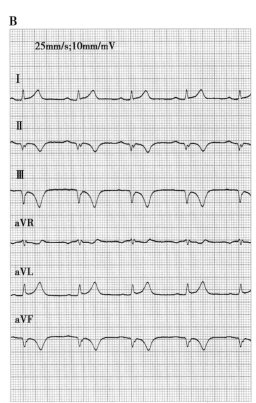

图 5-163 左前分支阻滞与下壁心肌梗死的鉴别

图 A:R_I 先于 R_{aVL},R_{aVL} 先于 R_{aVR},提示额面 QRS 向量环呈逆时针运行,且 aVR 导联 QRS 波群起始为向下的 q 波,故考虑为左前分支阻滞;图 B:R_{aVR} 先于 R_{aVL},R_{aVL} 先于 R_I,提示额面 QRS 向量环呈顺时针运行,且 aVR 导联 QRS 波群起始为向上的 r 波,故考虑为下壁心肌梗死

(3) 与肺气肿所致的"假性"电轴左偏的鉴别:在电轴左偏至 −75° 以上尤其是接近 −90° 时,应注意排除肺气肿、肺心病所致的假性电轴左偏。后者电轴左偏实际系电轴极度右偏。肺气肿、肺心病的右心室肥大使心室除极产生的最大向量及 QRS 主环体位于右后上方,在心电图上可出现 $S_1S_2S_3$ 图形,Ⅱ、Ⅲ、aVF 导联 QRS 波群可呈 rS 型,$S_Ⅱ>S_Ⅲ$。而左前分支阻滞心室除极的最大向量及 QRS 主环体位于左上方,心电图 $S_Ⅲ>S_Ⅱ$。此外,肺气肿、肺心病心

电图尚有其他特点可助鉴别：Ⅱ、Ⅲ、aVF 导联 P 波高尖及 QRS 波群低电压等。

4. 临床意义　左前分支阻滞最常见于冠心病。其他可见于心肌病、心肌炎、先天性心脏病、传导系统退行性变、高钾血症等。少数为无心血管疾病的单纯性左前分支阻滞，预后良好。

（二）左后分支阻滞

左后分支阻滞（left posterior fascicular block，LPFB）过去又称为左后半支阻滞。左后分支粗而短，似为左束支主干的延续，向后向下散开分布于后乳头肌、室间隔后部及左室后下壁。左后分支接受左、右冠状动脉的双重供血。

1. 心电图形成机制及特征　当左后分支阻滞后，激动由右束支及左前分支传至其所支配的区域，产生指向左上方的初始除极向量。之后，激动通过左前分支和左后分支共同部分的普肯耶纤维网逆向除极左后分支支配的左室下壁及后壁，产生较大的指向右下方的除极向量。整个过程与左前分支阻滞恰好相反。反映在心电图上，在Ⅱ、Ⅲ、aVF 导联出现终末较高的 R 波，在Ⅰ、aVL 导联则产生较深的 S 波，电轴发生右偏（图 5-164）。

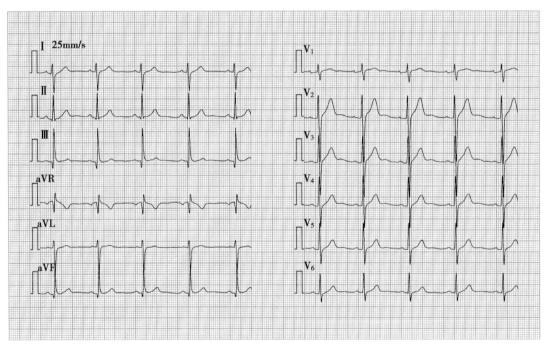

图 5-164　左后分支阻滞

【心电图特征】

（1）QRS 波群形态改变：①Ⅰ、aVL 导联呈 rS 型；②Ⅱ、Ⅲ、aVF 导联呈 qR 型，q 时限<0.02 秒，$R_Ⅲ$>$R_Ⅱ$；③胸导联无明显改变。

（2）QRS 电轴右偏：电轴在+90°～+180°（≥+120°有较肯定的诊断价值）。

单纯左后分支阻滞临床十分少见，心电图在诊断左后分支阻滞时，应首先排除垂位心、右室肥大、心肌梗死、肺心病等可引起电轴右偏的病变，结合临床慎重诊断。

2. 临床意义　因左后分支粗而短,具有双重供血,且位于不易受侵害的左室流入道,故单纯左后分支阻滞发生率很低,一旦出现,常提示有弥漫性心肌损害,病变严重。左后分支阻滞最常见于冠心病,其他可见于高血压心脏病、心肌病等。急性心肌梗死时出现左后分支阻滞,预后较差。

(三) 左间隔支阻滞

又称左中隔支阻滞。左间隔支多起自于左束支主干,亦可由左前分支或左后分支分出,分布于室间隔左室面中下部及左室前壁。

1. 心电图形成机制及特征　正常情况下心室开始除极时,左前分支支配区域的除极向量指向左前上方,左后分支支配区域的除极向量指向右后下方,两者方向相反相互抵消。因此,心室除极的初始综合向量主要取决于左间隔支支配的室间隔中部的自左向右除极。当左间隔支发生阻滞时,初始向右的除极向量消失,使心电图 I、V_5、V_6 导联不出现 q 波。之后,激动通过普肯耶纤维网到达左间隔支分布的区域,使室间隔中部及左室前壁除极,在横面,产生较大的指向左前方的除极向量,QRS 向量环环体明显前移,导致 V_1、V_2 导联 R 波明显增高即 $V_1 \sim V_6$ 导联均出现较高的 R 波(图 5-165)。

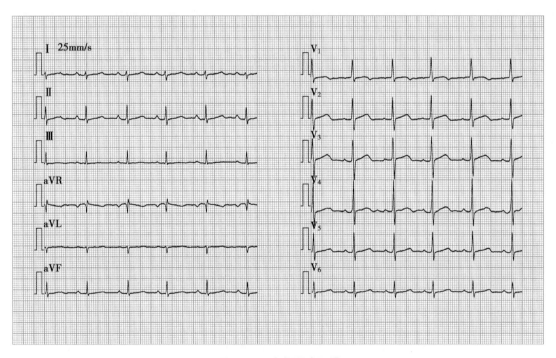

图 5-165　左间隔支阻滞

心电图表现:

(1) QRS 波群形态改变:①V_1、V_2 导联 R 波增高,R_{V_1} 或 $R_{V_2} \geqslant R_{V_6}$,$V_2$ 导联 R/S>1;②I、V_5、V_6 导联无 q 波或仅有很小的 q 波(q 波<0.1mV)。

(2) QRS 电轴不偏及 QRS 波群时间正常。

目前,左间隔支阻滞缺乏可被广泛接受的诊断标准。以上左间隔支阻滞的心电图表现亦可见于右室肥大、正后壁心肌梗死、A 型 WPW 综合征、右束支阻滞等,判断时需注意鉴别。

2. 临床意义　左间隔支阻滞常见于冠心病、糖尿病等。出现于心绞痛发作时的左间隔支阻滞与前降支病变密切相关。

五、室内多分支阻滞

室内多分支阻滞是较为复杂的室内传导阻滞。室内传导系统包括有:右束支和左束支(主干),左束支进一步分为左前分支和左后分支。若右束支和左束支主干同时发生阻滞,称为双束支阻滞;若右束支合并左束支某一分支阻滞,称为双分支阻滞;若右束支、左前分支及左后分支均发生阻滞,称为三分支阻滞。室内多分支同时出现阻滞,且每条分支的阻滞程度又有不同,由此可表现出多种组合,导致心电图错综复杂。

(一) 双束支阻滞

指左束支、右束支同时发生传导阻滞。其阻滞程度可为相同或不相同的一度、二度或三度阻滞。按双侧束支的阻滞程度不同可分为以下 4 类:

1. 双侧束支一度阻滞

(1) 双侧束支传导延迟程度相同:心电图表现为 PR 间期延长,QRS 波群正常。这种心电图改变亦可见于发生在房内、房室结或希氏束的一度房室阻滞。此四种情况心电图无法区别,希氏束电图对此可作出鉴别。

(2) 双侧束支传导延迟程度不同:心电图表现为 PR 间期延长,同时有传导更慢一侧的束支阻滞图形(图 5-166)。此种心电图改变还见于一侧束支一度阻滞伴对侧束支三度阻滞或一度房室阻滞伴一侧束支阻滞。对此,仅从一次心电图难以鉴别。

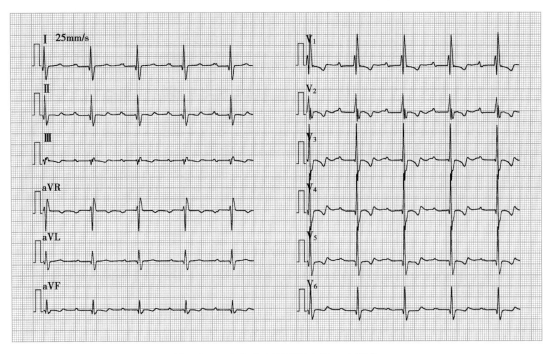

图 5-166　左右束支不同程度的一度阻滞

该图亦可能为一度房室阻滞合并完全性右束支阻滞

2. 双侧束支二度阻滞 依两侧束支传导比例是否相同,是否同步,传导速度是否一致,双侧束支二度阻滞可表现为以下6种类型:

(1) 传导比例相同,同步,同速:心电图表现为二度房室传导阻滞的改变,但难与真正的二度房室阻滞相区别。

(2) 传导比例相同,同速,不同步:两侧束支在阻滞与下传的步调上不一致。如左、右束支传导比例均为2:1,心电图表现为左、右束支阻滞的图形交替出现。如传导比例均为3:2,心电图则表现为左、右束支阻滞图形的交替中,出现一次正常的 QRS 波群。如传导比例均为4:1,则在左、右束支阻滞图形的交替中,出现两次 QRS 波群脱漏。

(3) 传导比例相同,同步,不同速:两侧束支下传激动的传导速度不同,从而导致了心室除极顺序的变化,心电图上表现为室上性激动按固定的比例下传心室,下传的激动呈一侧束支阻滞图形。如两侧束支呈同步的3:2阻滞,左束支的传导速度慢于右束支,心电图则表现为3:2房室阻滞合并左束支阻滞。如两侧束支呈同步的2:1阻滞,右束支的传导速度慢于左束支,心电图则出现2:1的房室阻滞合并右束支阻滞(图5-167)。这种心电图改变很难与二度房室阻滞合并一侧束支阻滞相鉴别。

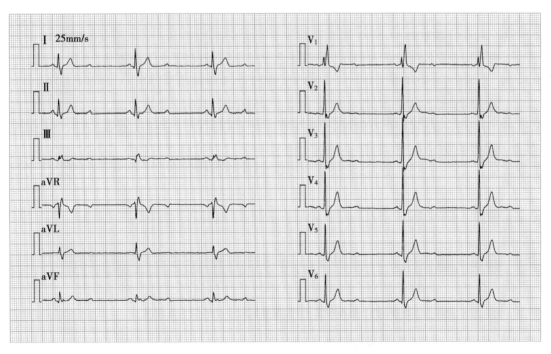

图 5-167 阻滞比率相同、下传速度不同的双束支阻滞
该图亦可能为2:1房室阻滞合并完全性右束支阻滞

(4) 传导比例相同,不同步,不同速:由于两侧束支在阻滞与下传的步调上不一致,心电图交替出现左、右束支阻滞的图形;另由于两侧束支下传激动的传导速度不同,故 PR 间期又出现长短交替的现象。如非同步的两侧束支2:1阻滞,左束支的传导速度慢于右束支,心电图在表现为左、右束支阻滞的图形交替出现的基础上,PR 间期亦一长一短交替出现。

(5) 传导比例不同,同速:由于两侧束支下传激动的比例不同,故心电图上左束支阻滞的图形、右束支阻滞的图形、正常 QRS 波群交错出现。如右束支 3∶2 下传,左束支 2∶1 下传,心电图则依次出现正常 QRS 波群、左束支阻滞的图形、右束支阻滞的图形、左束支阻滞的图形、正常 QRS 波群、QRS 波群脱漏,以上规律反复出现。如右束支 6∶1 下传,左束支 3∶1 下传,心电图则表现呈图 5-168 图形。

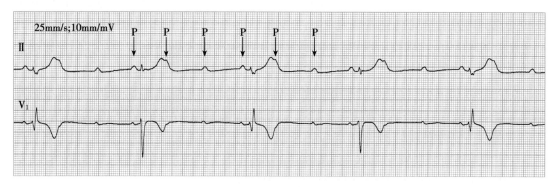

图 5-168　传导比例不同的双束支阻滞

图中存在室性时相性窦性心律不齐:含有 QRS 的 PP 间期短,不含有 QRS 的 PP 长。另该图亦可能为 3∶1 房室阻滞并 2∶1 右束支阻滞

(6) 传导比例不同,不同速:除两侧束支下传激动的比例不同,心电图表现为左、右束支阻滞图形交替出现以外,PR 间期亦出现长短交替变化。如右束支 3∶2 下传,左束支 2∶1 下传,左束支的传导速度慢于右束支,心电图则表现为左束支阻滞的图形、左束支阻滞的图形、右束支阻滞的图形、左束支阻滞的图形、左束支阻滞的图形、QRS 波群脱漏,以上规律反复出现。PR 间期情况是,在左束支阻滞时,激动经右束支下传,PR 间期相对较短;在右束支阻滞时,激动经左束支下传,PR 间期相对较长(图 5-169)。

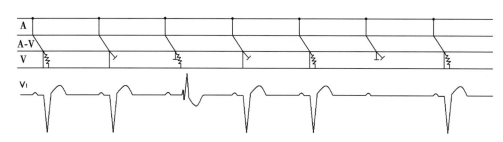

图 5-169　阻滞程度不同、传导比例不同的双束支阻滞

3. 其他不同程度的双侧束支阻滞

(1) 一侧束支一度,另一侧束支二度阻滞:其心电图表现取决于二度阻滞一侧的房室传导比例和传导速度,如一侧束支呈 2∶1 传导,下传激动的传导速度:①正常。心电图表现为 PR 间期正常和延长交替出现,正常 QRS 波群和束支阻滞图形交替出现。②与一度阻滞一侧的速度相同。心电图则表现为 PR 间期延长且固定,正常 QRS 波群和束支阻滞图形交替出现。③比一度阻滞一侧的速度更慢。心电图表现为 PR 间期延长且固定(为一度阻滞一侧的速度),伴束支阻滞图形(为二度阻滞一侧的束支阻滞图形)。

(2) 一侧束支一度,另一侧束支三度阻滞:心电图表现为 PR 间期延长,QRS 波群呈三度阻滞一侧的束支阻滞图形。

（3）一侧束支二度，另一侧束支三度阻滞：心电图表现为二度房室阻滞伴一侧束支完全性（三度）阻滞（图 5-170、5-133）。

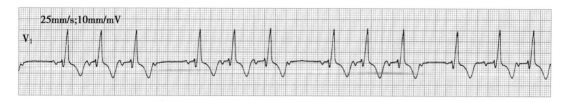

图 5-170　二度 I 型房室阻滞伴完全性右束支阻滞
该图亦可能为完全性右束支阻滞（三度）合并二度 I 型左束支阻滞

4. 双侧束支三度阻滞　心电图表现为三度房室阻滞，心室激动为缓慢的室性逸搏心律。此前有不同程度的双束支阻滞表现，心电图诊断方可靠。

（二）双分支阻滞

1. 右束支合并左前分支阻滞　心电图表现出右束支阻滞及左前分支阻滞的各自特征，即 V$_1$ 导联 QRS 波群呈 rsR′型，电轴左偏≤－30°，QRS 波群时间≥0.12 秒（图 5-171）。此型在双分支阻滞中最常见。这是因为在解剖上右束支和左前分支的近端在室间隔膜部下方紧密靠近，且为同一冠脉的供血，故在心肌的慢性损害及急性缺血时，容易同时遭到损害。

2. 右束支合并左后分支阻滞　较少见。心电图表现出右束支阻滞及左后分支阻滞的各自特征。但应排除其他原因引起的电轴右偏，如右室肥大等（图 5-172）。

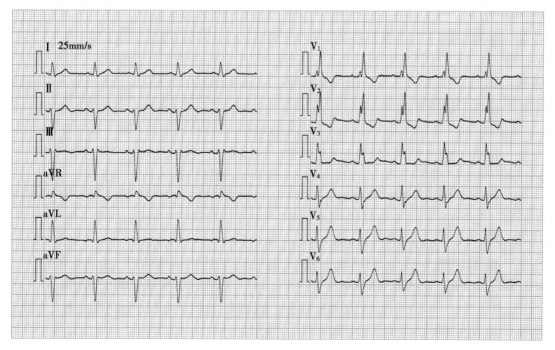

图 5-171　完全性右束支阻滞并左前分支阻滞

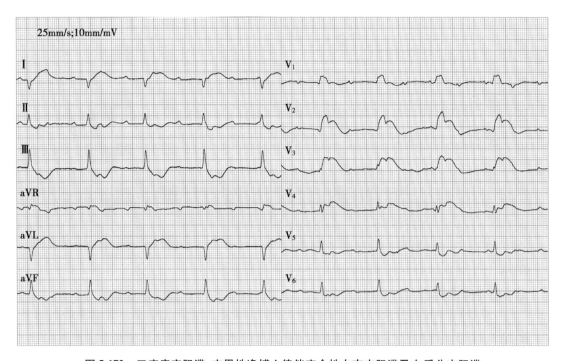

图 5-172　三度房室阻滞，交界性逸搏心律伴完全性右束支阻滞及左后分支阻滞
患者系重症心肌炎。心电图出现多部位传导阻滞，及心肌损伤改变（多个导联 ST 段损伤型抬高）

3. 左前分支阻滞合并左后分支阻滞　可有以下三种类型：①左前分支重于左后分支：心电图表现为完全性左束支阻滞伴电轴显著左偏；②左后分支重于左前分支：心电图表现为完全性左束支阻滞伴电轴显著右偏；③一支为三度阻滞，另一支为二度阻滞：心电图表现为左束支分支阻滞与完全性左束支阻滞交替出现或间歇出现（图 5-173）。其前两种心电图表现只有在完全性左束支阻滞出现以前已有分支阻滞的表现方能诊断。这是因为左束支一度阻滞伴分支阻滞也可产生上述改变。此外，单纯左束支阻滞亦有 10% 伴电轴显著左偏。

（三）三分支阻滞

右束支、左前分支和左后分支同时发生阻滞称为三分支阻滞。如三分支完全阻滞，心电图则表现为三度房室阻滞伴缓慢的室性逸搏心律。不完全的三分支阻滞心电图表现的是：双分支阻滞+房室阻滞。

1. 右束支阻滞+左前分支阻滞+一度或二度的房室阻滞　此型常见。右束支和左前分支通常为三度阻滞，一度或二度的房室阻滞实际系左后分支的一度或二度阻滞所致（图 5-174、5-175）。

2. 右束支阻滞+左后分支阻滞+一度或二度的房室阻滞　此型少见。右束支和左后分支通常为三度阻滞，一度或二度的房室阻滞实际系左前分支的一度或二度阻滞所致。

此外，尚有多种少见的三分支阻滞：如左束支阻滞+电轴左偏+房室阻滞；左束支阻滞+电轴右偏+房室阻滞；间歇性三分支阻滞等。

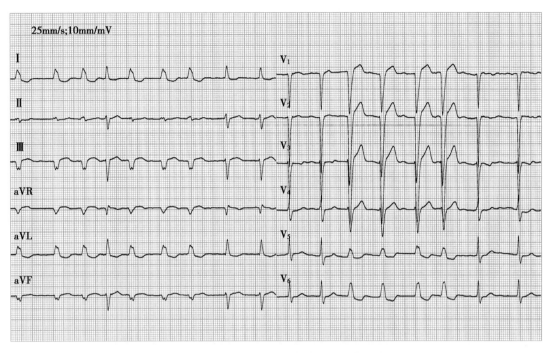

图 5-173　左前分支阻滞合并左后分支阻滞

该图基本心律为心房颤动。下传心室的 QRS 波群或呈完全性左束支阻滞改变或呈左前分支阻滞改变,提示左前分支始终阻滞为三度阻滞,左后分支为间歇性阻滞(二度)

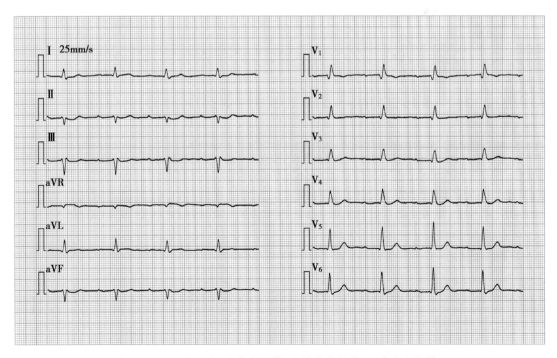

图 5-174　三支阻滞(右束支阻滞+左前分支阻滞+一度房室阻滞)

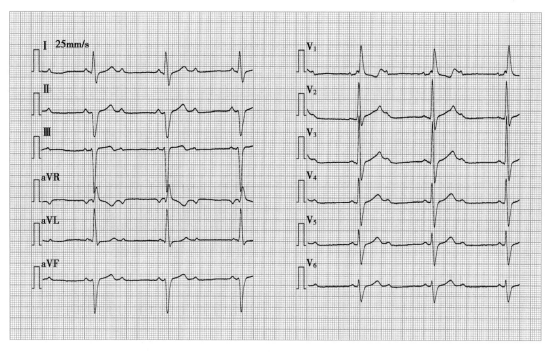

图 5-175   三支阻滞（右束支阻滞+左前分支阻滞+2∶1房室阻滞）

六、不定型室内阻滞

不定型室内阻滞亦称末梢型室内阻滞、非特异性室内阻滞。其心电图特点是 QRS 波群

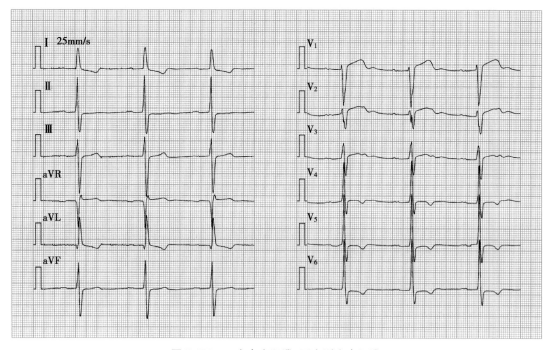

图 5-176   一度房室阻滞，不定型室内阻滞

时间增宽≥0.12秒,形态畸形,但其QRS波群形态既不像左束支阻滞图形,也不像右束支阻滞图形,可伴有ST-T继发性改变及QT间期延长(图5-176)。不定型室内阻滞系室内传导系统的末梢阻滞,其阻滞部位在束支的细小分支以下或普肯耶纤维网,阻滞范围较广泛,有人称之为"心室肌阻滞"。

预激综合征

正常情况下,房室结—希普系统是房室之间电激动唯一的传导通道。预激综合征患者房室间除有正常的房室传导系统外,还存在异常附加的房室传导束(又称为**旁道或旁路**),来自心房的激动可通过正常的传导通路和旁路两条途径同时下传心室。由于旁路特殊的电生理特性,经旁路下传的激动可较早地到达心室,使部分心室肌或全部心室肌(比预计的)提前激动,该现象即**心室预激现象**,又称为**心室预激**,简称**预激**。由于旁路的存在为激动在房室之间折返创造了条件,故此类患者易形成折返性心动过速。对心电图呈心室预激表现、临床上有阵发性室上性心动过速发作者,称为**预激综合征**(pre-excitation syndrome)。另外,有些室上性心动过速患者,心电图不表现有心室预激,但电生理检查发现有能够逆向传导的房室旁道,此被称为隐匿性预激。

预激综合征包括有以下三种类型:典型预激综合征、短 PR 综合征和 Mahaim 型预激综合征。本章节将重点讨论典型预激综合征,对短 PR 综合征和 Mahaim 型预激综合征仅作简要介绍。

典型预激综合征

典型预激综合征亦称经典的预激综合征,1930 年由 Wolff、Parkinson、While 首先报道,故又被称为 **WPW 综合征**。典型预激综合征是各种预激综合征中最常见类型,自然人中发病率为 0.1% ~0.3%,患者中 3% ~4% 的人有家族遗传性,大多数患者年轻时发病,男性多于女性。WPW 综合征患者大多数无器质性心脏病,而伴有器质性心脏病的患者中以先天性心脏病为多见,特别是 Ebstein 畸形。

一、WPW 综合征解剖生理学基础

(一) 解剖基础

早在 1893 年,Kent 即报道了在房室之间,除房室结—希普系统外,另有一股肌束直接连接心房与心室,并认为可能参与房室间电活动的传导。以后临床医学家与解剖学家证实了此现象,并将该房室间异常传导束命名为 **Kent 束**。1975 年,Anderson 等提议用旁路在功能上的起止点为之命名,故传统的 Kent 束现又称为**房室旁路**。关于房室旁路的形成,目前认为是由胚胎发育过程中残存的房室间肌束未能完全退化所致。房室旁路可出现在环绕房室环(除左前间隔)的任何部位(图 5-177),多数位于左侧游离壁。一个患者可存在一条或多条房室旁路。

(二) 房室旁路的电生理特性

房室旁路与正常房室结组织有不同的电生理特性,而与普通心肌类似,属于快反应纤

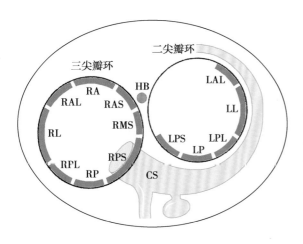

图 5-177　房室旁路位置示意图（心脏左前斜观）

CS：冠状静脉窦；HB：希氏束；LAL：左前侧壁；LL：左侧壁；LPL：左后侧壁；LP：左后壁；LPS：左后间隔；RA：右前壁；RAL：右前侧壁；RL：右侧壁；RPL：右后侧壁；RP：右后壁；RPS：右后间隔；RMS：右中间隔；RAS：右前间隔

维。其主要特点为：①传导速度较快。②传导通常表现为"全或无"的形式。经此下传的心房冲动，要么快速传导，要么突然阻断，没有明显的频率依赖性递减传导。如对快速的心房激动，可出现 2∶1 阻滞，而不会出现传导延缓。③部分房室旁路的不应期较短，且旁路的不应期随心率加快而缩短，此是伴发心房颤动时引起极快速心室反应的机制。部分房室旁路的不应期较长，此是引起顺向型房室折返性心动过速的电生理机制。

然而，近年来研究表明，少部分房室旁路有类似房室结和窦房结的细胞，传导速度较慢，并且具有递减传导特征，类似房室结的传导，阿托品、异丙基肾上腺素和运动能够加速该旁路的传导。

二、WPW 综合征心电图形成机制及其特征

WPW 综合征的心房激动可从房室结—希普系统（正路）与房室旁路两条途径同时下传心室。从正路下传的激动在房室结需经"房室传导延搁"，从旁路下传的激动则快速而直接，先于前者到达心室，引起旁路附着处的心室肌预先除极，形成 QRS 波群起始部的预激波。但该激动在心室内由心肌细胞传导扩布，速度缓慢，故预激波表现得缓慢而粗钝。沿正常房室传导系统下传的冲动，虽到达心室晚，但在心室内传导速度快，快速除极其他部分心室肌，构成 QRS 波群的中、后部分。因此，整个 QRS 波群是激动从两条途径下传，各自激动心室一部分而形成一特殊类型的室性融合波（图 5-178），但因引起心室除极的激动都来自同一起搏点，故又称为单源性室性融合波。该心室激动波可因两条径路各自激动心室肌比例的不同而呈现不同程度的心室融合。WPW 综合征中，若旁路仅引起部分心室肌预先除极，QRS 波形改变较轻，称为不完全性心室预激；若旁路造成全部心室肌提前除极，QRS 波群宽大畸形明显，称为完全性心室预激（图 5-180、5-181）。另外，预激波的大小及 QRS 波群增宽的程度和房室旁路所处位置有关，右侧旁路（与左侧旁路相比）距窦房结较近，窦性激动经其下传更容易，所以右侧旁路所致的预激波相对明显，QRS 波群更宽大。

心电图上，由于心房激动经旁路下传使心室提前除极，故 PR 间期缩短。对于不完全性心室预激，心室除极的开始时间提前，但其除极完毕时间仍和正常相同，故 QRS 波群时间增宽，而 PJ 间期不变仍在正常范围之内（图 5-179）。对于完全性心室预激，QRS 波群时间和 PJ 间期均延长。

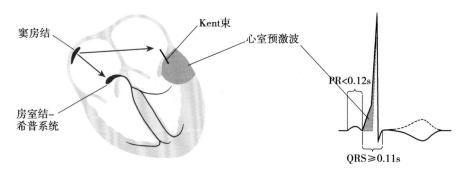

图 5-178　WPW 综合征的心电图特征

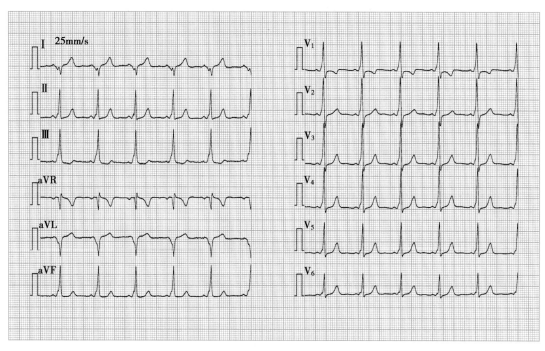

图 5-179　WPW 综合征（左前游离壁旁路）

V₁ 导联 QRS 主波向上，Ⅰ、aVL 导联 Δ 波负向且 QRS 呈 QS 型

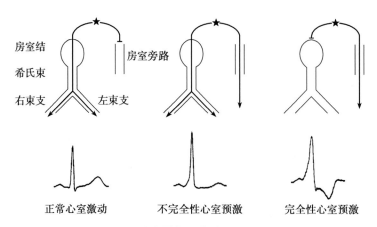

正常心室激动　　　不完全性心室预激　　　完全性心室预激

图 5-180　不完全性与完全性心室预激示意图

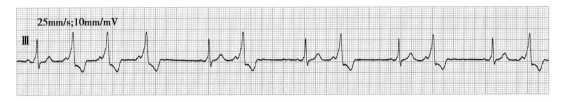

图5-181 不完全性与完全性心室预激

图中两种QRS皆为含有δ波的心室预激波群,其中窦性QRS波群相对较窄是不完全性心室预激,房性早搏的QRS波群相对较宽为完全性心室预激。后者PR间期更短,提示房性异位起搏点位于旁路附近,心室激动更多来自旁路下传

【心电图特征】

1. PR间期<0.12秒。

2. QRS波群起始部可见预激波(又称delta波、δ波及Δ波)。

3. QRS波群时间≥0.11秒。

4. PJ间期正常(<0.27秒),完全性心室预激者,PJ间期延长。

5. 可出现继发性ST-T改变。

如果窦性心律时心电图有以上改变,临床上又有阵发性室上性心动过速发作,称为典型预激综合征(WPW综合征);如果只有以上心电图改变而没有室上性心动过速发作,则称为心室预激。

三、WPW综合征的分型

房室旁路可双向传导。前向传导在窦性心律时显示心室预激,逆向传导常参与房室折返性心动过速,此房室旁路称为显性房室旁路。有些旁路虽有前向传导功能,但其功能较弱,不能持续性前向传导。另有些房室旁路仅有逆传功能而不能前向传导,此旁路称为隐匿性房室旁路。

1. 显性典型预激　心电图呈典型心室预激表现。

2. 间歇性预激　房室旁路的前向传导表现为间歇性,心室预激改变间歇性出现(图5-182)。

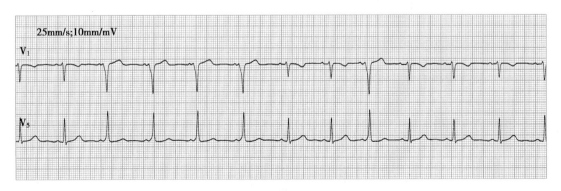

图5-182 间歇性心室预激

　　有些心室预激的出现与心动周期的长度有关,心率慢时或在早搏后的一至数个心搏显示心室预激,部分患者仅在一定的频率范围内显示心室预激。有些房室旁路内存在二度阻滞,若呈2:1阻滞则表现为交替性心室预激(图5-183)。此外,间歇性预激有时表现为预激波在一连串心搏中由小逐渐变大或由大逐渐变小,此称为"手风琴现象"。这是由于激动经旁路和正路下传引起心室除极所占的比例逐渐变化所致。临床电生理检查证实间歇性预激系房室旁路前向传导功能较差所为。

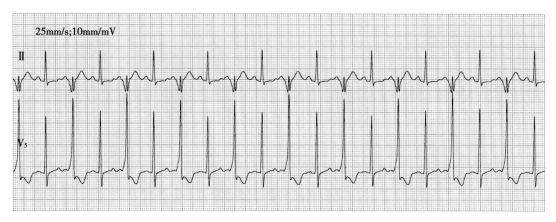

图5-183　2:1心室预激

　　3. 潜在性预激　又称隐性预激,房室旁路虽有前向传导能力,但平时房室旁路不参与激动的传导,心电图不表现心室预激,此旁路称为隐性旁路。出现潜在性预激的主要原因是房室旁路所处位置距离窦房结较远(如旁路位于左侧游离壁),窦性激动经正路传至心室时间短于经旁路的时间。而在房性早搏或其他快速房性心律失常时(房性起搏点邻近房室旁路),或有房室阻滞激动经正路传导时间延长的情况下,房室旁路方显现其前向传导性能,心电图表现出心室预激。

　　4. 隐匿性预激　旁路无前向传导能力,冲动只能循此作逆向传导,心电图上始终不出现心室预激。在发生房扑或房颤时,也不会引起快速心室反应。但这种单向阻滞为激动在房室之间的折返提供了条件。临床上隐匿性预激伴发的室上性心动过速比显性预激更多见,因此,易发生房室折返性心动过速是隐匿性房室旁路的重要临床特点。

四、不同房室旁路的心电图表现

(一) 房室旁路的分型和定位

　　房室旁路可位于环绕房室环四周的不同部位。不同位置的房室旁路,可引起极性(即方向)不同的心室预激波(图5-184),并可对QRS波群形态产生影响。反之,根据心电图表现,可大致推测房室旁路所处位置。传统的旁路定位是Rosenbaum按照胸导联δ波及QRS波群主波的方向提出的分型,此分型相对粗略。自从开展了WPW综合征的心内电生理检查及导管射频消融治疗以后,希望心电图对房室旁路的定位更加精确。近年来,许多国内外学者根据心内电生理检查、心外膜电位标测、手术治疗及射频消融治疗,经与体表心电图对照,提

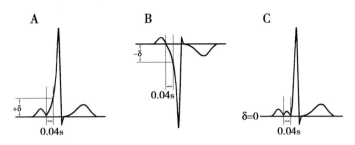

图 5-184 δ波极性的确定

δ波极性以 QRS 起始后 0.04s 处的方向确定。A. 示 0.04s 处在基线上方,δ波极性为+;B. 示 0.04s 处在基下方,δ波极性为−;C. 示 0.04s 处 δ波上升后又回至基线,δ波极性为 0

出了数十种对房室旁路定位的标准。但其更多是在 Rosenbaum 分型的基础上,增加肢体导联 δ 波和 QRS 波群主波方向、QRS 电轴、胸导联 R 波的移行区等特点作为判定旁路的依据。

1. Rosenbaum 分型 1945 年,Rosenbaum 根据胸导联 δ 波的极性和 QRS 波群主波方向,把 WPW 综合征分为 A、B 两型。

A 型:V_1 ~ V_6 导联 δ 波均为正向,QRS 波群主波向上(图 5-186)。提示为左侧房室旁路。

B 型:V_1 ~ V_3 导联 δ 波为负向或正向,QRS 波群主波向下,V_4 ~ V_6 导联 δ 波正向、QRS 波群主波向上(图 5-192)。提示为右侧房室旁路。

后有人把 V_1 ~ V_3 导联 δ 波及 QRS 波群主波向上,而 V_5、V_6 导联出现深 Q 波或 QS 波者称为 C 型。C 型实际上是左侧旁路的一个亚型,其旁路一般位于左心室前侧壁,目前临床已很少作此诊断。Rosenbaum 分型简单易行,可粗略地反映旁路的位置,故仍沿用至今。

2. 新的分型方法 该方法是在 Rosenbaum 分型的基础上,主要通过增加肢体导联 δ 波的极性及 QRS 波群主波方向或形态为旁路定位的方法(图 5-185)。

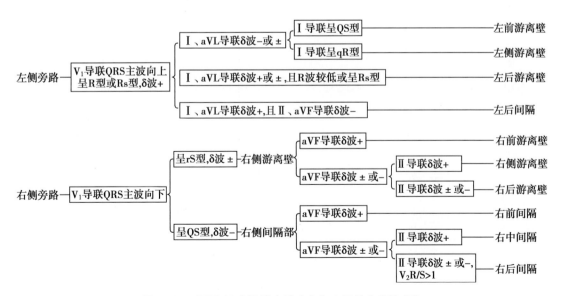

图 5-185 根据 QRS 波群主波方向和 δ 极性为旁路定位

（1）以 V_1 导联定区域：①当 V_1 导联 QRS 主波向上呈 R 或 Rs 型，δ 波为正向时（此相当于 A 型预激），旁路位于左游离壁区；②当 V_1 导联 QRS 主波向下呈 rS 型，δ 波为先正后负时，旁路位于右游离壁区；③当 V_1 导联 QRS 主波向下呈 QS 型，δ 波为负向时，旁路位于右间隔区。后两种情况相当于 B 型预激。

（2）以 I、aVL 导联定左右：①当 I、aVL 导联 δ 波为负向时，旁路位于左侧游离壁。其中若 I 导联呈 QS 型，旁路位于左前游离壁（图 5-179），QS 越深越偏向左前；若 I 导联呈 qR 型，旁路位于左侧游离壁（图 5-196）。②当 I、aVL 导联 δ 波为正向，且 QRS 波为较小的 R 或 Rs 型时，旁路位于左后游离壁（图 5-186）。③当 I、aVL 导联 δ 波为正向，且 II、aVF 导联 δ 波呈负向时，旁路位于左后间隔（此需根据 V_1、V_2 导联的情况排除右后间隔）（图 5-187）。

当 I、aVL 导联 δ 波为正向，且 QRS 波为高大的 R 波时，旁路位于间隔区（图 5-188～5-190）或右侧游离壁（图 5-191～5-193）。

（3）以 II、III、aVF 导联定前后：①依据前两项判定旁路位于左游离壁某区域时，若 II、III、aVF 导联的 δ 波为正向，支持旁路位于左前或左侧游离壁；若为负向，支持旁路位于左后游离壁。②依据前两项判定旁路位于右部时，此时旁路的位置与 II、III、aVF 导联 δ 波的极性有如下关系：旁路位于前方时，3 个导联的 δ 波均为正向（图 5-192）。旁路位置逐渐后移，首先 III 导联 δ 波由正变负，然后 aVF 导联 δ 波也变负。位于后部时，3 个导联 δ 波都变为负向（II 导联也可仍为正向）（图 5-193）。若 II 导联的 δ 波为负向、QRS 呈 QS 型，旁路可能位于冠状静脉窦内。此外，V_1 导联呈 QS 型，但 V_2 导联立即转为 R、Rs 型（R/S>1），此为右后间隔旁路的特点（图 5-190），以此可区别于左后间隔旁路。

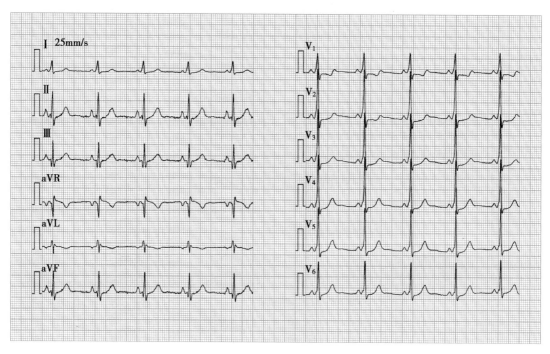

图 5-186　左后游离壁旁路
V_1 导联 QRS 主波向上、δ 波+，I、aVL 导联 δ 波+、QRS 呈 rs 型

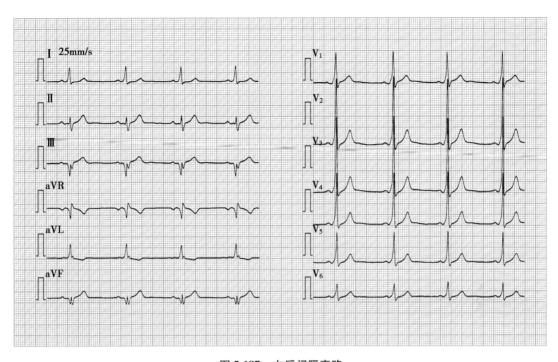

图 5-187　左后间隔旁路

V_1 导联 QRS 主波向上、δ 波+，Ⅰ、aVL 导联 δ 波+，Ⅲ、aVF 导联 δ 波-及Ⅱ导联 δ 波±

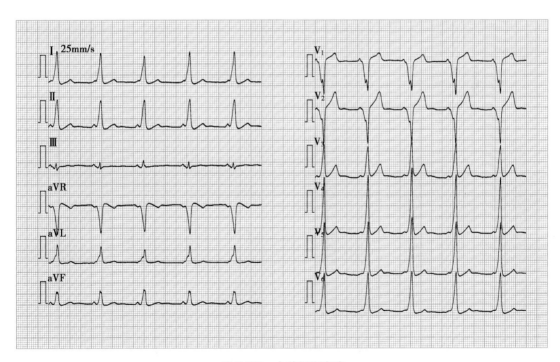

图 5-188　右前间隔旁路

V_1 导联 QRS 呈 QS 型、δ 波-，Ⅰ、aVL 导联 δ 波+，aVF 导联 δ 波+

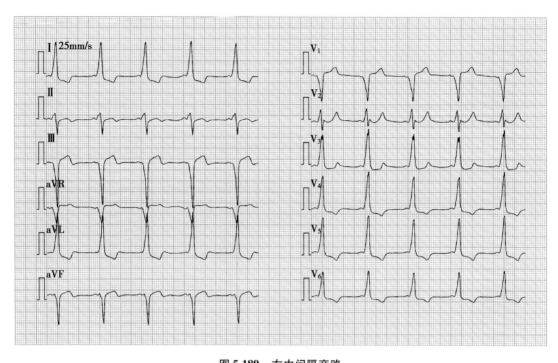

图 5-189　右中间隔旁路

V_1 导联 QRS 呈 QS 型、δ 波－，Ⅰ、aVL 导联 δ 波＋，aVF 导联 δ 波±，Ⅱ 导联 δ 波＋

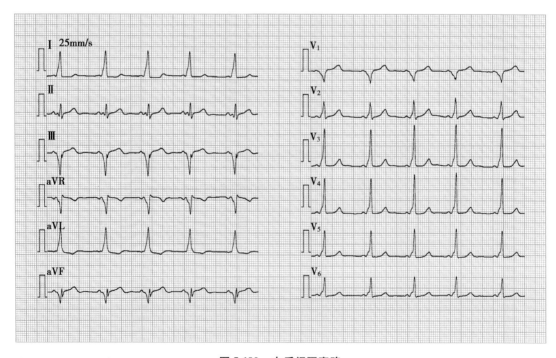

图 5-190　右后间隔旁路

V_1 导联 QRS 呈 QS 型、δ 波－，V_2 导联 R/S＞1，Ⅰ、aVL 导联 δ 波＋，Ⅲ、aVF 导联 δ 波－及 Ⅱ 导联 δ 波±，提示右后间隔旁路。该图 QRS 波群在 Ⅲ、aVF 导联的负向 δ 波较大，貌似下壁心肌梗死的坏死型 Q 波，但各导联 PR 间期缩短多数可见明显 δ 波，以此可与心肌梗死相鉴别

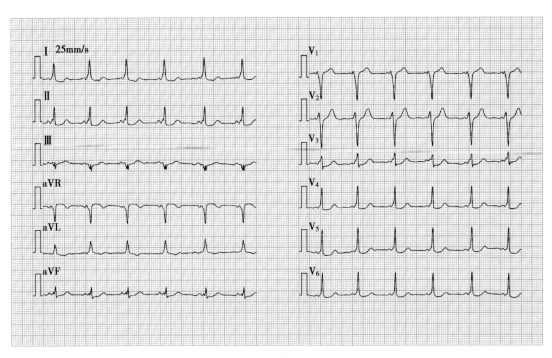

图 5-191　右侧游离壁旁路

V₁ 导联 QRS 主波向下、δ 波+，I 、aVL 导联 δ 波+，aVF 导联 δ 波±，II 导联 δ 波+

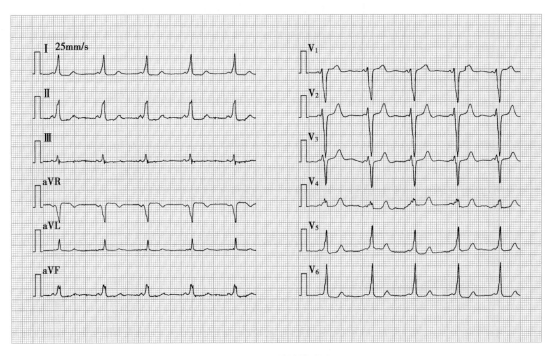

图 5-192　右前游离壁旁路

V₁ 导联 QRS 主波向下、δ 波+，I 、aVL 导联 δ 波+，II 、III 、aVF 导联 δ 波+

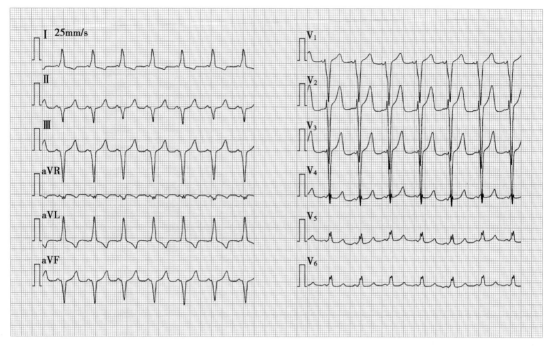

图 5-193　右后游离壁旁路

V_1 导联 QRS 主波向下、δ 波+，Ⅰ、aVL 导联 δ 波+，Ⅱ、Ⅲ、aVF 导联 δ 波−

（4）最后，通过 V_2 和Ⅲ导联的 QRS 波群主波方向对旁路位置进行校正：当 V_2 的 QRS 波群以负向为主，而Ⅲ导联以正向为主，则旁路应位于前方。相反，当 V_2 的 QRS 波群以正向为主，而Ⅲ导联以负向为主，则旁路应位于后方。以这两个导联 QRS 波群形态适当地对右侧房室旁路的前后位置进行校正。

应当指出，尽管人们不断尝试通过心电图的表现判定房室旁路的位置，但常因预激程度较轻、多旁路的存在或因患者同时存在心肌梗死或心室肥厚等情况，使得对旁路的精确定位仍较困难或只能大致推测其位置。在临床实践中，体表心电图对游离壁房室旁路定位大多较准确，对射频消融入路的选择有重要的指导意义。但对于间隔旁路，由于间隔左右两侧旁路引起心电向量方向变化的差异不大，同时还可受患者体型、心脏转位等多因素影响，定位意义相对有限。总之，现阶段旁路的精确定位仍然依赖于心内膜标测定位，不过，随着导管射频消融技术的大量开展，必将推进心电图对房室旁路的定位方法，不断提高其精准度。

（二）多支房室旁路的心电图表现

WPW 综合征患者中有 10%～30% 存在 2 支或 2 支以上旁路。多支旁路可为同侧也可位于左右两侧房室之间，可同为显性旁路也可为既有显性旁路又有隐匿性旁路。多条旁路的存在，可致体表心电图更加复杂，使预激图形或不典型或不显现，且无法用上述（一条旁路）方法予解释。

多支房室旁路的心电图可表现为：①不同时期窦性心律心电图显示的 δ 及 QRS 波形明显不同；②心电图既显示右侧旁路心电图特征，又有左侧旁路心电图改变（如 V_1 导联 δ 波和

QRS 主波均呈负向反映右侧旁路,同时 Ⅰ、aVL 导联 δ 波及 QRS 主波均呈负向提示左侧旁路);③窦性心律 V_1 导联呈 qrS 型或 RR′ 型(图 5-194);④不同时间发生的顺向型房室折返性心动过速,出现两种不同形态的 P′波;⑤出现两种不同的逆向型房室折返性心动过速,其转换时图形类似尖端扭转型室速。

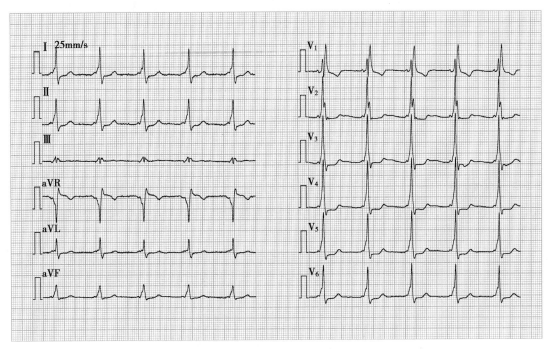

图 5-194　酷似右束支阻滞的心室预激(可能为多支房室旁路)

五、WPW 综合征合并其他异常心电图的诊断及鉴别诊断

(一) 束支传导阻滞

WPW 综合征患者心电图有时类同束支阻滞图形,也可同时合并束支阻滞。

1. WPW 综合征与束支阻滞的鉴别诊断　A 型预激有时颇似右束支阻滞(图 5-194),B 型预激有时颇似左束支阻滞(图 5-193),其鉴别要点如表 5-16。

表 5-16　WPW 综合征与束支阻滞心电图的鉴别		
	WPW 综合征	**束支传导阻滞**
PR 间期	<0.12s	>0.12s
QRS 时间	≥0.11s,异常宽大者少见	常>0.12s,异常宽大者多见
QRS 波群形态	起始部有预激波	虽有错折或粗钝,但起始部无预激波
PJ 间期	≤0.27s(成人正常范围)	常>0.27s
可变性	可变性较大,可以诱发,也可以变为正常	一般恒定,或随病理过程而转变
合并心律失常	常有室上性心动过速发作	多无此并发症

2. WPW 综合征合并束支阻滞　预激合并束支阻滞时心电图可表现为以下两种情况：

（1）房室旁路与阻滞的束支位于同侧：此时束支阻滞心电图常被掩盖而仅显示预激图形。例如 B 型预激掩盖右束支阻滞，A 型预激掩盖左束支阻滞。若心电图 PJ 间期>0.27秒，并在室上性心动过速发作时呈典型束支阻滞图形，则可作为合并束支阻滞的诊断线索。

（2）房室旁路位于阻滞束支的对侧：此时两者图形并存：QRS 波群起始部可见粗钝的预激波，而中部或末部再次出现粗钝示束支阻滞特征。心电图若出现 PJ 间期延长并在心动过速时呈典型束支阻滞图形，则更有助于 WPW 综合征合并束支阻滞的诊断。

（二）心肌梗死

由于 WPW 综合征与心肌梗死都引起心室除极的初始向量发生改变，因此心室预激产生的 δ 波常掩盖或酷似心肌梗死的特征图形。

呈负向的预激波常酷似心肌梗死的坏死 Q 波，易误认为心肌梗死。如 B 型预激 $V_1 \sim V_3$ 呈 QS 型者有时酷似前间壁心肌梗死；Ⅱ、Ⅲ、aVF 导联的负向预激波酷似下壁心肌梗死（图5-190）；有的预激波在 Ⅰ、aVL 导联酷似高侧壁心肌梗死。鉴别时要注意 PR 间期是否缩短，是否存在预激波，QRS 波群有无增宽。并要仔细询问病史，是否有心肌梗死症状及其他诊断依据，心电图是否有心肌梗死的动态演变规律等。

呈正向的预激波常可掩盖心肌梗死的坏死 Q 波。如 A 型预激可掩盖前间壁或下壁心肌梗死。故对 WPW 综合征并发心肌梗死的诊断，在急性期应更多地观察 ST-T 改变及动态演变规律（图5-195），在愈合期要采用消除预激波的方法来观察心电图的原貌，以求确诊。

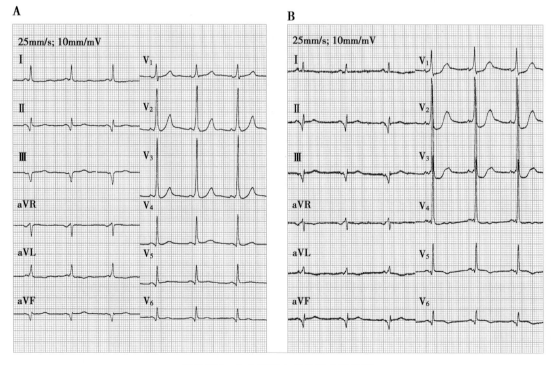

图 5-195　心室预激合并急性心肌梗死

A. 心梗前心电图；B. 突发胸痛。心电图示：V_5、V_6 导联 ST 段弓背向上抬高，T 波倒置。TnI：2.5ng/ml

（三）房室阻滞

预激综合征合并房室传导阻滞时，只要旁路传导功能正常，正路传导阻滞常被掩盖。心电图出现以下表现提示合并房室阻滞：

1. 合并一度房室阻滞　QRS 波群呈完全性心室预激波形，PJ 间期>0.27 秒，而在伴房室折返性心动过速时 QRS 波群正常。

2. 合并二度房室阻滞　预激程度可随房室阻滞比率呈周期性变化。若仅出现 2:1 房室阻滞，心电图呈不完全性与完全性心室预激交替出现：不完全性心室预激代表激动是由正路与旁路同时下传；完全性心室预激代表正常的房室传导中断，激动由旁路下传，心电图不出现 P 波脱落。若旁路和房室结同时出现 2:1 阻滞，P 波则出现 2:1 脱落。

3. 合并三度房室阻滞　窦性激动仅通过房室旁路下传心室，QRS 波群呈完全性心室预激，PJ 间期>0.27 秒，且从不发生房室折返性心动过速，心房或心室调搏亦不能诱发房室折返性心动过速。

六、WPW 综合征伴快速型心律失常

WPW 综合征可并发多种快速型心律失常。

（一）阵发性室上性心动过速

WPW 综合征患者的心房和心室之间至少有两条传导途径，即正常的房室传导系统和异常的房室旁路，为激动在房室间折返提供了解剖上的环路。WPW 综合征中约有80%的患者伴有房室折返性心动过速（图 5-196）。按前传心室径路的不同，房室折返性心动过速分为：由房室结前传心室的顺向型房室折返性心动过速和由旁路前传心室的逆向型房室折返性心动过速。其中顺向型房室折返性心动过速占95%，逆向型房室折返性心动过速仅占 5%。其各自心电图特征详见"异位性心动过速"章节。

此外，WPW 综合征亦可合并房室结双径路，此时出现的阵发性室上性心动过速多数为房室折返性心动过速，少数情况下心动过速为发生在房室结快慢径之间的房室结折返性心动过速，其与房室折返性心动过速的鉴别详见"异位性心动过速"章节。

（二）心房颤动和扑动

WPW 综合征伴心房扑动较为少见（图 5-75），但伴发心房颤动的发生率却相当高（图 5-73、5-74）。据报道，WPW 综合征伴发房颤的发生率达 11%～39%，明显高于普通人群的0.5%～2%。显性预激伴发房颤的发生率高于隐性预激。在旁路成功消融后，房颤的发生率可下降91%，说明 WPW 综合征伴发房颤与旁路的存在有关。

房室旁路的短不应期，使快速的心房激动大部分或全部传入心室，且旁路的不应期可随前一心动周期的缩短而进一步缩短。因此，在 WPW 综合征伴发房颤时，易导致极为快速的心室率，进而影响血流动力学，若不经及时有效的治疗，可恶化为心室颤动而危及生命。

WPW 综合征伴心房颤动的心电图有以下特点：①患者多无器质性心脏病；②房颤多呈阵发性，反复发作；③心室率多呈极快速型，大多超过 180 次/分；④QRS 波群宽大畸形呈心室预激图形，由于经旁路下传与正路下传可形成不同程度的心室融合波，致 QRS 波群增宽的程度具有多变性。心室率越快，旁路下传比例越大，QRS 波群增宽程度越明显。此应注意与房颤并阵

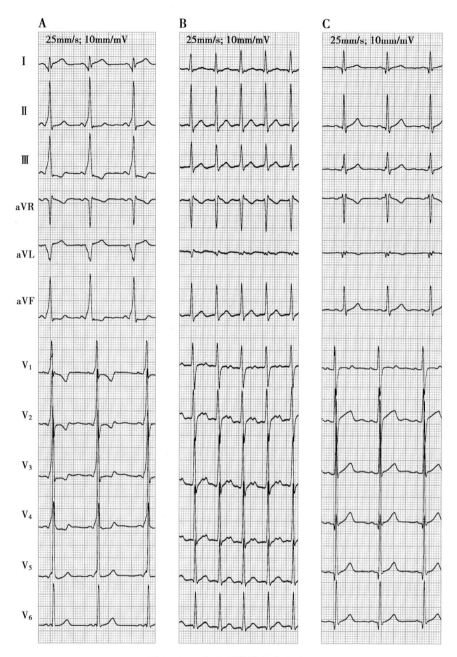

图 5-196　心室预激伴发室上速

A. 窦性心律时显示的心室预激(左侧游离壁);B. 阵发性室上性心动过速发作时;
C. 射频消融术后

发性室速的鉴别(表5-17);⑤使用洋地黄类药物或钙通道阻滞剂,可使心室率更加快速。

(三)　心室颤动和猝死

WPW 综合征伴发房颤可引起极快的心室率,若不及时治疗,可恶化为室颤发生猝死。WPW 综合征发生室颤者约81%有房颤史。发生室颤的主要危险因素与旁路有效不应期过短有关。从旁路下传的激动中,最短的 RR 间期大致反映旁路的有效不应期。旁路的有效不应期或房颤中最短的 RR 间期<0.25 秒,应视为室颤和猝死的高危险者。

表 5-17　WPW 综合征伴房颤与房颤伴室速的鉴别

	WPW 综合征伴房颤	房颤伴室速
心室律	绝对不齐,RR 相差≥0.13s	相对较齐,RR 相差<0.13s
宽 QRS 波群	具有易变性(预激程度的不同)	同源波形相同,偶见心室融合波
窄 QRS 波群	多延迟出现(经正路下传)	多提早出现(心室夺获)
临床情况	有室上速反复发作史,发作前后有典型预激综合征心电图表现	常有器质性心脏病,多在心衰加重、心肌缺血、电解质紊乱等情况下发生

(四) 过早搏动

WPW 综合征患者中,早搏的发生率约为 18%～19%,明显高于健康人,并且多为房性早搏。

WPW 综合征患者易合并早搏的机制尚不明了。其临床意义在于,无论是何种早搏,都可诱发室上性心动过速,故需积极治疗。

七、临床意义

房室旁路所致的心室预激多不引起临床症状,其绝大多数患者是因发作快速心律失常才来医院就诊的,有些是在体检或常规心电图检查中偶然被发现的,临床上多无器质性心脏病。但亦有部分患者可合并心脏病或其他疾病,极少数病例具有家族性或遗传性。WPW 综合征的临床意义主要是因旁路的存在,易并发快速型心律失常,由此对血流动力学产生一定影响。严重者可因心室率过快而发生心力衰竭,或诱发心室颤动而导致猝死(较少见)。越来越多的研究表明,对不伴有快速心律失常的无症状的心室预激,部分患者最终亦会进展为有症状的心律失常,甚至以猝死为首发表现。目前对此类患者的处理仍有争议,大多建议采用电生理检查进行风险评估,高危者在权衡风险与并发症的基础上,选择性地进行射频消融治疗。

短 PR 综合征

临床上有阵发性心动过速的反复发作,平时心电图表现为 PR 间期缩短<0.12 秒,而 QRS 波群正常,这样的病例虽早有报道,但直到 1952 年,Lown、Ganong 和 Levine 三位学者才把它作为综合征描述,故称为 **LGL 综合征**。由于其心电图仅以 PR 间期短为特征,因而又称为**短 PR 综合征**。此类型预激综合征临床上较少见。

一、短 PR 综合征的解剖基础

1. 认为 PR 间期短是有房室结旁路存在　已提出的有三种:①房室结内旁路:即房室结内存在特殊的快速传导纤维;②心房—希氏束旁路:此旁路发自心房,绕过房室结,止于希氏束远端;③James 纤维:1931 年 James 提出后结间束绕过房室结,终止于房室结下部。此虽可以解释 PR 间期缩短,但在射频消融技术开展以来,未证实 James 纤维的存在。因此对其是否存在及其电生理意义,目前仍有争议。

2. 房室结解剖结构短小。

3. 交感神经张力增高。

二、心电图表现

LGL 综合征有 90% 以上是由房室结传导速度加快引起的,希氏束电图表现为 AH 间期缩短。其心房内传导(PA 间期)和希—普系统传导(HV 间期)都是正常的。心电图上表现为 PR 间期缩短,QRS 波群时间形态正常(图 5-197)。

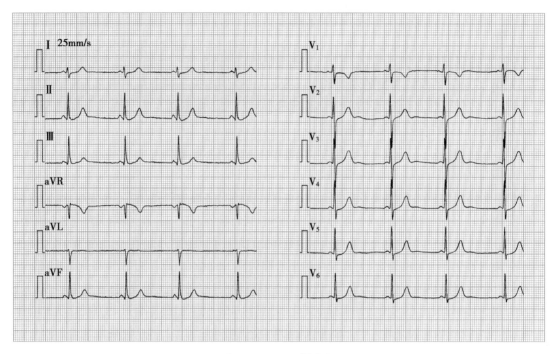

图 5-197　　LGL 综合征

【心电图特征】

1. PR 间期<0.12 秒。

2. QRS 波群时间形态正常。

3. 有阵发性心动过速反复发作,心动过速可以是阵发性室上性心动过速,也可以是心房扑动或是心房颤动。

在有心房内或希氏束以下传导延迟时,PR 间期可>0.12 秒。在伴有束支阻滞时,QRS 波群可宽大畸形。如果只有 PR 间期短而没有心动过速的患者,则可能为正常变异。

三、短 PR 综合征伴发快速型心律失常

LGL 综合征可伴发房室折返性心动过速、房室结折返性心动过速、心房扑动或心房颤动。

在伴发房室折返性心动过速中,由心房、加速传导的房室结、心室和隐匿性房室旁路构成折返环路,经房室结前传心室。由于心动过速是经加速传导的房室结下传的,所以该房室折返性心动过速比 PR 间期正常的房室折返性心动过速的心室率更快。故临床在遇到 RR 间期≤0.25 秒(心室率超过 240 次/分)的房室折返性心动过速时,应考虑有加速的房室结传导的可能。心房—希氏束旁路一般不参与折返性心动过速。

在伴发房室结折返性心动过速中,房室结内快传导纤维作为快径路,正常的房室结组织作为慢径路。由快径前传,心室率极快,常在 200 分/次以上;由慢径前传,心电图与(PR 间期正常的)房室结折返性心动过速无显著差异。

加速房室结传导能加速心室反应。不论是哪种机制引起的 LGL 综合征,在伴发房扑或房颤时,均可以产生快速的心室率,并有可能诱发心室颤动。

Mahaim 型预激综合征

1937 年和 1941 年,Mahaim 等先后报道了从房室结至心室肌的旁路纤维(结—室旁路)和从希氏束至心室肌的旁路纤维(束—室旁路),两者即为传统的 Mahaim(马海姆)纤维,其满意地解释了 PR 间期正常、QRS 起始部有预激波的**变异型预激综合征**(又称 **Mahaim 型预激综合征**)。此类型预激综合征临床少见,约占预激综合征总数的 5% 以下。

之后 Anderson 进一步将 Mahaim 纤维分为结—束、结—室和束—室旁路。而目前仍沿用的 Mahaim 纤维,是对只有前传功能且具有递减传导特征的"慢反应旁路"的总称。其包括:结—束、结—室、束—室、慢传导房—束和慢传导房—室旁路等。在临床上以慢传导房—束旁路和慢传导房—室旁路为常见,结—室旁路和结—束旁路较少见。

在各型 Mahaim 纤维中,除束—室旁路尚未发现参与形成折返性心动过速外,其他各型 Mahaim 纤维都可引起折返性心动过速。其中大部分是由慢传导房—束旁路(也有部分为慢传导房—室旁路)引起,其起自于右心房,止于右束支远端或附近心肌,导致心动过速发作时 QRS 波群呈类似左束支阻滞的形态改变(图 5-198)。

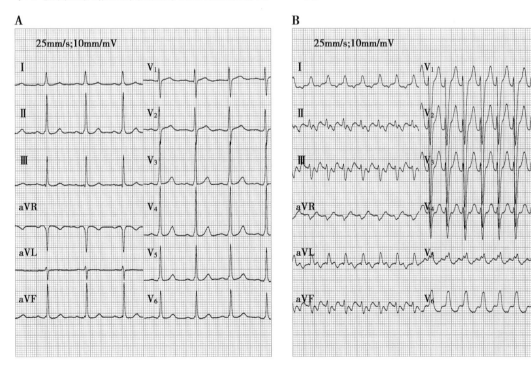

图 5-198 Mahaim 型预激综合征

A. 窦性心律时心电图:PR 间期正常,QRS 波群起始部有 δ 波;B. 心动过速发作时:频率 187 次/分,QRS 波群形态呈左束支阻滞图形

【心电图特征】

1. PR 间期正常。

2. QRS 波群起始部有 δ 波。

3. QRS 波群时间延长或正常。

4. 可伴有继发性 ST-T 改变。

5. 常伴发类似左束支阻滞图形的心动过速。

第六章
起搏心电图

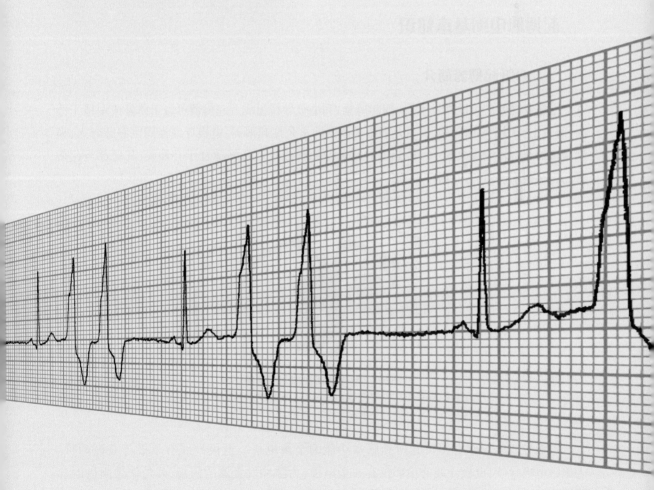

心脏起搏器是一种电子仪器,它通过发放一定频率的低能量电脉冲刺激心脏,使之发生激动及收缩。其功能是在心脏不能正常发出冲动或发生传导障碍时,替代或模拟心脏冲动的形成和传导,以保证心脏不出现过长时间的停搏。以往心脏起搏器主要用于治疗心脏冲动形成或传导异常所导致的严重心动过缓,随着起搏工程技术的发展,起搏器的适应证已从单纯治疗缓慢性心律失常(自动进行心脏程序刺激)扩展到治疗快速性心律失常(超速刺激抑制或电转复治疗)及非心电疾病的治疗(神经介导性晕厥、扩张型心肌病等)。

心脏由起搏器起搏的心电图称为**起搏心电图**。心电图是了解起搏器工作状态是否正常简便而准确的检查手段,也是对植入起搏器的患者进行随访的重要诊断工具。起搏心电图往往较为复杂,这是因为植入起搏器患者的心电图原本就存在心律失常,再加入日趋复杂的起搏功能。分析起搏心电图首先应分析患者自身的心律失常,进而分析起搏器的工作状态及其功能是否正常。本章主要介绍起搏器的基本知识、不同类型起搏器的功能与相应起搏心电图的特点、常见起搏器故障的心电图表现等。

起搏心电图基本知识

一、心脏起搏器简介

心脏起搏系统由脉冲发生器(即起搏器)和电极导线组成。起搏器可置于体外或埋植于体内,前者主要用于临时起搏,后者是埋植于体内的永久性起搏器:电极导线经周围静脉导入,根据起搏器类型将电极放置于心腔表面并紧贴心内膜或经冠状静脉置于心外膜,其尾部与起搏器的连接孔相连,起搏器通常埋植在右侧或左侧胸部皮下组织与胸大肌之间(图6-1)。

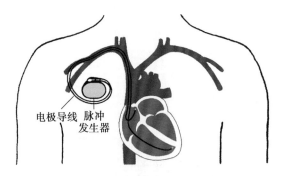

图6-1　双腔起搏器植入示意图
图中心脏起搏器为双腔起搏器,电极导线由右侧头静脉导入,心房、心室电极分别置于右房心耳部及右室心尖部

电极导线的顶部有担负起搏和感知功能的金属电极。电极导线有单极与双极两种。①单极电极导线:电极导线的顶部仅有一个电极,为脉冲发生器的阴极,其与作为阳极的起搏器金属壳构成回路;②双极电极导线:电极导线的顶部有两个电极,其顶端电极为阴极,距其约1cm处的环状电极为阳极,两者构成回路(图6-2)。由于双极导线具有更多优势,因而目前永久起搏器电极导线多采用双极导线。近年来,无导线心脏起搏器已经问世,但因尚未

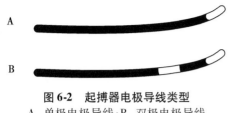

图 6-2　起搏器电极导线类型
A. 单极电极导线；B. 双极电极导线

在临床上广泛应用，故在本文中不作叙述。

　　植入体内的起搏器，可在体外用程序控制器对其起搏频率、起搏脉冲的宽度和幅度、能够感知到的最小信号幅度、起搏模式等起搏参数进行"程控"，改变其工作参数及工作方式，以获得最佳的起搏效果。

二、起搏器类型与编码

　　心脏起搏器根据其起搏心腔分为 4 类。①单腔起搏器：指仅有一根电极导线置于心房或心室进行起搏（一般为右心房起搏或右心室起搏）；②双腔起搏器：指在心房和心室内各置入一根电极导线（右房及右室）工作的起搏器；③三腔起搏器：指有三根电极导线置于心腔，包括右心房+双心室及双心房+右心室两种类型；④四腔起搏器：指有四根电极导线置于心腔，双心房+双心室起搏。

　　随着心脏起搏技术的不断发展，起搏器的工作方式或类型也不断增加，其各种功能日趋复杂。为便于医师、技术人员及患者间的交流，1974 年国际心脏病委员会（ICHD）为不同的起搏器制定了一个三位字母的起搏器编码。1981 年修订扩展成五位编码。1987 年北美心脏起搏与电生理学会（NASPE）与英国心脏起搏与心电生理组（BPEG）对 ICHD 作了修订，形成了 NASPE/BPEG 编码即 **NBG 编码**。目前通用的是 2001 年再次修订的 NBG 编码（表 6-1）。

表 6-1　NBG 起搏器编码（2001 年）

字母序号	Ⅰ	Ⅱ	Ⅲ	Ⅳ	Ⅴ
字母含义	起搏心腔	感知心腔	感知后反应方式	频率应答	多部位起搏
	O 无起搏	O 无感知	O 无反应	O 无频率应答	O 无
	A 心房起搏	A 心房感知	T 触发	R 有频率应答	A 心房多部位起搏
	V 心室起搏	V 心室感知	I 抑制		V 心室多部位起搏
	D 双腔起搏	D 双腔感知	D 双重（触发+抑制）		D 双腔多部位起搏
厂商使用的字母	S 心房或心室	S 心房或心室			

　　通过 NBG 起搏器编码，可对起搏器的类型与功能一目了然，因此，熟悉和记忆 NBG 编码的含义十分重要。例如：VVI 起搏器代表该起搏器起搏部位在心室，并感知心室自身激动，感知到心室自身激动后的反应是抑制脉冲发生器发放一次脉冲；DDD 起搏器表示心房、心室均具有起搏与感知功能，感知心房、心室自身激动后的反应方式是抑制或触发（在不应期内）起搏器发放一次脉冲；VVIR 起搏器表示除具有 VVI 起搏器功能外，其起搏频率可随患者活动和休息的不同状态自动调整（频率应答式起搏功能），以满足机体的生理代谢需要。

三、起搏器的基本功能

　　1. 起搏功能　　起搏功能是指起搏器能够按一定的周期、电压、脉宽发放电脉冲，经电极导线的传导,刺激心脏并使之发生除极。在心电图上表现为起搏信号和其后的心房或心室除极波。通过心电图是否记录到起搏信号可以判定起搏器是否发放了起搏脉冲,并根据起搏脉冲后有无跟随的 P 波或 QRS 波群判定起搏刺激是否激动(或夺获)了心房或心室。

2. 感知功能　感知功能是指起搏器能够检测出一定幅度的自身电活动(P 波或 QRS 波群),并能做出相应的反应。反应的形式有两种:①感知自身激动后抑制起搏器发放一次电脉冲,并引起起搏器发生节律重整。当自身激动的频率较快超过起搏频率时,起搏器就处于连续感知和连续节律重整状态,起搏脉冲的发放被抑制,起搏器暂时处于"静止状态",心电图仅表现自身心律。当起搏器在一定时间里(超过起搏逸搏间期)未感知到电信号,起搏器便发放电脉冲,此即起搏器的"按需功能"。②感知到自身激动后立即触发起搏器发放一次电脉冲,此种反应形式实际应用较少。

四、频率应答功能

频率应答起搏器的起搏频率可以随机体的需要(如不同的生理状态或代谢指标等)自动地调整起搏频率。具有闭环刺激功能的起搏器,可以逐跳感应自主神经系统的变化,对情绪和精神压力也能产生频率反应。频率应答式起搏设有上限频率和下限频率,起搏频率的变化范围处于该上、下限频率之间。

五、起搏心电图图形

心房起搏波形由起搏信号和其后的 P 波组成;心室起搏波形由起搏信号和紧随其后宽大畸形的 QRS 波群组成(希氏束旁起搏除外)。

起搏信号代表脉冲发生器释放出的脉冲电流。在体表心电图上表现为与基线垂直的线状电信号。起搏信号常呈双向的形状,其持续时间短暂,约为 0.5 毫秒,在以寻常的纸速(25mm/s)记录时,这个起搏信号表现为一条垂直线(图 6-3),故又名为"起搏钉"、"钉样信号"。

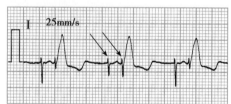

图 6-3　起搏信号与起搏波
图中箭头所指为起搏信号,其后为相应的心房除极波和心室除极波

起搏信号的振幅与起搏器电量输出的大小及起搏器正负极间的距离相关。后者与采用何种电极导线有关:采用双极电极导线,由于正负两极距离短,起搏信号往往较小,有时在体表心电图上都不易发现;采用单极电极导线,正负两极距离较远,起搏信号振幅明显较大(图 6-4)。但因为后者更易受到电磁干扰、肌电干扰等,目前已较少使用。

心房起搏所触发的心房除极波(P 波),其形态与起搏电极安放在右房内的位置有关:电极置于右心房上部起搏,起搏的 P 波形态与窦性 P 波相近;电极置于右心房中部起搏,起搏的 P 波在Ⅱ、Ⅲ、aVF 导联平坦;电极置于右心房下部起搏,起搏的 P 波在Ⅰ导联平坦,在Ⅱ、Ⅲ、aVF 导联倒置。

心室起搏所触发的心室除极波(QRS 波群),其形态多宽大畸形。这是因为心室起搏电

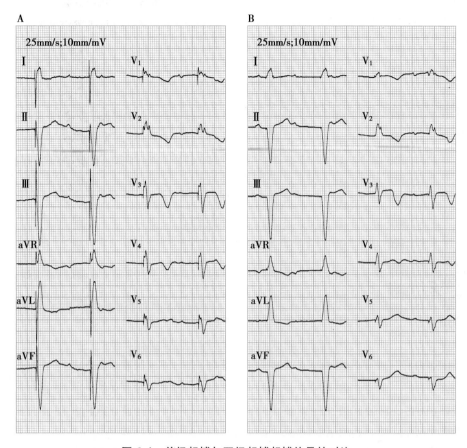

图 6-4 单极起搏与双极起搏起搏信号的对比

A. 图为单极起搏,可见起搏信号较大;B. 图为双极起搏,其起搏信号明显减小

极通常置于右室心尖部或低位间隔部,起搏器释放的刺激首先使右心室除极,之后激动经心室肌传至左心室使之除极,导致心室除极顺序发生改变及心室除极时间出现延长,其情况类似左束支阻滞。因此,右心室起搏产生的 QRS 波群,形态时间改变类似左束支阻滞的图形特征。Ⅰ、aVL 导联 QRS 主波向上,Ⅱ、Ⅲ、aVF 主波向下,而胸导联 QRS 波群有两种形态:①呈左束支阻滞图形:V_1、V_2 导联 QRS 主波向下,V_5、V_6 主波向上;②V_1 ~ V_6 导联 QRS 主波均向下(图 6-9)。后者多于前者,可能是由于心室电极多置于心尖部,心室由前向后除极所致。

大量的临床实践使人们逐步认识到,心尖部起搏存在着左右室电—机械活动的不同步,削弱了左室球体的协调性运动,并可导致心腔扩大及心功能下降等问题,故有学者主张行希氏束或希氏束旁起搏(起搏电极置于间隔部的希氏束或希氏束旁),使起搏刺激能经希—普传导系统下传心室,致左、右心室同步除极与收缩(图 6-5),由此获得更佳的心室生理性起搏。

六、起搏心电图的时间间期

(一) 单腔起搏心电图中的时间间期

起搏心电图中,心房或心室自身的电活动(P 波或 QRS 波群)与其后的起搏信号之间的时

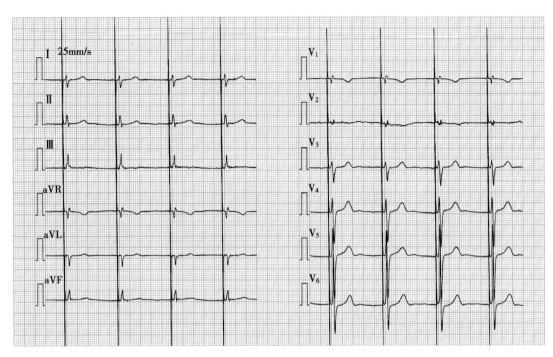

图 6-5　右心室起搏心律（希氏束旁起搏）

患者因"心房颤动伴心室率过缓"植入 VVI 起搏器，心室电极置于右室间隔部希氏束旁。心电图示：VVI 起搏模式，起搏 QRS-T 波群形态时间基本正常。图中起搏信号振幅大，是为有效刺激希氏束将起搏电压调大所致

间间期称为**起搏逸搏间期**，两次连续起搏信号之间的间期称为**起搏间期**（图 6-6）。多数情况下起搏逸搏间期与起搏间期相同，如起搏器启用频率滞后功能，则起搏逸搏间期比起搏间期稍长。起搏频率滞后功能的益处在于保护和鼓励更多的自主心律，并尽可能地节约电能。

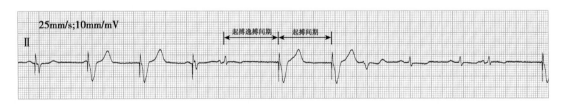

图 6-6　起搏逸搏间期与起搏间期

因未启用频率滞后功能，故该患者的起搏逸搏间期与起搏间期相等。图中可见到不同形态的 QRS 波群，其中第 2、3、6、7 个 QRS 波群为心室起搏图形；第 9、10 个激动为正常窦性 QRS 波群；第 1、4 个 QRS 波群前有窦性 P 波，其 QRS 形态介于上述两者之间，为心室融合波；第 5、11 个激动是房性早搏；第 8 个激动是心室夺获伴室内差异传导

（二）与双腔起搏器有关的术语及时间间期

1. 下限频率　为起搏器允许的最慢心房或心室起搏频率，相当于起搏器的基础起搏频率，故又称基础频率。

2. 上限频率　为起搏器允许的最高心室起搏频率。自身或起搏心房波的频率低于该频率时，心室以同样的频率跟随心房起搏；当自身心房激动频率超过此频率时，便出现起搏器文氏"下传"或 2∶1 下传。因此，上限频率又可看成是该起搏器能以 1∶1 下传的频率上限。

3. AV 间期　又称 AV 延迟,其意义相当于心电图的 PR 间期,是指一个感知或起搏的心房波与继之出现的起搏心室波之间的间期。AV 间期包括:①感知的 P 波至起搏的 QRS 波群之间的间期;②心房和心室两个起搏信号之间的间期。AV 的间期长短可由程控设定。

4. VA 间期　VA 间期等于起搏 AA 间期减去起搏 AV 间期。

5. 心房不应期　指感知或起搏心房波后的一段时间,在此间期内心房感知器关闭,不发生心房感知。心房不应期包含 AV 间期和心室后心房不应期(PVARP)。

6. 心室不应期　指感知或起搏心室波后的一段时间,在此期间内心室感知器关闭,不发生心室感知。

与双腔起搏器有关术语的示意图,见图 6-7。

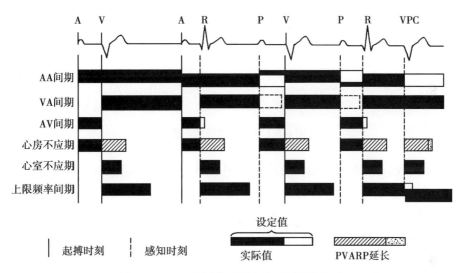

图 6-7　DDD 起搏模式下各计时周期的关系

图中 A 表示心房起搏,V 表示心室起搏,P 表示心房感知,R 表示心室感知,VPC 表示室性早搏,PVARP 表示心室后心房不应期

不同类型起搏器及其心电图表现

随着起搏工程技术的发展,越来越多具有多种功能的起搏器被应用于临床,例如 AAIR、VVIR、DDDR、VVIRV、DDDRA、DDDOV、DDDRD 等,但目前临床上应用最多的仍是表 6-1 中前 3 位字母编码命名的起搏器(图 6-8)。

一、单腔起搏心电图

单腔起搏器有 AAI/AAT、VVI/VVT、AOO、VOO 等类型,其中 AOO、VOO 是心房或心室以固定频率起搏,无感知功能,故可与心房或心室的自身激动产生竞争心律,目前已很少应用。

(一) AAI/AAT 起搏器

AAI/AAT 为心房起搏—心房感知—抑制型/触发型起搏模式,又称心房按需起搏器。AAI/AAT 起搏电极安放于右心房(多置于心耳部),兼有起搏和感知功能。在设定的时间

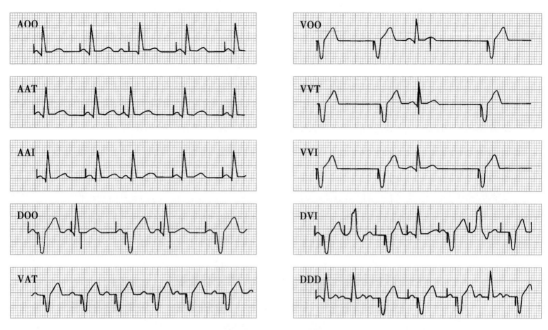

图 6-8   不同起搏模式示意图

（起搏逸搏间期）内若无自身的心房电活动，AAI 与 AAT 两者均能自动地释放一次刺激脉冲起搏心房。在设定的时间内若有自身心房电活动的出现，前者在感知到自身心房电活动后的反应是抑制起搏器发放一次刺激脉冲；而后者的反应是立即触发起搏器发放一次刺激脉冲，但由于该刺激落在心房自身电活动的有效不应期内，因而是无效的。AAI/AAT 起搏器不影响房室顺序收缩，属于生理性或半生理性起搏范畴，其主要适应证为窦房结功能不良而房室传导功能正常的患者。但鉴于病态窦房结综合征患者往往合并有房室结病变，或随病程的进展常出现房室阻滞及室内阻滞，故目前多建议对其直接植入 DDD 起搏器。

AAI/AAT 起搏心电图特点为：①当自身 PP 间期长于起搏逸搏间期时，起搏器发放刺激脉冲引起一个心房除极波（P 波）（图 6-11B）；②每个起搏的 P 波后跟随下传心室的 QRS 波群，其形态呈室上性；③当 PP 间期短于起搏逸搏间期时，起搏器感知心房激动并停止（AAI）或触发（AAT）一次电脉冲的发放。

（二）VVI/VVT 起搏器

VVI 为心室起搏—心室感知—抑制型起搏模式，又称心室按需起搏器。由于 VVI 为心室单腔起搏，与心房收缩无关，失去了房室顺序收缩的生理特性，因此被称为非生理性起搏。VVI 起搏器目前主要应用于房颤伴心室率过缓或伴有长间歇的患者。对于窦性心律伴完全性房室传导阻滞伴心室率过缓的患者，VVI 起搏虽可为心动过缓患者提供心率支持，在某种程度上改善患者的症状，但由于房室失同步，使心房对心室充盈的辅助作用丧失，心输出量降低 20%～30%，对业已存在心功能减退的患者则更为不利，有导致心力衰竭发生或加重的可能，故对这类患者多建议植入 DDD 起搏器。有部分患者在安装 VVI 起搏器后，可出现心悸、头晕、头胀等症状即所谓"**起搏器综合征**"。这主要是由于心房收缩发生在二、三尖瓣已关闭和心室收缩之际，造成心房压力增高，血液逆传至腔静脉和肺静脉系统所致。

　　VVI 起搏器电极多置于右心室心尖部，兼有起搏和感知功能。当自身心率较慢时，起搏器按起搏间期规律地发放刺激脉冲触发心室除极；当自身心率加快，自身的 QRS 波群出现在心室刺激脉冲发放之前时，心室内电极即可感知并抑制起搏器发放一次电脉冲。VVI 起搏心电图特点为：①起搏的 QRS 波群前可见起搏信号；②起搏的 QRS 波群呈宽大畸形类似左束支阻滞及左前分支阻滞图形，$V_1 \sim V_6$ 导联多数表现为以 S 波为主的宽 QRS 波（图 6-9），少数 V_5、V_6 导联呈宽阔和低幅向上的 QRS 波群；③电轴常在 $-30° \sim 90°$ 之间；④继发性 ST-T 改变；⑤当自身激动提前激动心室时，起搏器停止发放一次脉冲；当自身心率与起搏器设定的下限频率接近时，起搏器发放的脉冲和自身的激动可同时到达心室，两者各自触发一部分心室肌除极，形成室性融合波（图 6-10）；当自身心率过缓出现长间歇时，起搏器便按起搏逸搏间期发出刺激脉冲，起搏心室。

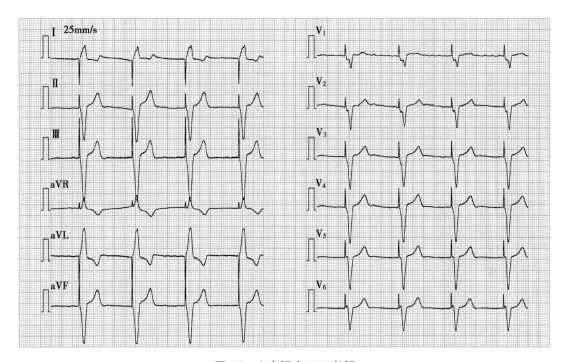

图 6-9　心房颤动，VVI 起搏

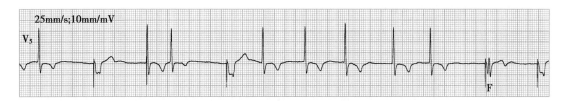

图 6-10　心房颤动，VVI 起搏，室性融合波（F）

　　VVT 为心室起搏—心室感知—触发型起搏模式，与 VVI 的不同之处在于感知自身 QRS 波后立即发放电脉冲，由于该刺激脉冲处在心室肌不应期内，故为无效刺激，但起搏器由此重新安排下一次脉冲周期。最初设计 VVT 起搏器是为了避免心外电信号如骨骼肌电位或无线电波可能对起搏器产生的抑制作用，现代起搏器电路的改进和双极导线的应用大大降低了这种干扰，故 VVT 起搏模式目前已很少采用。

二、双腔起搏心电图

双腔起搏器与单腔起搏器相比,具有更多的生理性功能和更佳的血流动力学效果。双腔起搏器有 VAT、VDD、DVI、DDI、DDD 等类型,其中以 DDD 起搏器功能最完善。目前绝大多数起搏器公司只生产 DDD 起搏器,临床上可根据患者的具体情况,将其程控为不同的起搏模式工作。

(一) VAT 起搏器

VAT 为心房感知—心室起搏模式。心房电极只有感知功能而无起搏功能,心室电极只有起搏功能而无感知功能。其工作原理是:心房电极感知 P 波后,经 AV 延迟,触发心室起搏。VAT 起搏仅适用于窦房结功能正常的完全性房室传导阻滞的患者。但由于其不感知心室电活动,易产生心室竞争心律,故目前已不生产 VAT 起搏器。在安装了 DDD 起搏器的患者中有时可见到该起搏模式(图 6-11C)。

(二) VDD 起搏器

VDD 也是一种心房感知—心室起搏模式。心室电极具有感知和起搏功能,心房电极仅具有感知功能,它与 VAT 起搏模式不同在于它能感知心房和心室两个心腔的电活动,从而克服了 VAT 起搏模式可能与自身心室激动竞争而诱发室性快速心律失常的缺点。但由于心房电极不具备起搏功能而限制了 VDD 起搏器在临床中的使用。

(三) DVI 起搏器

DVI 为房室顺序起搏模式。心室电极具有感知和起搏功能,而心房电极仅具有起搏功能。DVI 模式下,自身心房激动不会抑制心房起搏脉冲的发放,心房起搏脉冲可能落入自身心房律的易损期而触发房性心律失常,故 DVI 起搏器目前已基本不用。而在安装了 DDD 起搏器的患者中有时可见到 DVI 起搏模式,即房室顺序起搏(图 6-11A)。

(四) DDI 起搏器

心房、心室电极均具有起搏与感知功能,感知后的反应均抑制起搏脉冲发放。在设定的 VA 间期(心房起搏逸搏间期)内,若心房电极未感知到自身 P 波,则发放心房起搏脉冲产生一个起搏 P 波,且在此后的 AV 间期内,心室电极若未感知到自身 QRS 波便发放心室起搏脉冲,产生一个起搏 QRS 波群;在设定的 VA 间期内,若心房电极感知到自身心房波(P 波或 f 波)则抑制心房起搏脉冲的发放,同时按照心室起搏间期触发心室起搏。

在 DDI 起搏模式中,AV 间期由心室(低限)起搏间期-VA 间期构成。换言之,DDI 起搏模式没有心房跟踪功能。故当心房电极感知过快的心房率时,不会触发心室起搏,可避免一过性房性心动过速引起的快速心室起搏跟随,此时起搏器以 VVI 模式工作。

(五) DDD 起搏器

心房、心室电极均具有起搏和感知功能,感知后的反应方式为触发和抑制双重反应。DDD 起搏器可以被程控为各种不同的工作模式,也可以根据自身心律的变化自动地转换为 DVI、AAI、VAT、VVI 等不同起搏模式工作(图 6-11)。因其工作模式齐全及不同模式的自动转换功能,故又被称为"全自动"起搏器。当心房电极在设定的 VA 间期内感知到自身 P 波后便抑制心房起搏脉冲的发放,并按设定的 AV 间期触发心室起搏脉冲的发放起搏心室;当心室电极感知到自身 QRS 波后则抑制心室电脉冲的发放,并按 VA 间期触发心房发放电脉冲起搏心房;当出现房颤时,起搏器则可由双腔起搏自动转换为心室单腔起搏(VVI 模式)。

A

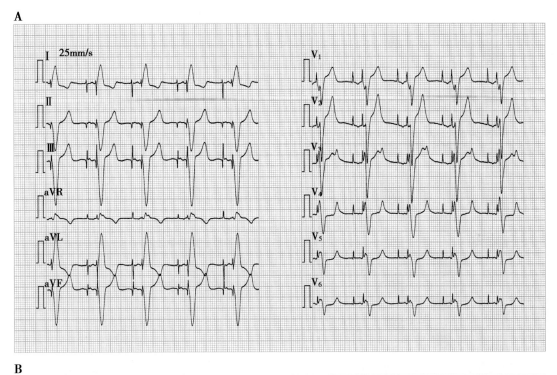

B

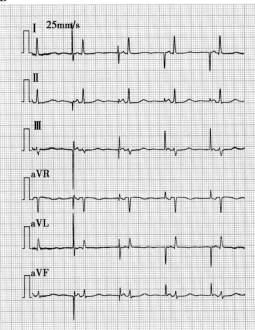
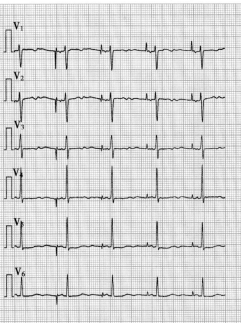

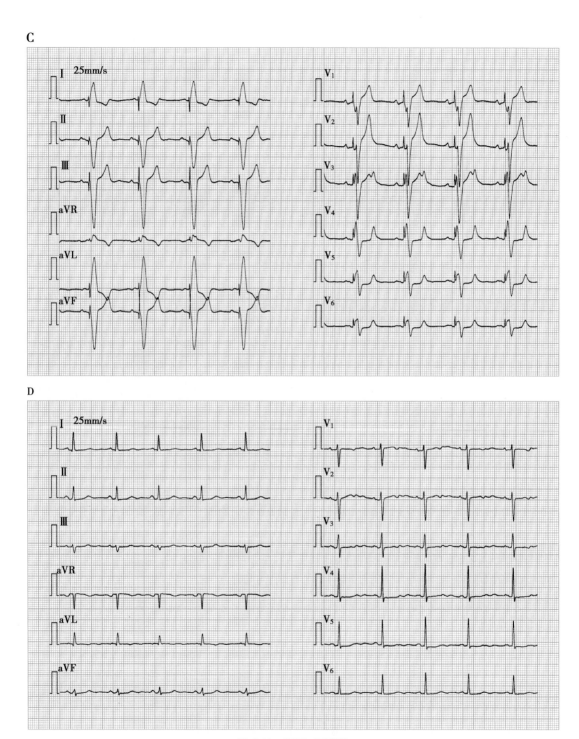

图 6-11　DDD 起搏器

以上 A、B、C、D 为 DDD 起搏器在不同情况下表现出的不同起搏模式。图 A 为房室顺序起搏(DVI)；图 B 为心房起搏-心室下传(AAI)；图 C 为心房感知-心室起搏(VAT)；图 D 为自身窦性心律

DDD 起搏器以何种起搏模式工作取决于患者自身节律的频率、房室传导的状态以及起搏器参数的设置。因此,植入 DDD 起搏器的患者在不同生理状况下可出现不同的心电图表现:①当自身 PP 间期大于起搏间期且房室传导慢于起搏器所设定 AV 延迟时(PR 间期大于 AV 延迟),起搏器以房室顺序起搏的 DVI 模式工作(图 6-11A);②当自身 PP 间期大于起搏间期,但房室传导正常(即 PR 间期小于 AV 延迟)时,起搏器以单纯心房起搏的 AAI 模式工作(图 6-11B);③当自身 PP 间期小于起搏间期,心房电极感知自身 P 波而抑制心房起搏脉冲发放,若房室传导慢于起搏器 AV 延迟时(PR 间期大于 AV 延迟),起搏器以心房感知心室起搏的 VAT 模式工作(图 6-11C);④当自身 PP 间期小于起搏间期,且房室传导快于设定的 AV 延迟时(PR 间期小于 AV 延迟),心房、心室电极均感知并抑制各自电脉冲的发放,心电图表现为自身的窦性心律(图 6-11D)。

三、三腔起搏心电图

三腔起搏目前主要分为双心房+右室起搏与右房+双心室起搏两种类型。前者用于治疗和预防快速性房性心律失常,临床应用较少,本章不作介绍。后者主要用于治疗左、右心室收缩显著不同步的心力衰竭,故又称为心脏再同步治疗(cardiac resynchronization therapy,CRT)。

慢性心衰患者多有传导系统异常(以左束支阻滞常见)而导致两侧心室除极与收缩不同步。心脏再同步治疗是在传统右心房、右心室双心腔起搏基础上增加左心室起搏,遵照一定的房室间期和室间间期顺序发放刺激,以恢复房室、室间和室内运动的同步性,减轻二尖瓣反流,增加心排血量,改善心功能。大量临床研究表明,心脏再同步治疗可改善心衰患者的症状,提高生活质量,并可降低住院率和病死率。心脏再同步治疗目前已成为临床治疗心力衰竭的有效手段。

三腔起搏器系统共有 3 根电极导线。对于右心房+双心室起搏类型,除了在右房、右室各置入一根电极导线外,还通过冠状静脉植入一根电极导线至左心室心外膜(图 6-12)。心房电极在起搏或感知自身心房激动并经设定的 AV 延迟后,由双侧心室电极发放脉冲起搏心室(图 6-13)。

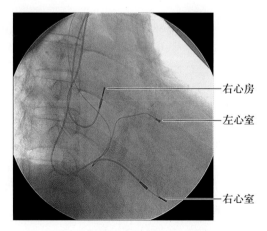

右心房

左心室

右心室

图 6-12　三腔起搏器起搏电极安放的位置
该图为心脏右前斜位透视图

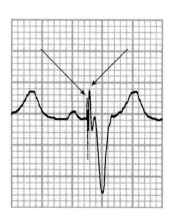

图 6-13　双心室起搏的起搏信号

右房+双心室起搏的心电图主要特点为(图6-14):①心房除极波可为自身激动或心房起搏波,后者P波前有起搏信号;②在心室除极波(QRS波群)前可见时差极短的双心室起搏信号,起搏的QRS波群形态时限接近正常。

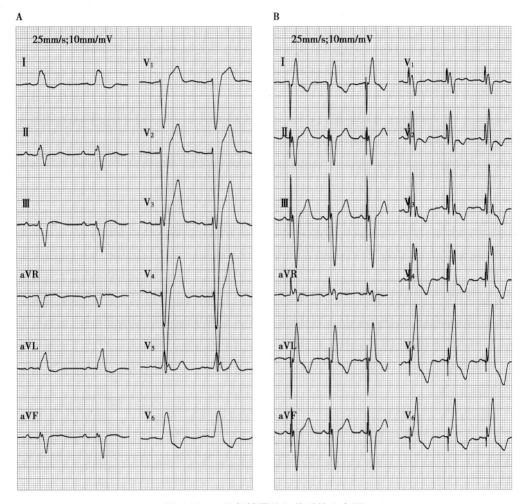

图6-14　三腔起搏器植入前后的心电图

图A:起搏器安装前,心电图示一度房室阻滞,完全性左束支阻滞;图B:为三腔起搏器安装后心电图。图中心房波为自身激动,心室除极波前可见双心室起搏信号,QRS波群的形态时间与术前相比明显正常化

四、抗心动过速起搏器

目前单纯的抗心动过速起搏器已很少用于抗心律失常治疗。对室上性心动过速患者,首选的非药物治疗方法是经皮导管射频消融术。对无基础心脏疾患的特发性室速,射频消融术亦有满意疗效。对于器质性心脏病尤其是心肌梗死后室速的患者,可在植入含有抗心动过速起搏功能的植入型心律转复除颤器(ICD)后,再行射频消融或药物治疗。

起搏系统故障的心电图表现

起搏系统故障主要表现为:起搏功能障碍(如起搏停止、起搏失夺获),起搏频率改变及感知功能障碍。

一、起搏功能障碍

正常的起搏功能是指起搏器能按照感知的信号和自身设定的起搏间期进行起搏。心电图可以判定起搏器是否定时发放起搏脉冲,以及起搏脉冲是否有效地夺获了心房或心室(激发的 P 波或 QRS 波群)。

1. 起搏停止 指起搏器停止发放起搏脉冲。心电图表现为自身激动的周期长于设定的起搏逸搏间期,却不见起搏信号。

2. 起搏失夺获 又称为无效起搏。心电图上可见心房或心室起搏信号,但其后无激发的 P 波或 QRS 波(图 6-15、6-16)。间歇起搏的心电图表现:在规则而连续起搏中,偶尔或间歇的发生刺激信号后不跟随心房或心室除极波(无 P 波或 QRS 波群)。

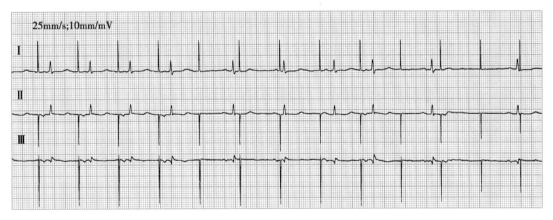

图 6-15 心房起搏与感知功能障碍

这是一位起搏器植入 2 个月后患者的心电图。图中可见初始的 4 次心房起搏功能正常;而第 5、10、12 个起搏信号后无起搏 P 波,提示心房起搏功能障碍。第 6、7、11、13 个起搏信号落在自身 P 波后,提示心房感知功能障碍。在其后进行的检查中发现心房电极脱位

3. 临床意义 起搏停止可见于电极导线与起搏器接触不良、电极导线断裂、起搏器电池耗竭等情况。起搏失夺获最常见的原因是电极导线移位或与心肌接触不良。此外,起搏器植入早期由于心肌组织的炎症和水肿,晚期由于电极周围心肌纤维化,造成起搏阈值增高而发生局部起搏脉冲传出阻滞,也可导致起搏失夺获。

起搏失夺获仅零星出现可不引起明显症状,多在起搏器的定期随访中发现。若起搏失夺获突然发生或历时持久或起搏停止,而又无自身激动出现,则可引起患者头晕、乏力或晕厥,甚至猝死。因此,及时发现起搏系统起搏故障并及时作适当处理有重要意义。

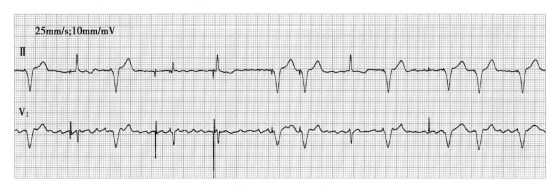

图 6-16　心室起搏与感知功能障碍

二、起搏频率的改变

起搏频率改变指起搏器发放脉冲的频率变慢、变快或不规则。

当发现起搏器发放脉冲的频率较设定值变慢或变快超过 10%，或脉冲节律出现明显的不规则，是更换起搏器的一个指征。当起搏器电池耗竭时，心电图表现为起搏频率下降，随后起搏器可自动转换工作方式至 VVI 或 DOO（此为起搏器的支持方式），最后过渡至电池完全耗竭，起搏器停止工作。较老型号的起搏器在电池耗竭前，常会发生刺激频率明显加快，即所谓的"**起搏器奔放**"。起搏器奔放是一种突发事件，刺激频率虽明显加快，但往往刺激强度减小，不足以夺获心室，在心电图上表现为连续出现的快速而无效的刺激信号。有时奔放的起搏器刺激可连续地夺获心室，导致危险的起搏的室性心动过速，出现该情况必须立即更换起搏器。目前新型起搏器已很少发生这类起搏器奔放事件。

但下列起搏频率改变属起搏器正常功能：双腔起搏的患者发生窦性心律不齐或房性心律失常时，经设定的 AV 延迟后触发心室起搏而引起起搏频率不规则；对于频率适应性起搏器，其根据机体代谢或运动的需要，起搏器发放脉冲的频率可发生改变；目前起搏器均设定睡眠功能，白天与夜间的起搏频率不同；起搏器的滞后功能；起搏器对其介导的心动过速的干预功能等。

三、感知功能障碍

起搏器感知功能异常分为感知过度和感知不良两种。

1. 感知过度　又称超感知，指起搏器对不应该感知到的信号发生感知。引起感知过度的干扰源有内源性与外源性两种。内源性干扰包括肌电信号、T 波及心电的交叉感知，后者指心房电极感知心室信号或心室电极感知心房信号；外源性干扰包括电磁波干扰（如医源性电磁波、移动电话信号等）及交流电等。

感知过度时心电图可表现为：①心房或心室起搏脉冲信号的间距不规则延长，这是因为感知后对起搏脉冲发放产生抑制的结果；②心房超感知后经 AV 间期触发心室起搏，甚至引发起搏器介导性心动过速。

2. 感知不良　又称感知低下，指起搏器对心脏自身的 P 波或 QRS 波群不能感知，仍按（设定的）起搏间期发放脉冲。感知不良的主要原因是电极导线放置的位置不当，也可因起搏器的感知灵敏度设置过低而导致感知不良。

感知不良时心电图表现为:自身 P 波或 QRS 波后,仍然出现心房或心室起搏脉冲信号,且此信号可落在自身 P 波或 QRS 波群内或其后的不同部位(图 6-15、6-16)。

起搏器介导性心动过速

起搏器介导性心动过速又称起搏器环行运动心动过速。在安装双腔起搏器的患者,如果起搏的或自身的心室除极波发生室房逆向传导,则可能发生由起搏器参与的环行运动性心动过速。其发生机制为:心室激动经房室结逆传至心房,产生的逆行 P′ 波,可被有感知功能的心房电极所感知,在经设定的 AV 延迟后由心室电极发放脉冲触发心室起搏,之后心室激动再逆传心房产生逆行 P′ 波,如此循环往复,形成起搏器介导性的心动过速(图 6-17)。

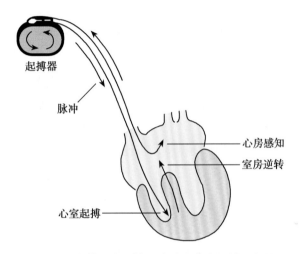

图 6-17　起搏器介导性心动过速发生机制示意图

起搏器介导性的心动过速常由室性早搏诱发,室性早搏逆传心房产生 P′ 波,起搏器心房感知心室触发而引起心动过速。此外,房性早搏或起搏的 QRS 波逆传心房也可导致起搏器介导性的心动过速(图 6-18)。

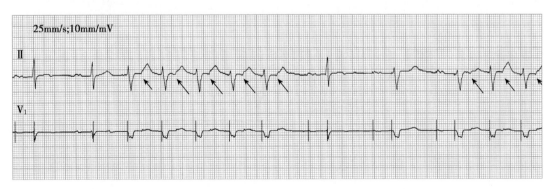

图 6-18　起搏器介导性心动过速

图中第 3 个 QRS 前可见提前的房性 P′ 波,其被心房电极感知经 AV 延迟后由心室电极发放脉冲触发心室起搏,在起搏 QRS 的 ST 段上可见室房逆传的 P′ 波(箭头所指),此逆行 P′ 波再次被心房电极感知并触发心室起搏,如此往复形成起搏器介导性的心动过速。图中第 10 个 QRS(起搏)亦发生逆传心房而诱发心动过速

第七章
小儿心电图

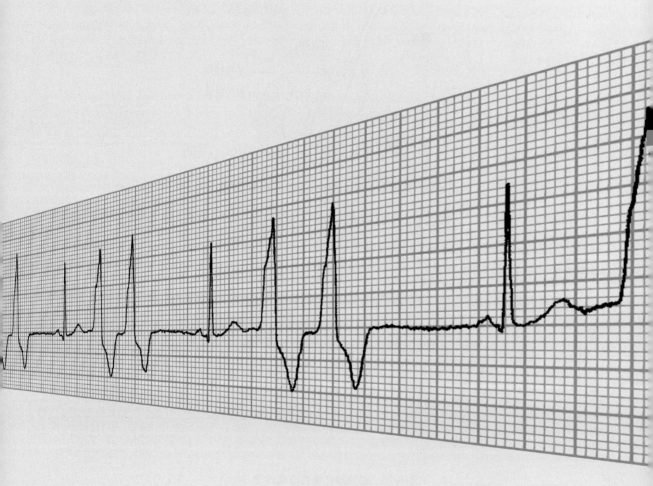

概述

　　小儿作为特殊群体,其心电图与成人相比存在较大差异(尤其是新生儿、婴幼儿),年龄越小差异越大,随着年龄增长,差异逐渐缩小。对于成人,其心电图正常与否,可通过相对恒定的标准去衡量和判断,而对于处在不断生长发育的小儿,由于其解剖、生理特点随着年龄的增加而变化,心电图很多指标在不同年龄组有着不同的正常标准。

　　与成人相比,小儿心电图主要有以下特点(图7-1):①由于新陈代谢旺盛,交感神经相对占优势,所以心率较快;②新生儿(出生 28 天内)及婴儿(1 岁以内)以右心房、右心室占优势,心电图表现为 P 波增高、电轴右偏;③因胸壁较薄、膈肌较高,故胸导联 QRS 电压较高;④小儿心肌的除极与复极以及激动的传导均较快,因而心电图各波、段的时限也较成人短;⑤受自主神经影响,小儿窦性心律失常较成人常见。此外,在心血管疾病发生率方面,成人心血管疾病中以获得性心血管病多见,如冠心病、原发性高血压、肺心病等,小儿心血管疾病则以先天性心血管病常见。

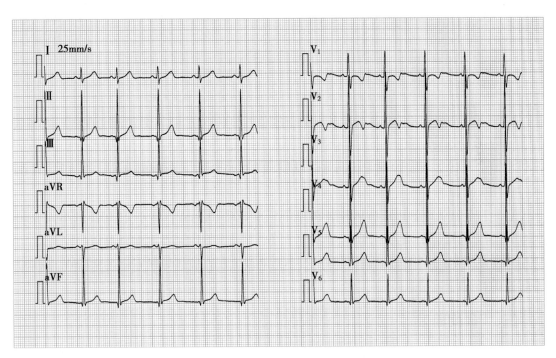

图 7-1　正常儿童心电图(5 岁,男性)

小儿正常心电图

　　小儿正常心电图的诊断标准目前尚无统一,以下提供的标准仅供参考。

一、心率

小儿心率较成人快,且各年龄组的心率范围变化幅度较大。一般来说,出生后 1 周内的新生儿心率较慢,出生后 1 周～1 个月心率最快,以后随着年龄的增长心率再逐渐减慢。10岁以后大致接近成人的心率水平。正常小儿各年龄组心率的正常范围见表 7-1。

表 7-1 各年龄组儿童心率的正常范围(次/分)

年龄	平均值	最小值～最大值	年龄	平均值	最小值～最大值
0～1 天	127.9	88～158	1～2 岁	119.2	85～187
1～7 天	116.5	85～162	2～3 岁	108.8	75～133
7～30 天	146.0	115～172	3～5 岁	100.8	71～133
			5～7 岁	91.7	68～125
1～3 个月	139.5	111～167	7～10 岁	88.9	64～123
3～6 个月	130.0	105～158	10～12 岁	82.3	52～115
6～12 个月	124.8	109～154	12～14 岁(男)	77.4	58～102
			(女)	87.3	55～109

二、P 波

1. 形态　与成人相比较高尖。其方向,在 I、V_6 导联直立,aVR 倒置,II、aVF、V_5 大多数直立,个别呈双向或平坦。

2. 时间　成人 P 波时间≤0.11 秒。在小儿,年龄越小 P 波时限越短。婴儿应<0.09秒,儿童应<0.10 秒。

3. 电压　成人 P 波电压肢体导联<0.25mV,胸导联<0.2mV。在小儿,年龄越小,P 波电压越高,新生儿可达 0.21～0.25mV,最高达 0.3mV。此可能与新生儿肺动脉压仍较高,右心房相对较大有关。3 个月后 P 波电压降低,小儿 P 波电压在肢体导联不超过 0.2mV,胸导联不超过 0.15mV。

三、PR 间期

小儿的 PR 间期较成人为短。其时限随年龄和心率而变化,与年龄成正比,与心率成反比。各年龄组的 PR 间期正常最高值见表 2-1。

四、QRS 波群

1. 形态　婴幼儿多呈右室占优势的图形特征:V_1、V_3R 导联多出现高 R 波呈 Rs 或 R型,R/S>1(表 7-2);V_5、V_6 导联多出现深 S 波呈 rS 或 RS 型,R/S<1;aVR 导联 R 波增高,R/Q 或 R/S>1;I、aVL 导联有深 S 波,III、aVF 导联出现高 R 波,电轴右偏。

表 7-2　各年龄组儿童 V_1 导联 R/S 比值的最大值

	出生~6 天	7 天~6 个月	7~12 个月	1~4 岁	5~13 岁	14~17 岁
R/S 比值	5.0	12.0	7.0	3.0	1.5	1.1

2. 时间　成人 QRS 波群时间≤0.11 秒。新生儿≤0.07 秒,10 岁以内≤0.08 秒,10 岁以上≤0.10 秒。$VAT v_1$≤0.03 秒;$VAT v_5$ 在 1 岁以内≤0.03 秒,1 岁以上≤0.04 秒。

3. 电压　小儿 QRS 波群电压(尤其是右胸导联)较成人增高。

(1) 肢体导联:在成人,$R_I + S_{III}$>2.5mV,$R_{II} + R_{III}$>4.0mV,R_{aVL}>1.2mV,R_{aVF}>2.0mV,提示左心室肥大。在小儿,一般认为,$R_I + S_{III}$>3.0mV,$R_{II} + R_{III}$>4.5mV,R_I、R_{II}、R_{aVL} 均>2.0mV,才提示有左心室肥大的可能。

(2) 胸导联:在成人 Rv_1>1.0mV 提示右心室肥大,而在小儿 Rv_1>2.0mV 才考虑为右心室肥大;在成人 Rv_5>2.5mV、$Rv_5 + Sv_1$>4.0mV(>3.5mV 女性)提示左心室肥大,而在小儿 3 岁以内 Rv_5>3.0mV、$Rv_5 + Sv_1$>4.5mV,3 岁以上 Rv_5>3.5mV、$Rv_5 + Sv_1$>5.0mV,才考虑为左心室肥大。

4. Q 波　婴幼儿期,特别是在 3 个月以内的婴儿,常于 II、III、aVF 导联出现 Q 波,振幅大于 R 波的 1/4,但时限均小于 0.04 秒,其随着年龄的增长有减小的趋势。婴儿 I、aVL 导联不应出现 Q 波,一旦出现则为病理性的,提示患儿存在左冠状动脉起源于肺动脉先天畸形的可能。右胸导联出现 Q 波肯定是病理性的,常与右心室肥大有关。

5. 电轴　正常小儿的电轴范围较广,婴幼儿右心室占优势明显且心脏多呈垂悬型,年龄越小,电轴越右偏。一般认为,3 个月以内婴儿>+140°,3 个月~14 岁>+120°,考虑为电轴右偏;新生儿<+60°,1~3 个月<+20°,3 个月~14 岁<0°,考虑为电轴左偏。

五、ST 段

正常小儿的 ST 段多数无偏移,对异常偏移的判断标准,与成人相近。在成人:ST 段上抬,V_1~V_3 导联可达 0.3mV,其他导联≤0.1mV;ST 段下移≤0.05mV。在小儿:ST 段上抬,肢体导联≤0.1mV,胸导联≤0.2mV;ST 段下移一般也不超过 0.05mV。

六、T 波

婴儿右胸导联 T 波与成人相差较大。新生儿 V_1 导联 T 波常常直立,4~7 天转为倒置,倒置的 T 波持续到 7 岁,1 个月~7 岁 V_1 导联 T 波直立,常提示右心室肥大。V_2~V_4 导联 T 波可直立、双向或倒置,但随年龄的增长后者逐渐转为直立,有些人到成年后 T 波仍然倒置,称之为持续性幼稚型 T 波。有些小儿在 V_2、V_3 导联 T 波呈双峰,其形态常表现为第一峰较宽钝,第二峰较窄尖,后者易误认为是未下传的 P 波(图 7-2),此在小儿属正常变异,无临床意义。其他导联 T 波的形态与成人相同,如 I、II、V_5~V_6 导联 T 波直立,aVR 倒置。

七、QT 间期

小儿 QT 间期较成人短,随年龄的增长 QT 间期有所延长。但 QT 间期更主要的是

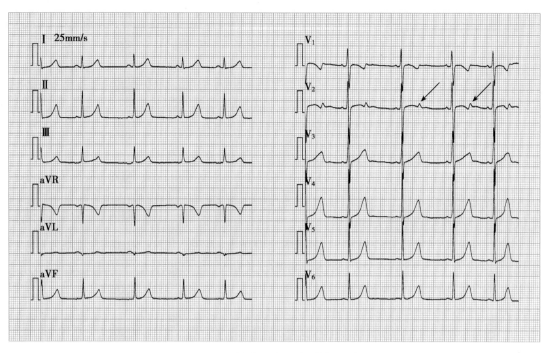

图 7-2   V$_2$导联双峰 T 波（伪性 P 波）

该图 V$_2$ 导联 T 波呈双峰，其第二峰窄尖，类似有 P 波重叠在 T 波内，须注意鉴别

受心率的影响，故判断 QT 间期是否异常，须校正心率对 QT 间期的影响，其他如年龄、性别的影响可忽略不计。经心率校正后的 QT 间期称 QTc，目前常用的是 Bazett 校正公式：$QTc = QT / \sqrt{RR\ 间期}$。正常儿童 QTc 不超过 0.425 秒。

八、U 波

U 波的出现率与年龄及心率有关。新生儿出现率最低，以后随年龄增加而增加。心率快时 U 波的出现率低，心率慢时 U 波的出现率高。

小儿异常心电图

一、心房肥大

（一）右心房肥大

心电图主要表现为 P 波高尖：在 Ⅱ、Ⅲ、aVF 导联振幅≥0.20mV，新生儿≥0.25mV；在右胸导联 P 波正向波振幅≥0.15mV，新生儿≥0.20mV。

小儿右心房肥大常见于先天性心脏病，其 P 波改变又称为**先天性 P 波**。需要指出的是，有些新生儿 P 波电压>0.25mV 但并无心脏疾患，故在诊断右房肥大时要结合临床。

（二）左心房肥大

心电图表现：

1. P 波时限延长,婴儿≥0.09 秒,儿童≥0.10 秒。

2. P 波出现双峰或切迹,两峰之间时距婴儿≥0.03 秒,儿童≥0.04 秒。

3. V_1 导联 P 波的负向波增大:Ptf-V_1≤-0.02mm·s 或负向 P 波振幅≥0.1mV。

(三) 双侧心房肥大

心电图同时具有左房和右房肥大的特点,即 P 波振幅增大和 P 波时间延长。

二、心室肥大

由于小儿胸壁薄,肺泡含气量少,心脏靠近胸壁且接触面积大等原因,因而小儿心电图胸导联电压较成人高。另外,胎儿时期肺处于萎缩状态,肺循环阻力大,肺动脉压力高,右心室负荷重,而体循环压力相对较低,左心室负荷轻,故以右心室占优势。胎儿出生后肺开始呼吸,肺循环阻力下降,右室负荷逐渐减小,体循环阻力增加,左心室负荷加重,故随着小儿的生长,心电图上表现出由右心室占优势逐渐转为以左心室占优势的图形改变。由于上述原因,小儿有着与成人不同的且更为复杂的心室肥大诊断标准。

(一) 右心室肥大

1. QRS 波群形态 ①右胸导联 QRS 波群主波向上,V_1、V_3R 导联呈 qR、Rs 或 RS 型,V_1 导联 R/S 比值超过相应年龄的最大值(表 7-2);②左胸导联 QRS 波群主波向下,V_5 导联 R/S <1;③肢体导联中 aVR 导联 QRS 波群主波向上,R/Q 或 R/S>1,Ⅰ、Ⅱ、Ⅲ 导联主波向下皆呈 S 波为主的图形。

2. QRS 波群电压 V_1 导联 R 波振幅增高,1 个月 ~ 4 岁 Rv_1≥2.5mV,5 ~ 17 岁 Rv_1 ≥2.0mV。

3. QRS 波群时间 V_1 导联 VAT>0.03 秒。

4. QRS 电轴 电轴右偏,婴儿>+140°,儿童>+120°。

5. ST-T 改变 ①5 天 ~ 6 岁,Tv_1 直立;②年长儿童,在右胸导联 R 波增高的同时 ST 段下移,T 波倒置。

(二) 左心室肥大

除新生儿外,小儿左室室壁厚于右室。当左心室肥大时,左室除极顺序并无改变,故对 QRS 波群形态无明显影响,而左室除极向量的增大,主要造成相应导联 QRS 波群电压增大。心电图表现如下:

1. QRS 波群电压增高

(1) 胸导联:①Rv_5、v_6振幅增高,3 岁以下 R 波振幅>3.0mV,3 岁以上>3.5mV;②Sv_1增深>2.0mV;③Rv_5+Sv_1:3 岁以下>4.5mV,3 岁以上>5.0mV。

(2) 肢体导联:①$R_Ⅰ$+$S_Ⅲ$>3.0mV;②$R_Ⅱ$+$R_Ⅲ$>4.5mV;③R_{aVL}>2.0mV;④R_{aVF}>2.5mV。

2. 左胸导联 Q 波增深 部分病例为室间隔肥厚,使向右前的初始除极向量增大,造成 V_5、V_6导联 Q 波增深>0.45mV。

3. QRS 波群时间 V_5 导联 VAT>0.04 秒。

4. QRS 电轴 电轴左偏,婴儿<+30°,儿童<0°。

5. ST-T 改变 左胸导联 ST 段下移,T 波倒置。

在以上各项指标中,以 QRS 波群电压指标最敏感,特别是小儿胸导联的电压更易受多种因素影响,出现假阳性。如果仅有左胸导联 QRS 波群电压一项指标超过正常范围,诊断左心室肥大要慎重。如果胸导联及肢体导联多项电压指标均超过正常范围,或除电压指标外还有多项其他指标也不正常,诊断的准确性方较大。

(三) 双侧心室肥大

双侧心室肥大有时因方向相反的除极向量的相互抵消,而无心室肥大的表现,或仅表现为(肥大占优势)一侧的心室肥大。

下列任何一条均提示双侧心室肥大:①胸导联同时有双侧心室肥大的心电图改变;②胸导联有左室肥大的表现,但额面 QRS 电轴右偏;③左胸导联有左室肥大的表现,但 V$_5$ 导联 S>R,aVR 导联 R>Q;④心电图有确切的右室肥大表现,但左胸导联仍表现有 R 波电压增高;⑤心电图有明显的右室肥大表现,但在胸导过渡导联和(或)两个以上的肢体导联有大的双向 QRS 波群(Kate-Wachtel 征);⑥有右室肥大的心电图表现,但 V$_1$ 导联 P 波终末电势增大(应除外二尖瓣狭窄)。

三、小儿心律失常

由于小儿生理解剖特点的不同,小儿心律失常有着自身的一些特点,但总体与成人差别不大,掌握成人心律失常的心电图特点及分析方法就应当会分析小儿心律失常。本文仅简单介绍几种小儿常见的心律失常及与成人的主要差异。

(一) 窦性心动过速与窦性心动过缓

小儿心率较成人快,且不同年龄段有不同的正常范围(表 7-1)。为便于临床应用,窦性心动过速与窦性心动过缓通常采用以下诊断标准(表 7-3)。

表 7-3 小儿窦性心动过速与窦性心动过缓的诊断标准(次/分)

	1 岁以下	1~3 岁	3~6 岁	6 岁以上
窦性心动过速	>150	>130	>120	>110
窦性心动过缓	<110	<90	<80	<60

在给小儿采集心电图时常因其恐惧、哭闹造成心率加速,这时可采用哄逗的方式,分散注意力使之安静或在小儿睡眠状态下描记心电图。必要时可用水合氯醛灌肠使其安静后再行记录。

(二) 窦性心律不齐

小儿窦性心律不齐的诊断标准与成人相同,即在一定时间范围内(5~10 秒)PP 相差>0.12 秒,称为窦性心律不齐。不同的是,与成人相比小儿窦性心律不齐更常见,且不齐的程度更明显(图 7-3)。该心律不齐通常随呼吸呈周期性改变,吸气末心率加快,呼气末心率减慢,因而称为呼吸性窦性心律不齐。呼吸性窦性心律不齐在小儿属正常生理现象,无临床意义。小儿非呼吸性窦性心律不齐较少见,见于心脏疾患及使用洋地黄者,也可见于健康小儿。

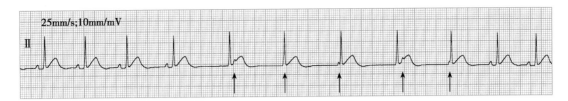

图7-3 窦性心律不齐、交界性逸搏心律

图中窦性PP间期显著不规则,第5~9个窦性P波(箭头所指)因出现得晚,致交界性激动(逸搏)被动产生,窦性P波出现在交界性QRS之前或之后为无关P波

(三) 游走性心律

游走性心律多为窦房结内游走和窦房结至交界区游走。窦房结内游走是指冲动仍由窦房结发出,P波仍符合窦性P波特点,但P波的振幅由高渐低再由低渐高,心率也随之变化。窦房结至交界区游走是指心脏起搏点不固定在某一点,而是在窦房结与交界区之间游走,P波形态在窦性P波与逆行P'波间呈周期性变化,PR间期及心率也随之发生相应的变化。

游走性心律也是儿童常见的心律失常,比成人高1倍以上。绝大多数是由迷走神经张力变化所引起,临床意义与窦性心律不齐相同。

(四) 室性早搏

小儿室性早搏与成人相比,心电图特点大多相同,只是QRS波群的宽度较成人窄,但比自身窦性QRS宽(图7-4)。成人室性早搏QRS波群时间≥0.12秒,而小儿室性早搏的QRS波群时间可仅≥0.10秒,婴儿室早的QRS波群时间更窄,可≥0.08秒。

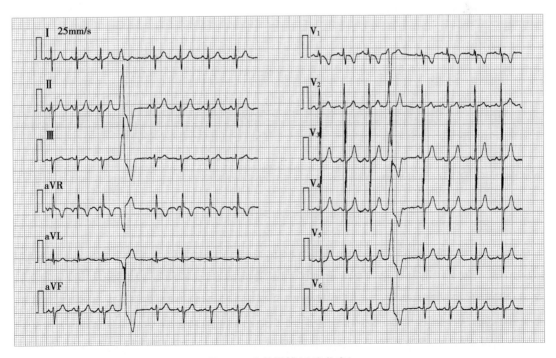

图7-4 室性早搏(5岁儿童)

（五）阵发性室上性心动过速

阵发性室上性心动过速是小儿常见的心律失常。房室旁路、房室结双径路是引起心动过速的常见原因。有报道称室上性心动过速有随年龄增长而减少的趋势,此可能与心脏传导系统逐渐发育成熟以及房室旁路逐渐吸收有关。

小儿阵发性室上性心动过速多数无器质性心脏病,预后良好。少数见于心肌炎、先天性心脏病等,预后取决于原发病。

（六）室性心动过速

小儿室性心动过速较少见,和室性早搏一样,室性 QRS 波群时限可比成人窄,但比自身窦性 QRS 波群要宽。其他与成人室性心动过速心电图特点基本相同。

（七）束支传导阻滞

束支传导阻滞是指激动在心室内传导系统上传导时发生的传导障碍。小儿束支传导阻滞和成人相比,心电图表现大多相同,只是 QRS 波群增宽的程度较轻。成人出现完全性束支传导阻滞(不论是完左还是完右),QRS 波群时间增宽需≥0.12 秒,而在小儿 QRS 波群时间≥0.10 秒,婴儿≥0.09 秒,即可诊断完全性束支传导阻滞(图 7-5)。

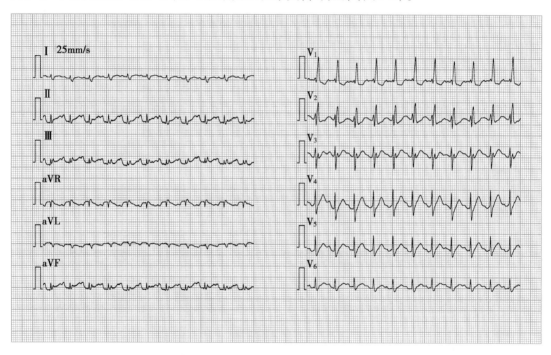

图 7-5　完全性右束支传导阻滞

在小儿束支传导阻滞中,以右束支阻滞最常见,其次为左前分支阻滞,左束支(主干)阻滞少见,左后分支阻滞则更为罕见。束支传导阻滞可发生于器质性心脏病的儿童,如心肌炎、心肌病、先天性心脏病等。一般来说,左束支阻滞多表示有器质性心脏病,右束支阻滞可见于器质性心脏病,也可见于健康小儿。而对于不完全右束支阻滞,尤其是在右胸导联 QRS 波群仅出现切迹、错折改变的心电图,在健康小儿很常见。V_1 导联 QRS 波群表现呈 rsR′、rSr′、Rsr′或 rR′型,其第二个 R 或 r 波多为室上嵴处肺动脉圆锥部最后除极所形成,故称为

"室上嵴图形",属正常变异,无病理意义。然而,也有部分不完全性右束支传导阻滞为病理性的,有人提出有病理意义的不完全性右束支阻滞的判断条件如下:①V$_1$导联的 R'大于 0.8mV,R'大于 r,R'时限大于 0.04 秒;②Ⅰ、V$_5$导联的 S 波时限大于 0.04 秒;③电轴右偏或左偏;④结合临床情况全面考虑。

参考文献

[1] 陈新.黄宛临床心电图学.第6版.北京:人民卫生出版社,2009.

[2] 郭继鸿.心电图学.北京:人民卫生出版社,2002.

[3] 陈清启.心电图学.济南:山东科学技术出版社,2012.

[4] 欧阳钦.临床诊断学.第2版.北京:人民卫生出版社,2010.

[5] 方丕华,张澍.中国心电图经典与进展.北京:人民军医出版社,2010.

[6] 全国卫生专业技术资格考试用书编写专家委员会.心电学技术.北京:人民卫生出版社,2015.

[7] 葛均波,徐永健.内科学.第8版.北京:人民卫生出版社,2013.

[8] 马向荣.临床心电学词典.第2版.北京:军事医学科学出版社,1998.

[9] 马爱群,胡大一.心血管病学.北京:人民卫生出版社,2005.

[10] 张文博,李跃荣.心电图诊断手册.第4版.北京:人民军医出版社,2012.

[11] 邢福泰,张开滋,杨波.心电学综合征.北京:科学技术文献出版社,2009.

[12] 吴刚,李卫华,黄鹤.心脏离子通道病.北京:科学出版社,2010.

[13] 卢喜烈.现代心电图诊断大全.北京:科学技术文献出版社,1996.

[14] 夏宏器,邓开伯.心律失常的临床分析与决策.北京:中国协和医科大学出版社,2002.

[15] 冯海新,吕聪敏,张丽华.临床心电学及图谱详解.北京:人民军医出版社,2004.

[16] 贾大林,齐国先.冠心病的心电图学.沈阳:辽宁科技出版社,2003.

[17] 姚泰.生理学.北京:人民卫生出版社,2005.

[18] 陈新.临床心律失常学.北京:人民卫生出版社,2000.

[19] 张文博,等.心电图精萃.北京:科学技术文献出版社,1995.

[20] 魏太星,魏经汉,魏毅东.临床心电图学及图谱.第4版.郑州:河南科学技术出版社,2006.

[21] 张开滋,郭继鸿,刘海祥,等.临床心电信息学.长沙:湖南科技出版社,2002.

[22] 盖伦·瓦格纳.马里奥特实用心电图学.李为民,傅世英,主译.哈尔滨:黑龙江科学技术出版社,2002.

[23] Borys Surawicz,Timothy Knilans.周氏实用心电图学.第5版.郭继鸿,洪江,主译.北京:北京大学医学出版社,2004.

[24] Richard Dean Jenkins Stephen John Gerred.心电图实例解析.第2版.张七一,张鹏,魏轶,译.北京:人民卫生出版社,2006.

［25］David R Ferry. 心电图精要十日教程. 郭继鸿, 张楠, 译. 北京: 北京大学医学出版社, 2004.

［26］John R Hampton. 轻松解读心电图. 郭继鸿, 贾忠伟, 译. 北京: 北京大学医学出版社, 2004.

［27］James H O'Keefe, Jr, Stephen C Hammill, Mark S Freed, et al. 临床心电图全解. 刘正湘, 吴杰, 主译. 北京: 科学出版社, 2004.

［28］McGavigan AD, Mond HG. Selective site ventricular pacing. Current Opinion in Cardiology, 2006, 21:7-14.

附录 A

由 RR 间期推算心率（次/分）

1	2	1	2	1	2	1	2	1	2	1	2
77.5	77.5	67	89.5	56	107	45	133	34	176	23	261
77	78	66	91	55	109	44	136	33	182	22	273
76	79	65	92.5	54	111	43	139	32	187	21	286
75	80	64	94	53	113	42	143	31	193	20	300
74	81	63	95	52	115	41	146	30	200	19	316
73	82	62	97	51	117.5	40	150	29	207	18	333
72	83	61	98.5	50	120	39	154	28	214	17	353
71	84.5	60	100	49	122.5	38	158	27	222	16	375
70	86	59	101.5	48	125	37	162	26	230	15	400
69	87	58	103	47	127.5	36	166.5	25	240	14	428
68	88	57	105	46	130	35	171.5	24	250	13	461

注：每两列（1 与 2）为一组。将测得的 RR 间期，用秒作单位再乘以 100，在表格中找到该数字，与它对应的另一数字即是它的心率数。

附录 B

自记录纸小方格推算心率（次/分）

格数	心率	格数	心率	格数	心率	格数	心率	格数	心率	格数	心率	格数	心率	格数	心率
2.5	600	7.5	200	12.5	120	17.5	86	22.5	67	27.5	55	32.5	46	37.5	40
3	500	8	187	13	115	18	83	23	65	28	54	33	45	38	39
3.5	428	8.5	176	13.5	111	18.5	81	23.5	64	28.5	53	33.5	45	38.5	39
4	375	9	167	14	107	19	79	24	63	29	52	34	44	39	38
4.5	333	9.5	158	14.5	103	19.5	77	24.5	61	29.5	51	34.4	43	39.5	38
5	300	10	150	15	100	20	75	25	60	30	50	35	43	40	38
5.5	275	10.5	143	15.5	97	20.5	73	25.5	59	30.5	49	35.5	42	41	37
6	250	11	136	16	94	21	71	26	58	31	48	36	42	42	36
6.5	230	11.5	130	16.5	91	21.5	70	26.5	57	31.5	48	36.5	41	43	35
7	214	12	125	17	88	22	68	27	56	32	47	37	41	44	34

附录 C

自 I、III 导联 QRS 波幅测定心电轴

I \ III	+10	+9	+8	+7	+6	+5	+4	+3	+2	+1	0	-1	-2	-3	-4	-5	-6	-7	-8	-9	-10
-10	-30°	-35°	-41°	-47°	-53°	-60°	-66°	-72°	-78°	-84°	-90°	-95°	-99°	-103°	-106°	-109°	-112°	-114°	-116°	-118°	-120°
-9	-25°	-30°	-36°	-42°	-49°	-56°	-63°	-70°	-77°	-83°	-90°	-96°	-100°	-104°	-108°	-111°	-113°	-116°	-118°	-120°	-122°
-8	-19°	-24°	-30°	-37°	-43°	-51°	-59°	-68°	-75°	-82°	-90°	-97°	-101°	-105°	-109°	-113°	-115°	-118°	-120°	-122°	-124°
-7	-13°	-17°	-23°	-30°	-37°	-45°	-55°	-64°	-73°	-81°	-90°	-98°	-103°	-107°	-111°	-115°	-117°	-120°	-122°	-124°	-126°
-6	-7°	-11°	-16°	-22°	-30°	-39°	-49°	-60°	-70°	-80°	-90°	-99°	-104°	-109°	-114°	-117°	-120°	-123°	-125°	-126°	-128°
-5	0°	-4°	-9°	-14°	-19°	-30°	-41°	-53°	-65°	-77°	-90°	-100°	-106°	-112°	-116°	-120°	-123°	-125°	-127°	-129°	-131°
-4	+6°	+3°	-1°	-5°	-11°	-19°	-30°	-43°	-58°	-74°	-90°	-102°	-109°	-116°	-120°	-124°	-126°	-129°	-130°	-132°	-134°
-3	+13°	+11°	+8°	+4°	-1°	-7°	-15°	-30°	-50°	-68°	-90°	-105°	-114°	-120°	-125°	-128°	-130°	-132°	-134°	-135°	-137°
-2	+19°	+18°	+16°	+13°	+11°	+6°	-1°	-10°	-30°	-54°	-90°	-110°	-120°	-126°	-130°	-133°	-136°	-137°	-138°	-139°	-140°
-1	+24°	+23°	+22°	+21°	+20°	+18°	+14°	+8°	-2°	-30°	-90°	-120°	-130°	-135°	-138°	-140°	-141°	-142°	-143°	-144°	-145°
0	+30°	+30°	+30°	+30°	+30°	+30°	+30°	+30°	+30°	+30°		-150°	-150°	-150°	-150°	-150°	-150°	-150°	-150°	-150°	-150°
+1	+35°	+36°	+37°	+38°	+39°	+40°	+42°	+44°	+50°	+60°	+90°	+150°	+178°	-173°	-166°	-162°	-160°	-158°	-157°	-156°	-154°
+2	+40°	+41°	+42°	+43°	+45°	+47°	+50°	+52°	+60°	+70°	+90°	+124°	+150°	+168°	+179°	-175°	-170°	-167°	-165°	-163°	-161°
+3	+43°	+44°	+46°	+48°	+50°	+52°	+56°	+60°	+66°	+75°	+90°	+112°	+132°	+150°	+163°	+173°	+180°	-176°	-172°	-170°	-168°
+4	+47°	+48°	+50°	+52°	+54°	+56°	+60°	+65°	+70°	+78°	+90°	+106°	+120°	+137°	+150°	+161°	+169°	+175°	+179°	-176°	-174°
+5	+49°	+51°	+53°	+55°	+57°	+60°	+64°	+68°	+74°	+80°	+90°	+103°	+114°	+127°	+139°	+150°	+159°	+166°	+172°	+176°	+180°
+6	+52°	+54°	+56°	+58°	+60°	+63°	+67°	+71°	+76°	+82°	+90°	+100°	+110°	+120°	+130°	+141°	+150°	+158°	+164°	+169°	+173°
+7	+54°	+56°	+58°	+60°	+63°	+66°	+69°	+73°	+77°	+83°	+90°	+99°	+107°	+116°	+125°	+134°	+143°	+150°	+157°	+162°	+167°
+8	+56°	+58°	+60°	+62°	+65°	+68°	+71°	+75°	+79°	+83°	+90°	+98°	+105°	+112°	+120°	+129°	+136°	+144°	+150°	+156°	+161°
+9	+58°	+60°	+62°	+64°	+67°	+70°	+73°	+76°	+80°	+84°	+90°	+97°	+103°	+110°	+116°	+125°	+131°	+138°	+145°	+150°	+155°
+10	+60°	+62°	+64°	+66°	+68°	+71°	+74°	+77°	+81°	+85°	+90°	+96°	+101°	+108°	+114°	+120°	+127°	+135°	+140°	+145°	+150°

附录 D

不同心率、不同性别 QT 间期的正常最高值

心率	Q-T 间期(s)		心率	Q-T 间期(s)		心率	Q-T 间期(s)		心率	Q-T 间期(s)	
	男	女		男	女		男	女		男	女
200	0.24	0.25	103	0.33	0.35	70	0.40	0.42	52	0.47	0.49
187	0.25	0.26	100	0.34	0.35	68	0.41	0.43	51	0.47	0.50
176	0.26	0.27	97	0.34	0.36	67	0.41	0.43	50	0.47	0.51
167	0.26	0.28	94	0.35	0.36	65	0.42	0.44	49	0.48	0.51
158	0.27	0.28	91	0.35	0.37	64	0.42	0.45	48	0.48	0.51
150	0.27	0.29	88	0.36	0.38	63	0.42	0.45	47	0.49	0.52
143	0.28	0.30	86	0.36	0.39	61	0.43	0.46	46	0.49	0.53
136	0.29	0.30	83	0.37	0.39	60	0.43	0.46	45	0.50	0.53
130	0.29	0.31	81	0.37	0.40	59	0.44	0.46	44	0.51	0.54
125	0.30	0.32	79	0.38	0.41	58	0.44	0.47	43	0.51	0.54
120	0.31	0.32	77	0.38	0.41	56	0.45	0.47	42	0.52	0.55
115	0.31	0.33	75	0.39	0.41	55	0.45	0.47	41	0.52	0.56
111	0.32	0.34	73	0.39	0.41	54	0.46	0.49	40	0.53	0.57
107	0.32	0.34	71	0.40	0.42	53	0.46	0.49